Ridder
Craniomandibuläre Dysfunktion

Paul Ridder

Craniomandibuläre Dysfunktion

Interdisziplinäre Diagnose- und Behandlungsstrategien

Mit einem Geleitwort von:
Prof. Dr. Dr. h.c. Georg Meyer, Greifswald
Prof. Dr. med. Michael Otte, Hamburg

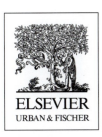

URBAN & FISCHER München

Zuschriften und Kritik an:
Elsevier GmbH, Urban & Fischer Verlag, Hackerbrücke 6, 80335 München

Wichtiger Hinweis für den Benutzer
Die Erkenntnisse in der Medizin unterliegen laufendem Wandel durch Forschung und klinische Erfahrungen. Herausgeber und Autoren dieses Werkes haben große Sorgfalt darauf verwendet, dass die in diesem Werk gemachten therapeutischen Angaben (insbesondere hinsichtlich Indikation, Dosierung und unerwünschter Wirkungen) dem derzeitigen Wissensstand entsprechen. Das entbindet den Nutzer dieses Werkes aber nicht von der Verpflichtung, anhand weiterer schriftlicher Informationsquellen zu überprüfen, ob die dort gemachten Angaben von denen in diesem Buch abweichen, und seine Verordnung in eigener Verantwortung zu treffen. **Für die Vollständigkeit und Auswahl der aufgeführten Medikamente übernimmt der Verlag keine Gewähr.** Wie allgemein üblich wurden Warenzeichen bzw. Namen (z.B. bei Pharmapräparaten) nicht besonders gekennzeichnet.

Bibliografische Information der Deutschen Nationalbibliothek
Die Deutsche Nationalbibliothek verzeichnet diese Publikation in der Deutschen Nationalbibliografie; detaillierte bibliografische Daten sind im Internet über http://dnb.d-nb.de abrufbar.

Alle Rechte vorbehalten
1. Auflage 2011
© Elsevier GmbH, München
Der Urban & Fischer Verlag ist ein Imprint der Elsevier GmbH.

11 12 13 14 15   5 4 3 2 1

Das Werk einschließlich aller seiner Teile ist urheberrechtlich geschützt. Jede Verwertung außerhalb der engen Grenzen des Urheberrechtsgesetzes ist ohne Zustimmung des Verlages unzulässig und strafbar. Das gilt insbesondere für Vervielfältigungen, Übersetzungen, Mikroverfilmungen und die Einspeicherung und Verarbeitung in elektronischen Systemen.

Um den Textfluss nicht zu stören, wurde bei Patienten und Berufsbezeichnungen die grammatikalisch maskuline Form gewählt. Selbstverständlich sind in diesen Fällen immer Frauen und Männer gemeint.

Planung: Martina Braun, München; Christl Kiener, München
Lektorat: Sonja Frankl M.A., München
Redaktion: Elisabeth Harth, Bayreuth; Christl Kiener, München
Herstellung: Marion Kraus, München; Kadja Gericke, Arnstorf
Satz: abavo GmbH, Buchloe/Deutschland; TnQ, Chennai/Indien
Druck und Bindung: Print Consult GmbH, München
Umschlaggestaltung: SpieszDesign, Neu-Ulm
Titelfotografie: Dr. med. Paul Ridder, Freiburg

ISBN 978-3-437-58630-9

Aktuelle Informationen finden Sie im Internet unter www.elsevier.de und www.elsevier.com

Geleitwort

Das vorliegende Buch ist eine bemerkenswerte, aktuelle und gelungene Symbiose von Praxis und Wissenschaft in einem medizinischen Fachgebiet, das in der Vergangenheit häufig nur der Zahn-Mund-Kieferheilkunde zugeordnet wurde. Infolgedessen könnte es für Außenstehende überraschend sein, dass ein praktizierender Arzt für Orthopäde das Buch „Craniomandibuläre Dysfunktion" verfasst hat.

Interdisziplinär denkenden, behandelnden und forschenden Kolleginnen und Kollegen ist aber seit langem klar, dass sich gerade im Kopf-, Gesichts- und Schulterbereich viele Schnittstellen unterschiedlichster medizinischer Fachgebiete treffen und gegenseitig in vielfältiger Form beeinflussen. Dadurch können sowohl krankheitsauslösende Risikofaktoren als auch die resultierenden Krankheitsbilder in jeweils verschiedenen Fachdisziplinen zu suchen und zu finden sein.

Das Leitsymptom der in der Regel multifaktoriell bedingten craniomandibulären Dysfunktion ist die neuromuskuläre Inkoordination, die häufig eine hyperaktive und andere Körpergewebe schädigende Muskulatur nach sich zieht.

Alle wesentlichen fachübergreifenden Zusammenhänge der hieraus resultierenden komplexen und vielschichtigen Krankheitsbilder werden in diesem Buch anhand zahlreicher Patientenbeispiele unter Hinzuziehung der entsprechenden und bis in die Grenzbereiche der Medizin reichenden umfangreichen Literatur sehr anschaulich und gut nachvollziehbar dargestellt.

Ich wünsche diesem sehr empfehlenswerten Werk eine große und vor allem interdisziplinäre Verbreitung. Möge es dazu beitragen, dass der wahrhaft unterstützenswerte Wunsch des Autors in Erfüllung geht, indem der bisher noch vorherrschende Anachronismus, dass ein Großteil der Ärzte, der Gutachter und der Kassen diese Zusammenhänge immer noch ignoriert, nun endlich gestoppt und zukünftig durch eine interdisziplinär ausgerichtete und systematisch koordinierte Medizin ersetzt wird. Auf diese Weise wären insbesondere viele leidvolle Patientenschicksale vermeidbar, aber auch eine Kostendämpfung wäre von hoher Wahrscheinlichkeit.

Greifswald, März 2011
Prof. Dr. Dr. h.c. Georg Meyer
Geschäftsführender Direktor
Zentrum für Zahn-, Mund- und Kieferheilkunde
Ernst-Moritz-Arndt-Universität, Greifswald

Geleitwort

Eine Suchanfrage bei PubMed erbringt unter dem Stichwort „temporomandibular disorder" mehr als 13000 Nennungen – darunter 1400 Übersichtsarbeiten. Im Gegensatz zu der Vielzahl von Publikationen sind die craniomandibuläre Dysfunktion (CMD) und ihre Symptomatologie in der Öffentlichkeit weitgehend unbekannt und auch vielen Ärzten und Therapeuten nicht geläufig. Das erstaunt umso mehr, als die CMD eine beachtliche Prävalenz in der Bevölkerung hat.

Es ist daher sehr zu begrüßen, dass jetzt mit dem vorliegenden Buch ein Werk erscheint, das umfassend informiert und dem weite Verbreitung zu wünschen ist.

Die Darstellung beschränkt sich aber nicht auf den temporomandibulären Bereich, sondern zeigt in faszinierender Weise auf, dass der Kauapparat nicht nur mit dem knöchernen Schädel, der lokalen Muskulatur und dem Gehirn verknüpft ist, sondern mit dem gesamten Organismus kommuniziert. Ist die Funktion des temporomandibulären Bereichs gestört, so werden die Organe des Brust- und Bauchraums beeinträchtigt, überraschend für einen Gastroenterologen. Eine persistierende Störung der CMD kann zu Rücken-, Hüft- und Knieproblemen führen, was wiederum für den Orthopäden von Interesse ist.

Diese ganzheitliche Sicht ist bestechend. Die Erklärung dieser unvermuteten Zusammenhänge lässt sich aus der Anatomie ableiten. Eine Fülle neuer Erkenntnisse zu Interaktionen der Körperstrukturen liegt der neuen Sicht zu Grunde. Insbesondere die Faszien, die sich überall im Körper in und um die Organe finden, spielen neben Nerven eine enorme Rolle in der Kommunikation der unterschiedlichen Körperregionen und bei ihrer wechselseitigen Beeinflussung.

Belegt durch exzellente Abbildungen und neueste Literatur zeigt Paul Ridder, wie die Strukturen des Körpers in ein umfassendes Funktionssystem eingebunden sind. Aus diesem völlig neuen Blick auf die Anatomie ergeben sich unter Einbeziehung zahlreicher Berufsgruppen Hoffnungen auf ganzheitliche Diagnostik und Therapien, die teilweise schon skizziert werden, die aber auch noch nach weiterer intensiver klinischer Forschung verlangen, um auch den Ansprüchen evidenzbasierter Medizin zu genügen.

Es sind daher diesem Buch viele unvoreingenommene, aber nicht unkritische Leser zu wünschen, die die Anregungen aufnehmen und ihre Erfahrungen in die Diskussionen einbringen, die sich zwingend aus dem vorgestellten Konzept ergeben werden.

Hamburg, März 2011
Prof. Dr. med. Michael Otte
Ehemaliger Ltd. Arzt der II. Medizinischen Abteilung
Allgemeines Krankenhaus Wandsbek, Hamburg

Vorwort

Was bewegt einen Facharzt für Orthopädie, ein Buch über craniomandibuläre Dysfunktionen (CMD) zu schreiben? Die Zahnmedizin hat ebenso wie die Orthopädie mit Knochen und Muskeln sowie Sehnen zu tun, aber die unmittelbare Verbindung zwischen Orthopädie und Zahnmedizin scheint nicht auf den ersten Blick ersichtlich. Außerdem wurde weder im Studium noch während der Facharztausbildung auf Zusammenhänge zwischen diesen beiden Fachbereichen hingewiesen.

Die Schnittstellen zwischen Zahnmedizin und Orthopädie wurden mir vollends durch die Musikermedizin bewusst. Schon während meines Studiums hatte ich Musiker betreut und war immer wieder auf die Frage gestoßen, warum ausgerechnet die hohen Streicher so oft unter Tendinosen und Tendovaginitiden leiden. Die Ursachen dafür wurden klar und deutlich in einer Inaugural-Dissertation zur Erlangung des medizinischen Doktorgrades von Frau Dr. med. Anke Steinmetz herausgearbeitet, deren Arbeit ich betreuen konnte. Frau Dr. Steinmetz konnte zeigen, dass 90% der hohen Streicher an Symptomen der CMD litten, die oft schon während des Studiums auftreten. Die CMD hat überaus evidente Auswirkungen auf den Körper in Form von orthopädischen Störungen und Erkrankungen. Die Beschwerden konnten durch die Zusammenarbeit mit Zahnmedizinern oft wesentlich verbessert oder behoben werden. In den vergangenen zehn Jahren konnte ich eine Fülle von Details wie anamnestische Hinweise von Patienten, Untersuchungsergebnisse und viele andere Informationen zur CMD erarbeiten und archivieren. Das vorliegende Buch soll einen Überblick darüber geben, wie die Orthopädie mit der Zahnmedizin über die CMD verbunden ist, darüber hinaus aber auch mit einer Vielzahl weiterer medizinischer Fachbereiche.

So wie wir Brücken bauen zwischen Ländern, über Täler, zwischen unterschiedlichen politischen und religiösen Standpunkten, so soll dieses Buch eine Brücke schlagen zwischen den einzelnen Fachbereichen, und zwar in dem Wissen, dass – wie beim Brückenbau – genügend dehnbare Fugen vorhanden sein müssen, da die Übergänge nicht immer glatt sind. Noch längst sind nicht alle Fragen geklärt, die einzelnen Fachdisziplinen nicht immer zu interdisziplinärem Austausch und Kooperation bereit, und immer noch stoßen die hier skizzierten Zusammenhänge auf starke Ablehnung.

Die Fülle von wissenschaftlichen Veröffentlichungen der vergangenen Jahre zur CMD spricht jedoch für sich. Ich würde mir wünschen, dass dieses Buch zum Nachdenken anregt und die interdisziplinäre Zusammenarbeit weiter fördert.

Mögen die Leser der Lektüre dieses Buches viele interessante Aspekte zur CMD abgewinnen und durch kritische Anmerkungen und Fragestellungen dazu beitragen, dieses Fachgebiet weiter voranzutreiben.

Freiburg, im Mai 2011
Dr. med. Paul Ridder

Danksagung

Ein Vorhaben wie dieses Buch kann nicht ohne die Hilfe und Anregung vieler Personen entstehen. Mein Dank gebührt den Mitarbeitern des Elsevier-Verlags, insbesondere Christl Kiener und Sonja Frankl für Planung und Lektorat und Elisabeth Harth für die Redaktion. Gemeinsam wurde in den letzten Monaten vor dem Druck eine enorme Leistung vollbracht – wurde das Buch doch doppelt so umfangreich wie zunächst geplant, da eine immer größere Fülle von Details und Fachwissen verarbeitet werden musste.

Meinen Eltern habe ich aufrichtig zu danken, denn ohne sie wäre ich nicht das, was ich jetzt bin, und dieses Buch wäre nicht entstanden.

Meinen Lehrern, die mich auf meinem langen medizinischen Weg begleitet haben und von denen ich viel lernen konnte, möchte ich an dieser Stelle ein herzliches Dankeschön aussprechen. Um nur einige von sehr vielen zu nennen: mein Doktorvater Prof. Dr. med. Michael Otte aus Hamburg, mein osteopathischen Lehrer Dr. med. Johannes Fossgreen aus Aarhus in Dänemark und Dr. med. Heinz-Dieter Neumann aus Bühl, die mich während meiner osteopathischen Ausbildung auf die Zusammenhänge zwischen Zahnmedizin und Orthopädie aufmerksam gemacht haben, Ken Lossing, David Eland und weiteren DOs, die in den USA leben und lehren und die uns zu Lehrern der Osteopathie innerhalb der DGOM (Deutsche Gesellschaft für osteopathische Medizin) ausgebildet haben.

Ein weiterer Dank geht an Dr. Hans Garten und Jeff Farkas aus München, bei denen ich die Applied Kinesiology lernte, an Prof. Dr. med Jochen Fanghänel und Privatdozent Thomas Koppe aus Greifswald für ihre phantastischen anatomischen Lehrstunden und an viele andere mehr. Johannes Fossgreen und Jeff Farkas sind leider mittlerweile verstorben. Des Weiteren gilt mein Dank Herrn Prof. Stefan Kopp, bei dem ich meine ersten Kurse in CMD machen konnte, und der mich als begnadeter Dozent in diese Thematik einführte.

Auch die vielen Kolleginnen und Kollegen, die mir in den vergangenen zwei Jahren beim Schreiben der einzelnen Kapitel dieses Buches mit guten Ratschlägen, Kritik und Anregungen zur Seite standen, sollen nicht unerwähnt bleiben. Allen voran möchte ich Dr. med. Meinolf Schneider (Orthopädie), Dr. med. dent. Marita Zensen (Zahnmedizin), Dr. med. Inga Waninger (HNO) und Dr. med. Dirk Breuing (Innere Medizin) an dieser Stelle herzlich danken. Ebenfalls danken möchte ich allen anderen Ärzten, die mir Fotos und Abbildungen aus ihrem Fundus überlassen haben, hier vor allem Dr. med. Christian Przetak für die radiologischen Bilder und Dr. med. Anke Steinmetz für Abbildungen aus ihrer Dissertation und anderen Studien.

Last, but not least möchte ich meiner Partnerin Sybille Flaig meinen enormen Dank für ihr Verständnis dafür ausdrücken, dass in den vergangenen beiden Jahren die gemeinsame Freizeit oft viel zu kurz kam. Und ohne meine beiden sich unermüdlich einsetzenden Medizinischen Fachangestellten Martina Grüber und Martina Hummel, die mir einen Großteil der Schreib- und Kopierarbeit abgenommen haben, wäre ich nie so schnell fertig geworden. Ein Riesendank an beide!

Freiburg, im Mai 2011
Dr. med. Paul Ridder

Abkürzungen

ACTH	adrenocorticotropic hormone	LL	Laterallinie
ADHS	Aufmerksamkeitsdefizit-Hyperaktivitätsstörung	L/L	(Sacrumbasis nach links anterior über die linke diagonale Achse gedreht)
AK	Applied Kinesiology		
ap	anterior-posterior	LLA	Ligamentum longitudinale anterius (vorderes Längsband)
BSG	Blutkörperchensenkungsgeschwindigkeit		
BWS	Brustwirbelsäule	L/R	(Sacrumbasis über die rechte diagonale Achse nach links anterior gedreht)
CT	Computertomographie		
CMD	craniomandibuläre Dysfunktion(en)	LWK	Lendenwirbelkörper
CRH	corticotropin releasing hormone	LWS	Lendenwirbelsäule
CRI	cranialer Rhythmusimpuls	MET	Muskel-Energie-Techniken
CTÜ	cervico-thorakaler Übergang	MFR	myofascial release technique
		mm	Millimeter
DÄGAK	Deutsche Ärztegesellschaft für Applied Kinesiology	MRT	Magnetresonanztomographie
DF	Dornfortsatz	MT	manuelle Therapie
DGSS	Deutsche Gesellschaft zum Studium des Schmerzes	N., Nn.	Nervus, Nervi
EMG	Elektromyographie	OFL	oberflächliche Frontallinie
ERS	Extension-Rotation-Seitneigung	OMD	oromandibular dysfunction
EZM	extrazelluläre Matrix	ORL	oberflächliche Rückenlinie
FBA	Finger-Boden-Abstand	OSG	oberes Sprunggelenk
FEM	Finite-Elemente-Methode	OSS	Occiput-Sacrum-Schaukel
GAS	general adaption syndrome	PET	Positronenemissionstomographie
GD	Gesamtdosis	Proc., Procc.	Processus
ggf.	gegebenenfalls	R., Rr.	Ramus, Rami
Gl., Gll.	Glandula, Glandulae		
GNE	Gaumennahterweiterung	SIG	Sacroiliacalgelenk
		SRP	Stress-Reaktions-Prozess
Hg	Quecksilber	TCM	Traditionelle Chinesische Medizin
HNO	Hals-Nasen-Ohren-Heilkunde	TENS	transkutane elektrische Nervenstimulation
HWK	Halswirbelkörper	TEP	Totalendoprothese
HWS	Halswirbelsäule	TFL	tiefe Frontallinie
ICCMO	International College of Cranio-Mandibular Orthopedics	TMD	temporomandibular disorders
		TMG	Temporomandibulargelenk
ICP	Intercuspidation	TMJD	temporomandibular joint dysfunction
IHS	International Headache Society	USG	unteres Sprunggelenk
ILA	inferior lateral angle	uSRP	unkontrollierbarer Stressreaktionsprozess
IPR	intraoral process registration	u.U.	unter Umständen
ITMR	Institut für temporo-mandibuläre Regulation		
KG	Krankengymnastik	v. Chr.	vor Christus
kSRP	kontrollierbarer Stressreaktionsprozess	WDR	white dynamic range neuron
Lig., Ligg.	Ligamentum, Ligamenta		

Abbildungsnachweis

Die Quellenangabe für die Abbildungen in diesem Buch sind entweder am Ende des Legendentextes angegeben oder es findet sich dort ein Verweis in eckigen Klammern auf das Abbildungsverzeichnis. Alle im Quellennachweis mit * versehenen Abbildungen wurden von Henriette Rintelen (Velbert) erstellt (© Elsevier GmbH, München).

[1] Dr. med. Paul Ridder, Freiburg (modifiziert nach Garten, Lehrbuch Applied Kinesiology, München 2004)*
[2] Putz R, Pabst R (Hrsg.). Sobotta-Becher. Atlas der Anatomie des Menschen. Bd. 1, 22. Aufl. Elsevier/Urban & Fischer Verlag, München 2005
[3] Garten H. Lehrbuch Applied Kinesiology. Elsevier/Urban & Fischer, München 2004
[4] Mit freundlicher Genehmigung von Dr. med. Christian Przetak, Freiburg
[5] Mit freundlicher Genehmigung von Dr. Roseli Luppino Peres, São Paulo (www.odontologiasistemica.com.br)
[6] Dr. med. Paul Ridder, Freiburg
[7] Dr. med. Paul Ridder, Freiburg*
[8] Oschman JL. Energiemedizin. 2. Aufl. Elsevier/Urban & Fischer Verlag, München 2009; mit freundlicher Genehmigung von Rüdiger Himmelhan
[9] Paoletti S. Faszien. Anatomie, Strukturen, Techniken, Spezielle Osteopathie. Urban & Fischer Verlag, München 2001
[10] Dr. med. Paul Ridder, Freiburg (modifiziert nach Paoletti, Faszien, München 2001)*
[11] Carreiro J. Osteopathie in der Kinder- und Jugendmedizin. 2. Aufl. Elsevier/Urban & Fischer Verlag, München 2011. Mit freundlicher Genehmigung der Willard & Carreiro Collection
[12] Myers TW. Anatomy Trains. Myofasziale Leitbahnen. 2. Aufl. Elsevier/Urban & Fischer Verlag, München 2010
[13] Wancura-Kampik I. Segment-Anatomie: Der Schlüssel zu Akupunktur, Neuraltherapie und Manualtherapie. Elsevier/Urban & Fischer Verlag, München 2009
[14] Piekartz HJM. Dysfunction and Pain. Manual Therapy, Assessment and Management. Butterworth-Heinemann/A Member of the Reed Elsevier Group, Oxford 2001
[15] Dr. med. Paul Ridder, Freiburg (modifiziert nach Putz/Pabst, Sobotta-Becher, München 2005)*
[16] Dr. med. Paul Ridder, Freiburg (modifiziert nach Mitchell/Mitchell, Handbuch der MuskelEnergieTechniken. Bd. 3, Stuttgart 2005
[17] Dr. med. Paul Ridder, Freiburg (modifiziert nach Irnich, Leitfaden Triggerpunkte, München 2008)
[18] Richter I. Lehrbuch für Heilpraktiker. 7. Aufl. Elsevier/Urban & Fischer Verlag, München 2009
[19] Irnich D. Leitfaden Triggerpunkte. Elsevier/Urban & Fischer Verlag, München 2008
[20] Mit freundlicher Genehmigung von Dr. med. Hans-Werner Schauer, Aachen

Hülse M. et al. (Hrsg.): Die obere Halswirbelsäule. Pathophysiologie und Klinik. Springer, Berlin/Heidelberg 2005. Mit freundlicher Genehmigung von Springer Science and Business Media

Liem T. Kraniosakrale Osteopathie. Hippokrates in MVS Medizinverlage Stuttgart GmbH & Co. KG als Teil der Georg Thieme Verlagsgruppe, 5. Aufl. Stuttgart 2010

Upledger JE. Lehrbuch der Kraniosakral-Therapie, Haug Verlag, Heidelberg 1994. Mit freundlicher Genehmigung von Eastland Press.*

Inhaltsverzeichnis

1	**Einführung in die craniomandibuläre Dysfunktion**	1
2	**Essenzielle Fakten zum Verständnis der craniomandibulären Dysfunktion**	5
2.1	Was ist craniomandibuläre Dysfunktion?	6
2.1.1	Terminologie	6
2.1.2	Epidemiologie	6
2.1.3	Leitsymptome	7
2.1.4	Ätiologische Faktoren	7
2.2	Craniomandibuläres und craniosacrales System	11
2.2.1	Unterkiefer und Kiefergelenk	11
2.2.2	Muskeln und Bänder	14
2.3	Zahnmedizinische Systematik	16
2.3.1	Nomenklatur	16
2.3.2	Radiologische Diagnostik	16
2.3.3	Bedeutung der embryologischen Entwicklung	19
2.3.4	Definition der Okklusion	19
2.3.5	Okklusion und Kondylenposition	21
2.4	Craniosacrale Systematik	24
2.4.1	Beweglichkeit der Schädelknochen	24
2.4.2	Detailbetrachtung der cranialen Bewegung	25
2.5	Systematik der Applied Kinesiology	28
2.5.1	Manueller Muskeltest	28
2.5.2	Challenge	29
2.5.3	Therapielokalisation	29
2.5.4	Muskelfunktionsstörungen und ihre Ursachen	29
2.6	Systematik der funktionellen klinischen Untersuchung	33
2.6.1	Untersuchung der Mundbewegung und Okklusion (Schritt 5)	33
2.6.2	Untersuchung des Kiefergelenks und der Okklusion (Schritt 6)	34
2.7	Craniomandibuläres System und andere Körpersysteme	37
2.7.1	Fasziensystem	37
2.7.2	Muskeln	52
2.7.3	Nervensystem	56
2.8	Differenzialdiagnose der auf- und absteigenden Läsionsketten	68
3	**Craniomandibuläre Dysfunktion und andere ärztliche Fachbereiche**	71
3.1	Orthopädie	73
3.1.1	HWS-Region	75
3.1.2	BWS-LWS-Region	84
3.1.3	Becken	87
3.1.4	Untere Extremität	92
3.1.5	Obere Extremität	97
3.1.6	Systemische Erkrankungen	102
3.2	Zahnmedizin	104
3.2.1	Ohr und Kiefergelenk	106
3.2.2	Kiefergelenk	108
3.2.3	Das Trigeminussystem aus zahnärztlicher Sicht	110
3.2.4	Zahnhalteapparat	113
3.2.5	Craniosacrale Strukturen und Suturenpathologie	114
3.3	Neurologie	117
3.3.1	Komplexität des sensomotorischen Systems	119
3.3.2	Stressphänomene	120
3.3.3	Kopfschmerz und Migräne	123
3.3.4	Trigeminusneuralgie	125
3.3.5	Andere Gesichtsneuralgien	127
3.3.6	Pathologie des Os temporale	127
3.4	Augenheilkunde	129
3.4.1	Anatomie und Physiologie	130
3.4.2	Probleme mit der Gleitsichtbrille	134
3.4.3	Unklare Augenprobleme	135
3.5	Hals-Nasen-Ohren-Heilkunde	137
3.5.1	Neuroanatomische Vernetzung des craniomandibulären Systems (HWS und HNO-Bereich)	138
3.5.2	Dysphagie und Dysphonie	143
3.5.3	Tinnitus	148
3.5.4	Cervicalschwindel	149
3.5.5	Weitere Störungen im HNO-Bereich	150
3.6	Kardiologie	151
3.6.1	Myofasciale bzw. musculoskelettale Läsionskette	153
3.6.2	Viscerosomatische Reflexe	155
3.6.3	Neuro- und Hämodynamik	156
3.6.4	Diaphragma	156
3.6.5	N. vagus (X)	159
3.6.6	Fascia cervicalis profunda	161
3.7	Innere Medizin	162
3.7.1	Hormonelles System	163
3.7.2	Ober- und Unterbauch	164
3.7.3	Nieren- und Blasenregion	166
3.7.4	Thoraxregion	166
3.7.5	Thoracic-inlet-Syndrom	168
3.7.6	Leber- und Gallenregion	170
3.7.7	Intestinum	174

3.8	Psychologie und Psychosomatik	176	4.2.4	Prüfung, ob aszendierende Probleme vorhanden sind (Punkt 9)	210
3.8.1	Stress	177	4.2.5	Bissnahme beenden, IKP, Re-Check (Punkt 10)	210
3.8.2	Autismus	178			
3.8.3	Konzentrationsstörung	178	4.2.6	Schienentherapie (Punkt 11)	211
3.9	Urologie	179	4.3	Weitere Untersuchungs- und Behandlungstechniken	213
3.9.1	Nieren	179			
3.9.2	Blase	181	4.3.1	Kieferorthopädische Behandlung	213
			4.3.2	Zebris® Kiefer-Registriersysteme	213
4	**Untersuchung und Therapie**	183	4.3.3	Wirbelsäulenvermessung mit der MediMouse®	213
4.1	Untersuchung	184			
4.1.1	Vorgehen	184	4.3.4	Orthomolekulare Therapie	213
4.1.2	Biss mit Watterollen sperren (Punkt 1)	185	4.3.5	Physiotherapie	214
4.1.3	Behandlung der Occiput-Sacrum-Schaukel (Punkt 2)	185	**5**	**Ausblick**	215
4.1.4	Atlasimpuls, Impulstechnik (Punkt 3)	185			
4.1.5	Re-Test (Punkt 4)	185	**6**	**Anhang**	219
4.1.6	Funktionelle Untersuchung (Punkt 5)	186	6.1	Anleitung für Patienten zur selbstständigen Behandlung der Kaumuskulatur und der Kiefergelenke	220
4.2	Therapie	192			
4.2.1	Behandlung aller Pathologien (mit Watterollen im Mund) (Punkt 6)	192			
4.2.2	Ohrakupunktur (Punkt 7)	209	6.1.1	Behandlung der Kaumuskulatur	220
4.2.3	Bissnahme im Sitzen – Re-Check (Punkt 8)	210	6.1.2	Behandlung des Kiefergelenks	221
			6.2	Literatur	222

KAPITEL

1 Einführung in die craniomandibuläre Dysfunktion

Interdisziplinäre Zusammenarbeit zwischen den Fachrichtungen

Horst W. Danner führt in dem ausgezeichneten Buch „Klinische Funktionsanalyse" von Oliver Ahlers und Holger Jakstat (2000) in dem Kapitel über die orthopädischen Einflüsse auf die Funktionen des Kauorgans an, dass die Zusammenhänge zwischen Funktionsstörungen des Kauorgans und anderen Organen, speziell der Halswirbelsäule (HWS), in der Literatur bereits seit Längerem beschrieben worden sind. Trotzdem habe sich die Kenntnis dieser Zusammenhänge bislang kaum in der täglichen Behandlungspraxis durchgesetzt. Nach Danner ist dies wahrscheinlich auf die historische Trennungslinie zwischen Medizin und Zahnmedizin zurückzuführen. Er belegt anhand zahlreicher Studien die Existenz der Wechselbeziehungen zwischen der Funktionsstörung des Kauorgans und dem übrigen Körper und plädiert für geeignete Kommunikationsstrukturen zwischen den einzelnen Fachrichtungen mit einem hinreichenden gegenseitigen Verständnis der Fachdisziplinen, gerade auch der funktionellen Anatomie (v.a. der Wirbelsäule) als Voraussetzung für ein in die Praxis umsetzbares Konzept.

> Veränderungen von Körperhaltung und Dysfunktionen im Bereich des Kauorgans können ätiologisch verknüpft sein. Deshalb ist die interdisziplinäre Zusammenarbeit zwischen den verschiedenen Fachdisziplinen bei der craniomandibulären Dysfunktion (CMD) zwingend erforderlich.

In dem genannten Buch von Ahlers und Jakstat wird ebenfalls ausgeführt, *dass es die unglückliche Trennung zwischen Medizin und Zahnmedizin lange verhindert hat, dass Zusammenhänge jenseits der einzelnen Fachgebiete in der täglichen Praxis ausreichend Berücksichtigung finden. Angesichts der vorliegenden Literatur ist schon heute unstrittig, dass Veränderungen der Körperhaltung und Dysfunktionen im Kauorgan ätiologisch verknüpft sein können* (Ahlers et al. 2000, S. 23).

Die Autoren führen weiterhin die Erkenntnis an, *dass enge funktionelle Zusammenhänge zwischen Körperhaltung, Statik und Beweglichkeit der Halswirbelsäule sowie des gesamten Achsenorgans einerseits und des Kauorgans andererseits gegeben sind* (S. 270). Daher sollte die Behandlung der CMD auch die fachlichen Beschränkungen überschreiten. Die interdisziplinäre Zusammenarbeit zwischen den verschiedenen Gebietsärzten sollte selbstverständlich sein.

Obwohl bereits 1933 von Goodfriend und 1934 von Costen das **Temporomandibulargelenk-Syndrom** (➤ Kap. 2.1.1) mit nach vorn und in die Schläfe ausstrahlenden Gesichtsschmerzen, Globusgefühl, Glossalgie, Hörstörungen und Tinnitus (➤ Kap. 2.1.1) beschrieben wurde, hat es über 60 Jahre gedauert, bis intensivere Studien zu diesem Thema durchgeführt wurden. Trotz der Fülle von Studien in den vergangenen 20 und v.a. in den vergangenen fünf bis sechs Jahren, die diese eindeutigen Wechselwirkungen zwischen CMD und Körperperipherie nachweisen, besteht immer noch ein erhebliches Ausbildungs- und Informationsdefizit an den Universitäten und bei den meisten niedergelassenen Ärzten.

> Es fehlt ein übergeordneter Fachbereich, der die Zusammenhänge zwischen dem stomatognathen System und dem übrigen Körper untersucht, dokumentiert, auswertet – und lehrt.

Diese Lücke wurde in den vergangenen Jahren bzw. Jahrzehnten eher von Einzelpersonen und Gruppierungen außerhalb der Universität kompensiert, es mangelt aber auch hier sowohl an der Zusammenarbeit dieser Gruppen untereinander wie auch zwischen diesen Gruppen und den Hochschulen.

Zwar hat es in den vergangenen drei Jahrzehnten immer wieder neue Ansätze und Initiativen gegeben, letztlich existiert aber kein einheitliches Konzept für den Bereich „stomatognathes System und Körperdysfunktionen". Die Existenz von Gruppen wie die ICCMO (International College of Cranio-Mandibular Orthopedics), das ITMR (Institut für temporo-mandibuläre Regulation), die DÄGAK (Deutsche Ärztegesellschaft für Applied Kinesiology) sowie die wachsende Zahl von Einzelpersonen in Praxen, Praxisorganisationen oder sogar an Universitäten zeigen aber deutlich, dass diese Problematik dringend eines gemeinsamen Konzeptes und einer übereinstimmenden Herangehensweise bedarf.

Auch wenn die Thematik der CMD zunehmend in das Bewusstsein der verantwortlichen Zahnmediziner, Kieferorthopäden und Ärzte anderer Fachrichtungen gelangt, ist es nach wie vor eine Tatsache, dass eine CMD noch immer entweder nicht als solche erkannt oder nur mangelhaft bzw. gar nicht therapiert wird. Weder die Diagnostik noch die Therapie der CMD werden einheitlich gehandhabt.

Studienlage

Nach Schätzungen von Carlson, Kopp, Türp und anderen Autoren muss weltweit von einer Prävalenz zwischen 35 und 80% ausgegangen werden (➤ Kap. 2.1.2).

Ein Großteil dieser Patienten kompensiert durch sportliche Betätigungen oder Körperübungen wie Alexander-Technik oder Feldenkrais über Jahre die mit einer CMD verbundenen Probleme. Allerdings erschöpft sich irgendwann dieser Kompensationsmechanismus, und dann stellen sich diese Patienten mit einer Fülle von Symptomen in der Praxis vor, ohne dass der rote Faden, der zur CMD führen könnte, gesehen wird (Carlson 1999, Kopp 1999, Türp 1998).

Zahnärzte diagnostizieren häufig Schmelzdefekte, Schliffspuren und ausgeprägte keilförmige Defekte an den Zähnen. Sie können über die Anamnese erfragen, dass der Patient ein „Knirscher" ist, und verordnen dann eine Knirscherschiene. Wenn jedoch die typischen Beschwerden des Patienten wie z.B. Kopfschmerz, Sehstörungen, Haltungsschäden, Knieschmerzen etc. nicht durch die Schiene behoben werden können, gilt dies häufig als erfolgreiche Ausschlussdiagnostik, sodass die Ursache der Beschwerden in anderen Bereichen gesucht wird. Dies kann zu einer jahrelangen Ärzte-Odyssee führen.

Es sollte stattdessen eine grundsätzlich andere Herangehensweise gewählt werden: Durch eine manualtherapeutische bzw. osteopathische Behandlung verändert sich nicht nur die Körperhaltung, sondern auch die Position des Unterkiefers, sodass sich eine andere Bisslage einstellt. Bei Patienten mit CMD kommt es im Lauf der Jahre zu **Dysfunktionen, körperlichen Fehlhaltungen, muskulären Dekompensationen** etc., die deswegen zunächst suffizient manualtherapeutisch, orthopädisch, osteopathisch oder auch mit anderen Behandlungsmethoden therapiert werden. Am besten geschieht dies innerhalb einer einzigen Behandlungssitzung. Unmittelbar danach sollte am besten von demselben Arzt eine Bissnahme durchgeführt werden, die oft ein ganz anderes Okklusionsergebnis aufzeigt als vor der Behandlung (> Kap. 4.2.3).

Marxkors und Wolowski haben bereits 1991 aufgezeigt, dass bei vielen Patienten eine **Verlagerung des Unterkiefers nach dorsal oder dorsocranial** vorliegt, was eine Erklärung z.B. für Kopfschmerzen, Schwindel oder andere sensorische Störungen ist. Sie beschreiben viele lange und vergebliche Behandlungskarrieren von Patienten, die keine Einzelfälle sind und oft falsch therapiert oder sogar als „Psychosomatiker" abgestempelt werden (Marxkors und Wolowski 1991). Nach Marxkors und Wolowski ist vielen dieser Patienten gemeinsam, dass die Beschwerden auch iatrogen verursacht wurden, z.B.

- nach prothetischer Versorgung oder zu später zahnärztlicher Versorgung (und dann vorliegender Kippung und Elongation der Zähne)
- nach kieferorthopädischer Behandlung oder Versorgung mit (Teil-)Prothesen sowie nicht optimalen passenden Brücken, Einschleiftherapie etc.

Dies hat häufig eine **Verlagerung des Unterkiefers nach dorsal** zur Folge oder bedingt eine „Infraokklusion" durch zu kurze Seitenzähne. Die **Infraokklusion** ist eine nicht ausreichende posteriore Abstützung, die eine vertikal-craniale, unter Umständen sogar sagittal-dorsale Verlagerung des Unterkiefers bewirkt. Hierdurch kommt es zu einer Übersteuerung und einem vermehrten Einsatz der als Retraktoren wirkenden Kaumuskeln, was zu einer zunehmenden Belastung und Kompression der Kiefergelenke führt.

Die **Okklusion** wurde an den Universitäten bis weit in die 80er Jahre aus rein gnathologischer Sicht beurteilt und behandelt. Aus dieser Zeit stammen umfangreiche Einschleifprogramme, die den Patienten massive Zahnhartverluste eingebracht haben. Wie Boisserée gezeigt hat, wird durch ein gnathologisches Einschleifen der Okklusion zwar oft ein Vorkontakt beseitigt, damit wird aber eine andere Höhe (zu niedrig) eingestellt, sodass es zu einer Infraokklusion kommt (Boisserée 2003). Leider gibt es auch heute noch etliche gnathologisch tätige Zahnärzte.

Die dauernde Anspannung und damit **Überforderung der Retraktoren** zeigt sich z.B. auch in einer ausgeprägten Druckdolenz des Mundbodens, häufig vergesellschaftet mit Spannungen der gesamten supra- und infrahyoidalen Muskulatur und einer Verlagerung des Hyoids, womit teilweise Schluckbeschwerden und Dysphonie einhergehen. Marxkors beschreibt auch den Zusammenhang von einer Dorsalverlagerung des Unterkiefers und Zungenbrennen (Marxkors 1991).

Untersuchungen an Sängern in der Praxis des Autors haben ebenfalls gezeigt, dass die gesamte **Kau-, Rachen- und Kehlkopfmuskulatur** bei CMD-Störungen häufig in die dysfunktionale Kette mit eingebunden ist und daher erhebliche Probleme bei der Sing- und Sprechstimme verursachen kann. Auch Sprachstörungen von Lehrern, Schauspielern oder Angehörigen anderer Berufsgruppen, die viel sprechen müssen, fallen in diese Kategorie.

Wie eng die Zusammenhänge zwischen einer CMD und dem Körper sind, zeigen neben einer älteren Studie von Kobayashi auch mehrere aktuelle Studien wie z.B. die von Bernateck und Fischer, die eine prospektive kontrollierte Interventionsstudie durchführten, um die Störfähigkeit des craniomandibulären Systems bei einem komplexen regionalen Schmerzsyndrom zu untersuchen (Kobayashi 1988, Bernateck und Fischer 2008).

> Patienten mit komplexem, regionalem Schmerzsyndrom weisen einen signifikant erhöhten Grad an Dysfunktionen im craniomandibulären System auf. Diese Fehlfunktion bedeutet eine signifikant stärkere Beeinflussung der variablen Beinlängendifferenz als bei gesunden Kontrollpersonen – ein Hinweis auf eine erhöhte Störfähigkeit des craniomandibulären Systems bei Patienten mit chronischen Schmerzsyndromen (Kobayashi 1988, Bernateck und Fischer 2008).

Eine weitere Studie von Bernateck und Mitarbeiter (2008) sollte die „Abhängigkeit von extracranieller Schmerzlokalisation und Dysfunktion im craniomandibulären System" mittels einer prospektiven klinischen Querschnittstudie prüfen. Die Autoren konnten zeigen, dass **einseitige Beschwerden am Bewegungsapparat** vermehrt mit pathologischen Funktionsbefunden im ipsilateralen Kiefer-Kau-System korrelieren. Es gibt ebenfalls einen hochsignifikanten Zusammenhang zwischen der **Höhe der Schmerzintensität** (unabhängig von der Schmerzlokalisation) und der Höhe der Dysfunktionen im craniomandibulären System.

In einer weiteren Arbeit haben Ohlendorf, Pusch und Kopp den Zusammenhang von „**Beinlängendifferenz** versus zentrische Lage des Unterkiefers" untersucht (Ohlendorf et al. 2008). Hierzu wurde den Probanden eine ein bzw. drei Zentimeter dicke Holzplatte abwechselnd unter den linken und rechten Fuß gelegt. Vorher und nachher wurden definierte Bewegungen des Unterkiefers durchgeführt und mit einem dreidimensionalen Spurschreibsystem aufgezeichnet. Es ergab sich ein eindeutiger Zusammenhang zwischen der Funktionalität des Bewegungssystems und der dreidimensionalen Lage des Unterkiefers. Sowohl die Seite der Erhöhung als auch ihr Ausmaß ist entscheidend für Veränderungen der Kiefergelenkposition. Darüber hinaus veränderte sich die Fähigkeit der Mundöffnung.

In einer anderen Studie von Ohlendorf und Mitarbeiter wurde der Frage nachgegangen, ob experimentell herbeigeführte Veränderungen der Okklusion das menschliche Gleichgewicht beeinflussen können (Ohlendorf et al. 2008). Zu diesem Zweck wurde bei den Probanden eine Bisslage verändert, während sie auf einer Druckmessplatte standen. Die Ergebnisse zeigen, dass eine Veränderung im stomatognathen System die **Auslenkung des Körperschwerpunkts** verbessern oder verschlechtern kann, je nachdem, wie die Bisslage verändert wurde.

Die Liste der Veröffentlichungen zu diesem Thema ist lang. Umso erstaunlicher ist der Anachronismus, dass ein Großteil der Ärzte, der Gutachter und der Kassen diese Zusammenhänge weiterhin ignorieren.

KAPITEL 2
Essenzielle Fakten zum Verständnis der craniomandibulären Dysfunktion

2.1	**Was ist craniomandibuläre Dysfunktion?**	6
2.1.1	Terminologie	6
2.1.2	Epidemiologie	6
2.1.3	Leitsymptome	7
2.1.4	Ätiologische Faktoren	7
2.2	**Craniomandibuläres und craniosacrales System**	11
2.2.1	Unterkiefer und Kiefergelenk	11
2.2.2	Muskeln und Bänder	14
2.3	**Zahnmedizinische Systematik**	16
2.3.1	Nomenklatur	16
2.3.2	Radiologische Diagnostik	16
2.3.3	Bedeutung der embryologischen Entwicklung	19
2.3.4	Definition der Okklusion	19
2.3.5	Okklusion und Kondylenposition	21
2.4	**Craniosacrale Systematik**	24
2.4.1	Beweglichkeit der Schädelknochen	24
2.4.2	Detailbetrachtung der cranialen Bewegung	25
2.5	**Systematik der Applied Kinesiology**	28
2.5.1	Manueller Muskeltest	28
2.5.2	Challenge	29
2.5.3	Therapielokalisation	29
2.5.4	Muskelfunktionsstörungen und ihre Ursachen	29
2.6	**Systematik der funktionellen klinischen Untersuchung**	33
2.6.1	Untersuchung der Mundbewegung und Okklusion (Schritt 5)	33
2.6.2	Untersuchung des Kiefergelenks und der Okklusion (Schritt 6)	34
2.7	**Craniomandibuläres System und andere Körpersysteme**	37
2.7.1	Fasziensystem	37
2.7.2	Muskeln	52
2.7.3	Nervensystem	56
2.8	**Differenzialdiagnose der auf- und absteigenden Läsionsketten**	68

2.1 Was ist craniomandibuläre Dysfunktion?

2.1.1 Terminologie

Bereits in den 30er Jahren haben Goodfriend und Costen erstmals das **Temporomandibulargelenk-Syndrom** beschrieben (Goodfriend 1933, Costen 1934). Es ist gekennzeichnet durch
- Nach vorn und in die Schläfe ausstrahlende Gesichtsschmerzen
- Globusgefühl
- Glossalgie
- Hörstörungen und Tinnitus.

Aus der Beschreibung dieses Syndroms wird ersichtlich, dass der Begriff „Kiefergelenkdysfunktion" zu kurz greift. Im angloamerikanischen Sprachraum wird meist mit dem Begriff „temporomandibular joint dysfunction" (TMJD) gearbeitet. Neben dem von Costen geprägten Begriff der TMJD spricht man im angloamerkanischen Sprachbereich auch von **„temporomandibular disorders" (TMD),** worunter klinische Probleme verstanden werden, die die Kaumuskulatur, das Kiefergelenk oder beides involvieren (Carlsson 1999). Teilweise wird eine primär myogene oder eine primär arthrogene Komponente unterschieden; auch die Koexistenz muskulärer und arthrogener Störungen wird diskutiert (Ahlers und Jakstat 2000).

Letztlich greift dieser Begriff immer noch zu kurz, ebenso wie die Einschränkung auf Kiefergelenk und Kaumuskulatur den beschriebenen Beschwerden nicht gerecht wird (> Kap. 2.1.3). Costen hatte mit der TMJD bereits einen weiter gefassten Begriff eingeführt (Costen 1934).

Im deutschsprachigen Bereich werden Schmerzsyndrome im Bereich der Kaumuskulatur und Kiefergelenke gemäß der von der Deutschen Gesellschaft für Zahn-, Mund- und Kieferheilkunde bevorzugten Terminologie unter dem Begriff **„craniomandibuläre Dysfunktionen"** (CMD) zusammengefasst.

> Bei der CMD wird die Störung im Bereich des Kauapparats nicht isoliert betrachtet, sondern als ein komplexes Zusammenspiel vieler verschiedener Funktionsabläufe im gesamten Körper verstanden, das sich nicht nur im musculoskelettalen oder dentalen Bereich abspielt, sondern durch zahlreiche neurogene Verbindungen Auswirkungen auf alle Regionen des Körpers zeigt.

2.1.2 Epidemiologie

Die **Prävalenz** der CMD schwankt in den verschiedenen Studien zwischen 33 und 86%. Carlsson (1999) errechnete aus den Daten von 16.000 in klinischen Studien untersuchten Personen eine durchschnittliche Prävalenz von 44% für klinisch diagnostizierte Dysfunktionen. Die unterschiedlichen Prozentangaben kommen durch die unterschiedlichen Kriterien zustande, die den Studien zugrunde gelegt waren: Je nachdem, welche **Leitsymptome** in die nähere Auswahl einbezogen wurden (> Kap. 2.1.3), ergaben sich andere Prozentwerte. Einige Studien nahmen z.B. als Leitsymptom ein Kiefergelenkgeräusch erst dann mit in die Bewertung auf, wenn dieses aus drei Meter Entfernung hörbar war; andere Studien bewerteten ein Kiefergeräusch schon dann als Leitsymptom, wenn es durch ein aufgesetztes Stethoskop gehört werden konnte.

> Es ist davon auszugehen, dass die Prävalenz der CMD im Durchschnitt bei 40% liegt.

Dies deckt sich auch mit den Erfahrungen des Autors in seiner Praxis und in den Kursen für Ärzte und Physiotherapeuten, die er für verschiedene Gesellschaften gehalten hat: Berichte der Kursteilnehmer aus ihren eigenen Praxen und die systematische Untersuchung der Kursteilnehmer ergaben eine Inzidenz für CMD von ca. 40% pro Kurs.

Weitere Gründe für die Schwankungsbreite der Angaben zur Prävalenz (33–86%) sind in den **unterschiedlichen genetischen Voraussetzungen** der untersuchten Patienten in den verschiedenen Ländern zu suchen, in denen die Studien durchgeführt wurden, in unterschiedlichen Ernährungsgewohnheiten, Hygienezuständen der Zähne etc. So findet man bei Schwarzafrikanern mit genetisch bedingtem breiterem Unter- und Oberkiefer seltener eine CMD als bei Japanern mit engeren Kieferverhältnissen (wie der Autor durch mehrere Aufenthalte in Japan und Afrika feststellen konnte). Diese Faktoren müssen noch in epidemiologischen Studien genauer untersucht werden.

In einer Literaturübersicht von Nilner (1992) schwankt die Prävalenz je nach Studie bei subjektiven Befunden zwischen 12 und 54%, bei objektiven Befunden sogar zwischen 28 und 93%. Nach Ahlers und Jakstad (2000) sind diese enormen Schwankungsbreiten v.a. auf die unterschiedlichen Untersuchungsmethoden und auf Art und Anzahl der Symptome, die gewertet wurden, sowie auf die Variablen Geschlecht, Alter, geographische Herkunft, sozioökonomischer Hintergrund etc. zurückzuführen.

2.1.3 Leitsymptome

Auch im Hinblick auf die Leitsymptome gibt es weltweit unterschiedliche Klassifikationen, die in den vergangenen fünf Jahren einem ständigen Wechsel unterworfen waren. Trotzdem kann man aktuell von folgender Triade von Leitsymptomen ausgehen:
- **Schmerz im Kiefergelenk,** präaurikular oder in der Kaumuskulatur: im Ruhezustand, beim Kauen und Beißen
- **Mandibuläre Dysfunktion:** Einschränkungen oder Abweichungen der Unterkieferbewegung
- **Kiefergelenkgeräusche:** Knacken, Krepitationen.

Zusätzlich kommen neuerdings drei Parameter hinzu:
- **Anormale Kieferbewegung:** Deviation
- **Eingeschränkte Interzisialöffnung**
- **Psychosoziale Faktoren.**

> Die CMD ist durch drei Leitsymptome und drei zusätzliche Parameter definiert. Für die Diagnosestellung müssen nach Angaben der International Headache Society (IHS) drei von sechs Parametern erfüllt sein. In den meisten Fällen von craniomandibulären Beschwerden handelt es sich um Mischformen.

Die IHS beschreibt differenzialdiagnostisch nach Ausschluss einer Trigeminusneuralgie außerdem die **oromandibuläre Dysfunktion**, die nach IHS-Kriterien dem Kopfschmerz vom Spannungstyp zugeordnet ist. Diese Dysfunktion war früher bekannt als
- Kiefergelenksyndrom
- Myofasciales Schmerzsyndrom
- Kosten-Syndrom
- Craniomanibuläre Dysfunktion
- Temporomandibuläres Gelenksyndrom (temporomandibular joint pain [TMJDS]).

Zur Diagnosestellung müssen nach Angaben der IHS drei der folgenden sechs Bedingungen erfüllt sein:
- Gelenkgeräusche bei Kieferbewegungen
- Eingeschränkte oder ruckartige Kieferbewegungen
- Schmerz bei Kieferbewegungen
- Sperre bei Kieferöffnung
- Zusammenpressen oder Knirschen der Zähne
- Orale Fehlfunktion wie Beißen oder Pressen im Bereich von Zunge, Lippen, Wange.

Diese sechs Punkte sind nahezu identisch mit den oben genannten Leitsymptomen und zusätzlichen Parametern.

2.1.4 Ätiologische Faktoren

Das diagnostische System basiert auf fünf Säulen, die den häufigsten Ursachen craniomandibulärer Beschwerden entsprechen, die allerdings meist als Mischformen auftreten.
- Primär dento-/okklusiogene Ursachen
- Primär myogene/ligamentöse Ursachen
- Primär ossäre Ursachen
- Primär neurogene Ursachen
- Primär arthrogene Ursachen.

Dento-/okklusiogene Faktoren

Mit **Okklusion** wird diejenige Stellung beschrieben, die die Zähne des Ober- und Unterkiefers beim Kieferschluss zueinander einnehmen. Maßgeblichen Anteil an der Okklusionsstellung haben die Form, der Zustand und die Stellung der Zähne.

Nach Ansicht von Levy gehen die temporomandibulären und auch die damit einhergehenden myofascialen Dysfunktionsketten überwiegend auf Okklusionsstörungen zurück (Levy 1981).

Okklusionsstörung durch Frühkontakte oder discludierende Bereiche der Seitenzähne werden hervorgerufen durch:
- Nicht passgenaue Füllungen, Kronen, Brücken, Prothetik
- Dysfunktionen einzelner Zähne nach Biss auf harten Gegenstand oder zahnärztlicher Behandlung (oft des Nachbarzahns).

Die Okklusionsstörung beeinflusst über afferente Impulse aus dem Desmodontium, die dem Trigeminus und dem ZNS über die Position und die Qualität dieser Belastung Auskunft geben, letztlich die Ruheposition des Unterkiefers. Es erfolgt eine Anpassung der Kaumuskulatur – teils pathologischer Art –, um eine Überlastung der Zähne und der Kiefergelenke möglichst zu vermeiden, was allerdings nur in den seltensten Fällen gelingt. Der Patient versucht hauptsächlich durch nächtliches Knirschen, seinen Biss regelrecht „einzubeißen". Der Biss wird somit „falsch" korrigiert.

In der folgenden Kette ergeben sich damit zusätzlich zum Hypertonus in den Kaumuskeln und zur Verschiebung der Mandibula folgende Dysfunktionen:
- Kiefergelenkdysfunktion
- Dysfunktion der Ossa temporalia
- Damit einhergehend eine Occiput-Atlas-Axis-Dysfunktion
- Deszendierende Dysfunktionskette in die Körperperipherie.

> Nicht selten wird durch eine suffiziente craniosacrale Therapie, eine Behandlung der Körperstatik und der Kaumuskulatur einschließlich der Triggerpunkte die Dysfunktion behoben, sodass die Okklusionsstörung wieder zum Vorschein kommt.

Myogene/ligamentöse Faktoren

Myogene/ligamentöse Ursachen craniomandibulärer Beschwerden sind charakterisiert durch Verspannungen von Kau- und Mundbodenmuskeln aufgrund von:
- Körperfehlhaltung mit aufsteigender myofascialer Spannung
- Traumata: persistierender Muskelspasmus nach Sturz oder Schlag auf Mandibula oder Kopf oder nach Zahnextraktionen
- Psychogen: Bruxismus.

Sowohl **Körperfehlhaltungen** als auch insbesondere **Kopffehlhaltungen** haben einen erheblichen Einfluss auf Spannungssituationen und -verhältnisse der Kau- und Mundbodenmuskulatur. Kapandji beschreibt die Gleichgewichtshaltung des Kopfs auf dem Hals folgendermaßen: *„Der Schwerpunkt des Kopfes liegt genau anterior vor den Hinterhauptkondylen; als mechanische Anordnung würde der Kopf nach vorne kippen, würde er nicht durch eine Kraft aufrecht gehalten. Diese Kraft wird von den posterioren Halsmuskeln erzeugt. Diese Muskeln müssen nicht nur der Schwerkraft widerstehen, die den Kopf nach vorn zieht, sondern auch der Zugspannung entgegenwirken, die in der Kaumuskulatur und in der supra- und infrahyalen Muskulatur bei funktionellen Bewegungen des Kopfes und Halses, wie dem Essen und Schlucken und Sprechen, entsteht."* (Kapandji 1992)

Die häufigste Fehlhaltung des Kopfes im klinischen Alltag ist die Translation des Kopfes nach ventral (➤ Abb. 2.1), die sowohl Ursache wie auch Folge unterschiedlichster manifester Symptome sein kann. Durch die **Kopfvorhalteposition** entsteht eine Abnahme der Lordose der mittleren HWS und eine Kyphose der oberen BWS.

Die Halsextensoren verkürzen sich, während die Halsflexoren überdehnt werden. Die meisten Patienten haben deshalb eine **muskuläre Schwäche der tiefen Halsflexoren** (v.a. des M. longus colli) (Krout 1966, Silverman 1991). Durch die Veränderung der Kopfhaltung sowie durch die damit einhergehende Überdehnung der Halsflexoren und der infrahyoidalen Muskulatur kommt es zu einer Verlagerung des Hyoids mit entsprechenden Störungen (➤ Kap. 3.1). Die ligamentären Dysfunktionen haben meist eine sekundäre Ursache.

Verspannungen in den Ligg. sphenomandibulare und stylomandibulare sind bei den CMD-Störungen ebenfalls nicht selten und treten oft nach Zahnextraktionen oder länger dauernden Zahnbehandlungen im hinteren Molarbereich auf, wenn es über längere Zeit zu einer maximalen Öffnung des Mundes und damit zur Überdehnung der Faszien, Muskeln und Bänder kommt (➤ Abb. 2.2).

Reizzustände der Gelenkkapsel und eine Verspannung des Lig. laterale werden hingegen oft durch Entzündungen oder schwere Dysfunktionen des TMG (Temporomandibulargelenk) hervorgerufen. Die Nervenbahnung erfolgt hier über sensible Afferenzen in das Ganglion trigeminale, und die Efferenz läuft schließlich über motorische Äste des mandibulären Anteils des N. trigeminus, was zu einem Hypertonus der Kau- und Mundbodenmuskulatur führt.

Ossäre Faktoren

Mandibula

Primäre Ursachen sind Traumata, die eine asymmetrische Verschiebung der Mandibula verursachen können, wobei das Os temporale auf der anterior positionierten Seite der Mandibula in eine Innenrotation geführt wird. Auf der posterior positionierten Seite der Mandibula dreht das Os temporale in eine Außenrotation.

Sekundäre Fehlstellungen der Schädelknochen werden entweder durch Verspannungen der suprahyoidalen Muskeln und der Halsfaszien ausgelöst oder durch Okklusionsstörungen, die oft zu einer Dysfunktion der Mandibula führen.

Os temporale

Durch die im Arcus zygomaticus des Os temporale gelegene Fossa mandibulae bewirken alle signifikanten Dysfunktionen des Os temporale eine **TMG-Dysfunktion**, ebenso alle aufsteigenden Dysfunktionsketten im Körper, die bis zum Os temporale reichen (die primäre Dysfunktion kann dabei z.B. im Fuß liegen!).

Störungen im Bereich der Maxilla oder des Palatinums werden oft über die Zähne, über das Zygoma oder den Proc. pterygoideus des Sphenoids weitergeleitet. Diese Störungen können auch posttraumatisch entstehen.

Neurogene Faktoren

Neurogene Störungen werden meist durch eine **Parese von Kau- und Mundbodenmuskeln** der Pars motorica des N. mandibularis des N. trigeminus hervorgerufen oder sie treten nach einer Deinnervierung aufgrund einer Trigeminusneuralgie auf.

2.1 Was ist craniomandibuläre Dysfunktion?

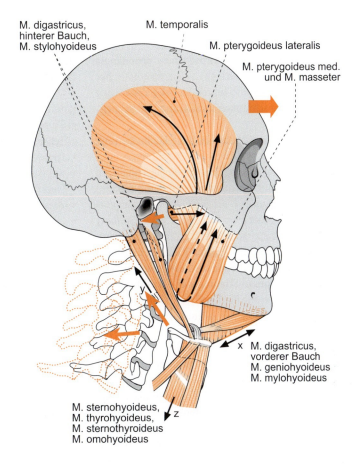

Abb. 2.1 Bei der Translation des Kopfs nach ventral werden die Halsflexoren überdehnt, das Hyoid verlagert sich nach dorsal-cranial und die Mandibula nach dorsal (farbige Pfeile). [1]

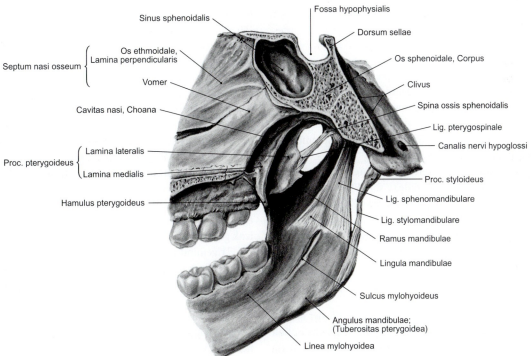

Abb. 2.2 Ligg. stylomandibulare und sphenomandibulare von der Innenseite der Mandibula aus gesehen. [2]

Arthrogene Faktoren

Primäre Ursachen für eine Arthrose sind – unabhängig von der Lokalisation der Gelenke – v.a. traumatischer oder entzündlicher Art und führen zu einer Zerstörung des Knorpels, eingeschränkter Ernährung und schließlich zu einer Arthrose.

Eine weitere Ursache ist eine ständige **Fehlbelastung,** die zu disharmonischen Druck- und Kraftverteilungen innerhalb des Gelenks führt. Dies hat einen schnelleren Verschleiß bestimmter Gelenkareale und damit die Zerstörung des Knorpels oder – wie in einigen Gelenken vorhanden – des Meniskus bzw. Discus zur Folge. So führt eine Discusverlagerung oder Discuszerreißung auf lange Sicht zu einer Arthrose des (Kiefer-)Gelenks und diese wiederum zu einer Behinderung des Bewegungsablaufs.

Auch eine **inadäquate Stellung der Mandibula,** die zu einer Rückverlagerung des Kondylus führt und damit zu einer Dekompression der bilaminären Zone, wird langfristig eine Arthrose des Kiefergelenks zur Folge haben, da die Ernährung des Discus und des Knorpels in der Fossa mandibulae über die bilaminäre Zone nicht mehr gewährleistet ist.

Nicht vergessen werden sollten **Tumoren der vorderen Schädelgrube,** die ins Kiefergelenk einbrechen können, Tumoren der Mundboden- und Rachenmuskulatur mit Beteiligung des Kiefergelenks oder Tumoren der angrenzenden Gewebe.

Hinweise für die Anamnese

Nur selten können die Symptome direkt dem Kiefergelenk oder den Zähnen zugeordnet werden. Das heißt, der Patient kann seine Beschwerden nicht mit der CMD in Verbindung bringen. Daher sollte die Anamnese neben dem Fragenkatalog über subjektive Symptome auch folgende Punkte überprüfen:
- Vorausgegangene **Kieferoperationen**
- **Vorausgegangene Unfälle** (v.a. HWS-Schleudertrauma) und **Operation** im HWS- bzw. Kopfbereich, andere schwere Unfälle
- Kurze Zeit zurückliegende **zahnärztliche Behandlung,** ggf. mit Extraktionen, neuer Prothetik, neuen Brücken etc.
- **Morgendliche Müdigkeit**
- **Nächtliches Knirschen.**

Aus der Fülle der subjektiven Symptome, die der Patient berichtet, und aus der unterschiedlichen Lokalisation derselben wird leicht nachvollziehbar, warum diese Symptome die meisten Patienten zunächst zu unterschiedlichen Fachärzten führen und warum häufig eine Odyssee von Fachdisziplin zu Fachdisziplin über mehrere Jahre hinter ihnen liegt, bevor die richtige Diagnose „CMD" gestellt wird. Folgende Diagnosen unterschiedlicher Fachrichtungen sind am häufigsten anzutreffen:
- Migräne
- Schwindel
- Tinnitus
- Sehstörungen
- Globusgefühl
- Kopfschmerz
- Herzrhythmusstörungen
- Bauchschmerzen
- HWS-Syndrom
- Gonalgien
- Lumbalgien
- Fußschmerzen bei Senk-Spreiz-Fuß
- Muskelkrämpfe
- Fibromyalgiesyndrom
- Müdigkeit
- ADHS
- Ständiges „Unter-Strom-stehen"
- Rezidivierende Tenosynovitis.

Plato und Kopp (1999) fanden z.B. bei einer Untersuchung heraus, dass alle Patienten mit chronischen Schmerzen und den Diagnosen „atypischer Gesichtsschmerz" und „chronischer Kopfschmerz" Dysfunktionen im Bereich der Okklusion und der Kiefergelenke aufwiesen. Dies galt ebenso für Schmerzen im Bereich des Beckenbodens. 85% der chronisch kranken Patienten mit Schmerzen im Bereich des Nackens und 50% der Patienten mit tiefem Kreuzschmerz wiesen ebenfalls Dysfunktionen im craniomandibulären System auf.

Die Forschungsergebnisse der vergangenen Jahre zeigen, dass die drei oberen Segmente der HWS und die Kiefergelenke für 45% des propriozeptiven Inputs aus dem Bewegungsapparat in das zentrale Nervensystem verantwortlich sind (Okeson 1996, Wolff 1996, Zilles und Rehkämper 1994, Hülse et al. 2005).

Der **N. trigeminus** nimmt eine Schlüsselposition beim Verständnis der vielfältigen Auswirkungsmöglichkeiten und assoziierten Symptome einer CMD ein: Die exterozeptive Schmerzinformation aus dem Kiefergelenk gelangt über das Ganglion trigeminale in den unteren Trigeminuskern (Nucleus spinalis nervi trigemini pars caudalis), der caudal bis Höhe C2/3 absteigt und ohne definierte Grenze in die Substantia gelatinosa des Rückenmarks übergeht.

Die beschriebenen Zusammenhänge zwischen Kiefergelenk, Okklusion, ZNS und absteigenden nervalen Bahnen sind verantwortlich für die Vielzahl der aufgeführten Symptome und werden in den folgenden Kapiteln näher erläutert.

2.2 Craniomandibuläres und craniosacrales System

Dieses Kapitel kann nicht das Studium anatomischer Lehrbücher über das craniomandibuläre System ersetzen. Es bietet die für das Verständnis wichtigen anatomischen und physiologischen Grundlagen des craniomandibulären Systems und arbeitet Besonderheiten heraus, die das Verständnis der CMD fördern.

2.2.1 Unterkiefer und Kiefergelenk

Die wesentlichen knöchernen Anteile des Schädels und die craniosacrale Bewegung werden an anderer Stelle näher ausgeführt (> Kap. 2.4). Im Folgenden werden die Knochen vorgestellt, die für die Okklusion zuständig sind, sowie die wichtige Articulatio temporomandibularis.

Mandibula

Caput und Collum mandibulae

Der aufsteigende Ramus mandibulae zeigt nach cranial hin zwei wichtige Fortsätze:
- **Proc. coronoideus** als Ansatz für den M. temporalis
- **Proc. condylaris** mit dem schlanken Collum mandibulae, das an der Innenseite im Bereich der **Fovea pterygoidea** den Ansatz für den M. pterygoideus lateralis hat. Das schlanke Collum mandibulae frakturiert relativ häufig bei Schlägen oder Stürzen auf das Kinn.

Die Gelenkfläche am Caput mandibulae ist walzenförmig aufgebaut und nach sagittal wie frontal konvex gekrümmt. Die Achse verläuft von latero-ventral nach dorso-medial. Würde man die Achsen des Caput mandibulae auf beiden Seiten verlängern, würden sie sich im Bereich des ersten Halswirbels schneiden.

> Manualtherapeuten bezeichnen das Kiefergelenk häufig als den eigentlich ersten Halswirbel, um damit die enge Korrelation zwischen HWS und Kiefergelenk zu dokumentieren.

Angulus mandibulae

Der Angulus mandibulae bietet an der Außenseite im Bereich der **Tuberositas masseterica** den Ansatz für den M. masseter, einen der stärksten Muskeln des Körpers. Auf der Innenseite befindet sich als Pendant die Tuberositas pterygoidea, an der der M. pterygoideus medialis ansetzt. Oberhalb der Tuberositas pterygoidea befindet sich das Foramen mandibulae für den N. alveolaris inferior. Hier setzt auch das Lig. sphenomandibulare an.

Corpus mandibulae

Am Corpus mandibulae findet man v.a. die **Pars alveolaris** mit den Alveoli dentales für die Verankerung der Zahnwurzeln. Ebenso wie am Oberkiefer bildet sich auch am Corpus mandibulae der Knochen in den Bereichen zurück, die unter einer verminderten funktionellen Belastung stehen, z.B. nach Zahnverlusten. Etwa in Höhe des fünften Zahnes findet sich caudal das **Foramen mentale** für den Durchtritt des N. mentalis und der Vasa mentalia.

Maxilla

Beide Maxillae sind durch die Sutura palatina mediana verbunden (> Abb. 2.3), die eine wichtige Funktion bei der craniosacralen Bewegung erfüllt, da sich in der Flexionsphase der Zahnbogen weitet. Die Weitung des Zahnbogens wird wiederum durch die Lateralbewegung der Procc. pterygoidei verursacht. Unterstützt wird diese Bewegung durch das Os zygomaticum, das die Maxilla an seiner lateralen Fläche nach außen schiebt. Zusätzliche Bewegung erfahren die beiden Teile des Oberkiefers durch die Bewegung des Vomers, der weiter unten detaillierter dargestellt wird (> Kap. 2.4).

Die Beweglichkeit der Maxilla und der Sutura palatina mediana wird insbesondere dann behindert, wenn die Mittellinie durch Brücken oder Spangen überbrückt wird. Dies hat eine negative Auswirkung auf die Beweglichkeit der anderen Schädelknochen und auf das gesamte craniosacrale System, da die Maxilla Kontakt zu einer Vielzahl von Knochen des Viscerocraniums und parietalen Craniums besitzt und auch einen großen Anteil der Augenhöhle bildet.

Fossa mandibularis

Die Gelenkfläche für das Caput mandibulae des Unterkiefers liegt im Os temporale am Übergang zum Proc. zygomaticus. Die Gelenkfläche am Os temporale ist konkav geformt. Die ventrale Begrenzung des Gelenks wird durch das Tuberculum articulare gebildet, der dorsale Anteil liegt extrakapsulär und bildet die laterale Wand des äußeren Gehörganges.

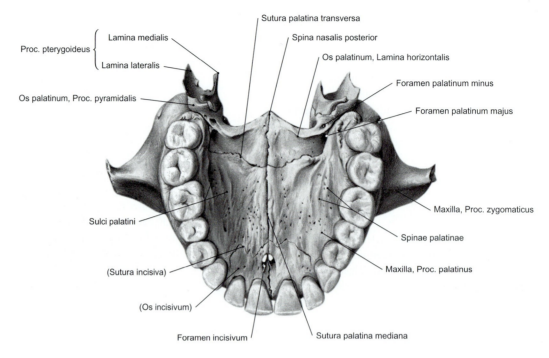

Abb. 2.3 Maxilla: Die Sutura palatina mediana verknöchert – wenn überhaupt – erst jenseits des 70. Lebensjahres. [2]

Die Fossa mandibularis ist etwa zwei- bis dreimal größer als die Gelenkfläche am Caput mandibulae. Diese Größenverhältnisse sind die notwendige Voraussetzung für die Bewegung des Caput mandibulae beim Reden und Kauen. Die **Ausbildung der Gelenkform** richtet sich – wie in den meisten Fällen beim Knochen – nach der Belastung und folgt der Regel „Belastung bildet die Form". Beim Säugling ist die Pfanne noch relativ flach und vertieft sich dann zunehmend, bis die permanenten Zähne durchbrechen. Diese Formveränderung spielt eine wichtige Rolle bei der kieferorthopädischen Behandlung, da die Pfanne auch bei einer kieferorthopädischen Therapie ihre Form verändern kann. Bei älteren Personen ohne eigene Zähne oder mit zu wenig Belastung im Zahnbereich kann sich die Pfanne hingegen auch wieder abflachen.

Discus articularis

Der Discus articularis besteht aus straffem, kollagenem Bindegewebe und Faserknorpel, ist wie ein Knochen an beiden Enden verdickt und in der Mitte sanduhrförmig eingeschnürt. Dorsal ist er deutlich dicker. Anatomisch ist der Discus articularis dem Kondylus zugeordnet, da er über Fasern im medialen und lateralen Anteil am Kondylus befestigt ist. Im dorsalen Anteil geht der Discus in die bilaminäre Zone über, im anterioren Anteil in den M. pterygoideus lateralis pars superior und zum Teil in den M. temporalis. Die Verbindung zum **M. pterygoideus lateralis** ergibt eine Dynamisierung der Beweglichkeit des Discus (➤ Abb. 2.4).

Der Faserverlauf des Knorpels ist dreidimensional. Dadurch kann der Discus erhebliche Kräfte aufnehmen und wegpuffern. Als erheblicher Nachteil wirkt sich allerdings das Fehlen von Schmerzrezeptoren als Warnfunktion aus, da es somit oft zu Zerreibungen und Perforationen des Discus kommt. Die Ernährung des Discus erfolgt über die bilaminäre Zone per diffusionem.

Gelenkkapsel

Wie bei allen Gelenken umgibt die Kapsel das Kiefergelenk zirkulär zu den umliegenden Geweben. Sie schließt ebenfalls das Tuberculum articulare ein, lässt aber den dorsalen Fossabereich frei.

Die Gelenkkapsel besteht sowohl aus lockeren als auch aus elastischen Fasern und ist relativ schlaff. Dadurch lässt sie große Verschiebungen zu, ohne dabei zu zerreißen.

Im lateralen Bereich ist sie durch kollagene Fasern angereichert, weshalb man diese Gewebeverstärkung auch als **Lig. laterale** bezeichnet. Neben dem Lig. laterale verstärken auch die **Ligg. sphenomandibulare et stylomandibulare** die Kapsel (➤ Abb. 2.2).

2.2 Craniomandibuläres und craniosacrales System

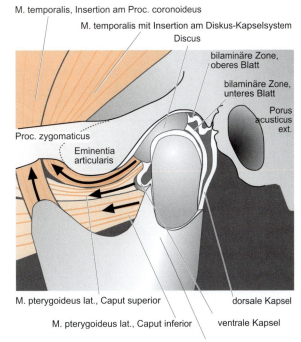

Abb. 2.4 Kiefergelenk: Schematisch dargestellt sind die Einstrahlungen des M. temporalis und des M. pterygoideus lateralis in den Discus articularis. Ebenfalls dargestellt ist der Bereich der bilaminären Zone – ein wichtiges Puffersystem für die Abfederung der Kieferbewegungen. [3]

Die Kapsel verfügt über neuroreflektorische und neurale Versorgungen. Einerseits übernimmt sie durch die vorhandenen Zugrezeptoren (Mechanorezeptoren) eine neuroreflektorische Funktion. Überlastungsphänomene werden zentralnervös weitergeleitet, um die Funktion der Kaumuskulatur zu begrenzen. Andererseits sitzen in der Gelenkkapsel die Nozizeptoren, die dem ZNS Überlastungsfunktionen des Kiefergelenks rückmelden.

Bilaminäre Zone

Die bilaminäre Zone ist das posteriore Befestigungsband des Discus zur Schädelbasis und zum Kondylus. Die Hauptaufgabe der elastischen Fasern des oberen Bereichs besteht darin, eine **Rückholkraft bei Vorwärtsbewegungen** auf den Discus auszuüben, damit er im Bewegungsablauf **hinter** der Bewegung des Kondylus bleibt. Der untere Bereich besteht aus lockerem Bindegewebe, das sich bei Öffnung des Mundes entfaltet und mit Flüssigkeit füllt. Bei der **Rückwärtsbewegung** des Kondylus müssen diese Gewebespalten wieder entleert werden, was zu einer Dämpfung der Bewegung führt (➤ Abb. 2.4).

In der bilaminären Zone befinden sich ebenso wie in der Kapsel Zugrezeptoren (Golgi-Rezeptoren) und Schmerzrezeptoren (Nozizeptoren). Die **Nozizeptoren** melden Traumatisierungen, Entzündungen oder Überlastungen an das ZNS weiter und lösen oft reflektorisch eine Ruhigstellung der Muskulatur aus. Die von Patienten oft geschilderten Schmerzen im Kiefergelenk sind auf diese pathophysiologischen Reaktionen in der bilaminären Zone zurückzuführen. Die **Golgi-Rezeptoren** hingegen geben die Spannungen in der bilaminären Zone in das ZNS weiter und üben dadurch unmittelbaren Einfluss auf die Muskelfunktion aus.

Kondylus

Bei der **initialen Mundöffnung** kommt es zu einem Rotationsgleiten des Kondylus nach anterior, was eine relative Translation des Discus nach posterior bewirkt (➤ Abb. 2.5).

Die Kondylus-Discus-Einheit bewegt sich an der Eminentia nach anterior und caudal, wobei der Discus durch Zugwirkung der elastischen Fasern der bilaminären Zone in der Bewegung etwas zurückbleibt und dadurch eine relative Translation nach posterior erfährt. Gleichzeitig entfaltet sich die bilaminäre Zone, die obere und untere Gelenkkammer öffnen sich und werden mit Synovialflüssigkeit gefüllt.

Bei der **intermediären Mundöffnung** kommt es zu einer weiteren Rotation und Translation des Kondylus nach anterior aus der Fossa mandibularis zum Tuberculum articulare (➤ Abb. 2.5). Dieses bewirkt eine Translation des Discus nach anterior, jedoch weniger weit als

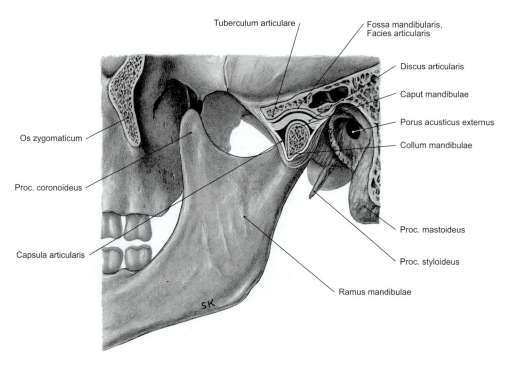

Abb. 2.5 Initiale Bewegung der Kondylus-Discus-Einheit bei Mundöffnung. [2]

die des Kondylus (= erneute relative Translation des Discus nach posterior).

Bei der **maximalen, terminalen Mundöffnung** hat sich das Caput mandibulae aus der Fossa herausgedreht und weiter aus der Mulde auf den ventralen Discusanteil geschoben, der sich in Höhe des Tuberculum articulare befindet (> Abb. 2.6).

Durch die Spannung der Fasern in der bilaminären Zone sowie durch die Spannung in der Kapsel und in den Ligg. sphenomandibulare und stylomandibulare wird normalerweise die Vorwärtsbewegung gehemmt und abgeschlossen.

Bei der **anschließenden Rückwärtsbewegung des Kondylus in die Fossa** werden die vorher gefüllten Gewebespalten der bilaminären Zone langsam ausgepresst. Sie fungieren dadurch als Puffer und dämpfen den Bewegungsablauf des Mundschlusses. Diese Dämpfungsfunktion ist zur Vermeidung einer Traumatisierung der bilaminären Zone notwendig.

> Die Okklusion muss gelenkprotektiv gestaltet sein, damit keine retrusiv wirkenden Kräfte auf das Kiefergelenk einwirken, die aufgrund des mangelnden Spielraums im Kiefergelenk nach dorsal die bilaminäre Zone schädigen und im weiteren Verlauf zu einer irreversiblen Verlagerung des Discus und des Kondylus führen können.
> Retrusive Kräfte können zusätzlich die Muskulatur schädigen, die der Retroposition des Kondylus entgegenwirken soll.

Der Einfluss der **Kondylenposition** ist bereits vor Jahrzehnten in einer Studie von Weinberg beschrieben worden (Weinberg 1980). Anhand der Untersuchungsergebnisse an 220 Patienten mit akuter CMD konnte Weinberg zeigen, dass die posteriore Kondylenposition ein signifikanter, kausaler Unterstützungsfaktor für die Entwicklung und Aufrechterhaltung der Symptomatik ist. Da das Kiefergelenk über die Kopf- und Nackenmuskulatur mit der Wirbelsäule verbunden ist, wirken sich Störungen im Bereich des Kiefergelenks, der Okklusion oder der Kaumuskulatur auch auf Kopf- und Körperhaltung sowie den Halteapparat aus: *Das Kiefergelenk verbindet nicht nur den Unterkiefer mit dem Schädel, sondern es verbindet auch die Zahnmedizin mit der Medizin, der Orthopädie*
(Kopp 2000).

2.2.2 Muskeln und Bänder

Muskeln

Einteilung

Die Gesamtheit der Kaumuskulatur lässt sich in drei Hauptgruppen einteilen: Mundöffner, Mundschließer und Muskeln mit besonderen Aufgaben.

2.2 Craniomandibuläres und craniosacrales System

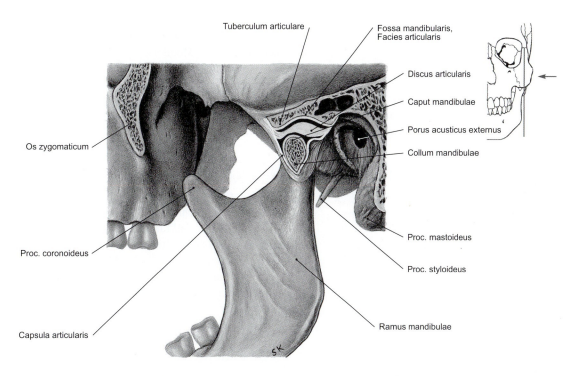

Abb. 2.6 Bei zunehmender Mundöffnung gleitet der Kondylus in der Fossa mandibularis weiter nach anterior, um dann bei maximaler terminaler Mundöffnung aus der Fossa herauszutreten. [2]

- **Mundöffner:** insbesondere die infrahyalen Muskeln, v.a. M. sternohyoideus, M. sternothyreoideus und M. thyrohyoideus.
- **Mundschließer:** M. temporalis, M. masseter und M. pterygoideus medialis.

Kaumuskeln laufen in **Muskelschlaufen.** Die eine Schlaufe wird vom M. masseter auf der Außenseite und vom M. pterygoideus medialis auf der Innenseite gebildet.

Auch die beiden Anteile des M. pterygoideus lateralis bilden eine Schlaufe: Der obere Anteil zieht zum Discus, der weiter caudal gelegene zieht außen an den Processus condylaris.

Besonderheiten der Kaumuskulatur

- Der **M. temporalis** zieht fächerförmig von der Linea temporalis zum Ansatz an den Proc. coronoideus. Alle Anteile sind am Mundschluss beteiligt, wobei die hinteren Anteile eine Feinjustierung in Richtung anterior-posterior ermöglichen.
- Durch die Funktion der **suprahyalen Muskeln** (Mm. stylohyoideus, myohyoideus und geniohyoideus) verlagert sich bei Schluckbewegungen und beim Saugen das Os hyoideum nach cranial, sofern die Muskeln als Punctum fixum am Unterkiefer betrachtet werden. Anderseits helfen sie als Punctum fixum am Os hyoideum bei der Mundöffnung.
- Die **infrahyale Muskulatur** zieht das Os hyoideum und den Larynx nach caudal. Diese Muskeln haben aufgrund der Muskelschlinge zwischen Sternum, Thyroidea und Hyoid einen erheblichen Einfluss auf die Phonation, da sie den Kehlkopf stabilisieren.
- Eine Sonderstellung hat der **M. omohyoideus**, der etwa in Höhe von C6 über den M. sternocleidomastoideus kreuzt und sich dort in einen Venter superior und inferior aufteilt und eine Verbindung zwischen Schädel, Os hyoideum und Schulter herstellt, indem er mit seinem inferioren Teil an der Scapula im Bereich der Incisura scapulae ansetzt.
- Da die gesamte **supra- und infrahyale Muskulatur als Muskelschlinge** betrachtet werden kann, in die das Os hyoideum eingebettet ist, beeinflussen diese Muskeln letztlich die Stellung des Hyoids und kommen daher als mögliche Ursache bei Heiserkeit, Globusgefühl und anderen Spannungszuständen im Bereich des ventralen Halses infrage.
- Eine weitere Besonderheit stellt der **M. pterygoideus lateralis** dar, der bei gleichzeitiger Aktivität eine Protrusionsbewegung durchführt, bei einseitiger Bewegung eine Seitwärtsbewegung des Unterkiefers zur Gegenseite bewirkt. Er wird bei den Mahlbewegun-

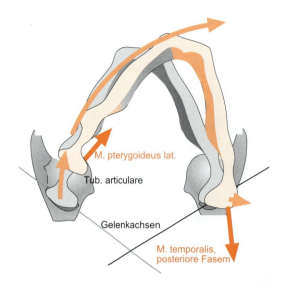

Abb. 2.7 Laterotrusion der Mandibula nach rechts durch Anspannung des linken M. pterygoideus lateralis. Unterstützung findet diese Bewegung durch die posterioren Fasern des M. temporalis auf der rechten Seite. [3]

gen eingesetzt. Die Pars inferior ist für den Beginn der Mundöffnung verantwortlich und wird im weiteren Verlauf durch die suprahyale Muskulatur unterstützt (> Abb. 2.7).

Die M. pterygoideus lateralis (Pars superior) inseriert mit ca. 80% der Masse am Discus articularis, verläuft über das Tuberculum articulare und inseriert dann an den Alae majores des Os sphenoidale. Dieser Anteil des Muskels stellt somit eine direkte Verbindung zwischen Kiefergelenk und Schädel her. Er ist allerdings nur aktiv, wenn sich der Kiefergelenkkopf in die Fossa zurückbewegt, was im Wechselspiel mit den elastischen Fasern der bilaminären Zone erfolgt (> Abb. 2.8).

> Die häufigste Dislokation des Discus nach ventral findet durch den Zug des M. pterygoideus lateralis statt.

Der gesamte Discus befindet sich dabei in der Neutral-Null-Position in der vorderen Kammer, sodass eine Translationsbewegung nicht mehr möglich ist. Die Mundöffnung ist stark eingeschränkt. Durch manuelle Techniken, welche die Entspannung der ventralen Strukturen zum Ziel haben, kann das blockierte Gelenk wieder gelöst werden.

Bänder

Neben dem bereits erwähnten Lig. laterale zur Verstärkung der Kiefergelenkkapsel sind die Ligg. spheno-mandibulare und stylomandibulare zu nennen, welche die Protrusion der Mandibula hemmen und während der gesamten Mundöffnung angespannt bleiben (> Abb. 2.2).

2.3 Zahnmedizinische Systematik

2.3.1 Nomenklatur

Der folgende Abschnitt gibt eine kurze Übersicht über die Nomenklatur und Klassifikationstypen in der zahnmedizinischen Systematik (> Abb. 2.9). Für ein intensiveres Studium sei auf die einschlägige zahnmedizinische Literatur verwiesen.

Die Zähne werden in vier Quadranten eingeteilt:
- Der obere rechte Quadrant hat die Nummer 1
- Der linke obere Quadrant die Nummer 2
- Der untere linke Quadrant die Nummer 3
- Der untere rechte Quadrant die Nummer 4.

> Bei der Zahnnummerierung steht die erste Zahl für den Quadranten, die zweite für den Zahn.

Die Nummerierung der einzelnen Zähne beginnt mit dem ersten Schneidezahn mit der Nummer 1 und wird bis zu Nummer 8 (Weisheitszahn) durchgezählt. Beispiel: Der fünfte Zahn im linken Oberkiefer wird als „25" (gesprochen: zwei fünf) bezeichnet.

Eine spezielle Terminologie gibt orientierende Informationen zur Zahnstellung im Raum (> Tab. 2.1).

2.3.2 Radiologische Diagnostik

Ash beschreibt in seinem Buch über die Schienentherapie die Grundlagen für den Einsatz bildgebender Verfahren folgendermaßen: *Damit der Einsatz eines bildgebenden Verfahrens sinnvoll erscheint, müssen ein hohes Maß an diagnostischer Sensitivität, an diagnostischer Spezifität, ein positiver und ein negativer Vorhersagewert (die Wahrscheinlichkeit, dass die Störung nicht vorhanden ist, wenn aus der Aufnahme ein negativer Befund abgeleitet werden kann) vorliegen. Die meisten bildgebenden Verfahren können diese Ansprüche nicht erfüllen, obwohl die Meinung vertreten wird, dass z.B. auch die Kiefergelenksarthrographie sowohl Sensitivität als auch Spezifität besitze. Die Verfahren, die einen hohen Grad an Sensitivität, Spezifität und Genauigkeit bei der Krank-*

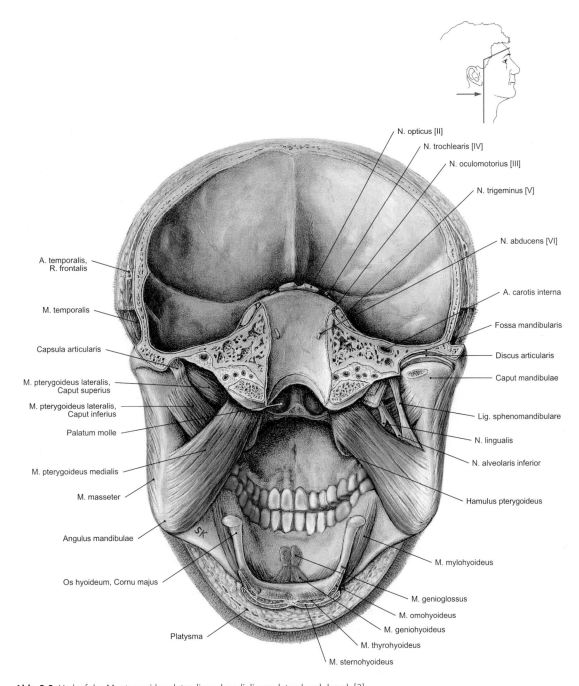

Abb. 2.8 Verlauf des M. pterygoideus lateralis und medialis von lateral und dorsal. [2]

heitserkennung aufweisen, für das Stellen einer Diagnose aber nicht nötig sind, stehen in einem ungünstigen Kosten-Nutzen-Verhältnis. (Ash 2006)

Eine exakte Positionsbestimmung des Kiefergelenks mit einer Röntgenaufnahme, die nur eine Ebene darstellt, ist nicht möglich. Es ist ebenfalls nicht notwendig, die unterschiedlichen Positionen des Discus zu kennen, um ggf. die Diagnose einer Discusverlagerung stellen zu können, da Discusverlagerungen häufig vorkommen und symptomfrei sein können. In diesen Fällen kann ein therapeutisches Eingreifen überhaupt erst Symptome auslösen!

Die MRT ist das Standardverfahren zur Diagnostik von Kiefergelenkerkrankungen.

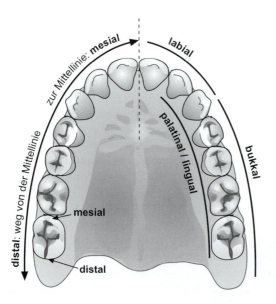

Abb. 2.9 Nomenklatur im Zahnbereich zur Orientierung. [3]

Tab. 2.1 Zahnmedizinische Terminologie zur Bezeichnung der Zahnstellung im Raum

Distal	=	Posterior
Mesial	=	Anterior
Lingual, palatinal und oral	=	Medial (der inneren Mundhöhle)
Buccal*, labial** und vestibulär	=	Lateral

* Buccal: Zähne 4 bis 8
** Labial: Zähne 1 bis 3

Ein großer Vorteil der MRT gegenüber anderen radiologischen Verfahren ist das Fehlen ionisierender Strahlung sowie die Darstellung von Weichteilbewegungen bei der Funktions-MRT-Aufnahme. Mit letzterer lassen sich Discusverlagerungen und Adhäsionen der Weichteile besonders gut darstellen. Des Weiteren können mit der MRT Frakturen, Umbauvorgänge in den Gelenkkompartimenten, Gelenkergüsse und Tumoren diagnostiziert werden (➤ Abb. 2.10).

Das Ziel einiger Methoden in der Kieferorthopädie – und nicht wenige Kollegen in der Zahnmedizin propagieren dies – ist das möglichst **symmetrische Kiefergelenk** beidseits. Zu diesem Zweck werden umfangreiche röntgenologische Untersuchungen durchgeführt. Eine Symmetrie ist aber aus anatomischen Gründen nicht möglich, da kein Mensch ein identisches Kiefergelenk oder identische Schädelhälften hat. Alle Menschen haben eine **asymmetrische Kopfform,** was Ausdruck der Unterschiede in der Dominanz von Augen, Hand und Ohren ist. Exemplarisch steht dafür das allseits bekannte Phänomen, dass man vollständig unterschiedliche Ge-

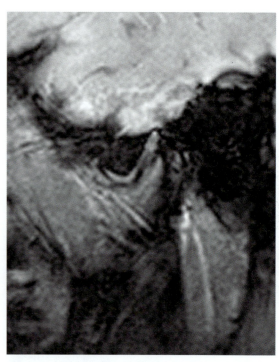

Abb. 2.10 Physiologische Kiefergelenkstruktur von lateral bei Mundschluss. [4]

sichter erhält, wenn man die Fotografie eines Gesichts halbiert und die Hälften mit ihrem gespiegelten Abbild wieder zusammensetzt.

> Der Sinn der radiologischen Diagnostik im Bereich des Kiefergelenks besteht u.a. in der Aufdeckung von Tumoren, in der Bestimmung des Grades einer Arthrose speziell bei rheumatischen Patienten (➤ Abb. 2.11), in der Verifizierung der Discusverlagerung und in der Darstellung der Gelenksituation bei speziellen Fragestellungen.
> Das Funktions-MRT mit geführten Unterkieferbewegungen ergibt zusätzliche Information über die Bewegung im Kiefergelenk.

In der **zahnärztlichen Diagnostik** werden bildgebende Verfahren zur Diagnose von Zahnherden, Granulomen, ausgedehnter Karies, Entdeckung von Fremdkörpern, Zahnfrakturen etc. eingesetzt. Zahnfrakturen sind besonders problematisch, da sie oft übersehen werden. Darüber hinaus kann mit bildgebenden Verfahren der Zustand des Alveolarknochens bei parodontaler Pathologie oder vor Implantatversorgung und anderen chirurgischen Eingriffen überprüft werden. In der **Kieferorthopädie** ist die radiologische Diagnostik für die Therapieplanung notwendig. Auf dieses Thema wird in diesem Buch jedoch nicht eingegangen.

2.3 Zahnmedizinische Systematik

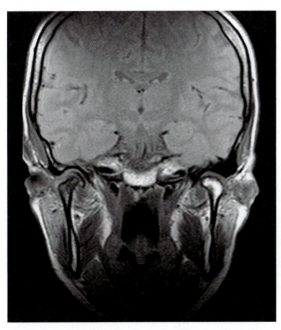

Abb. 2.11 Degenerative Kiefergelenkerkrankung: Arthritis. [4]

2.3.3 Bedeutung der embryologischen Entwicklung

Das Verständnis der Zusammenhänge zwischen CMD und peripheren Störungen (z.B. Beckenschiefstand, Kopfschmerzen etc.) wird durch einen Blick auf die embryologische Entwicklung der Kaumuskeln und Gesichtsmuskeln erleichtert (> Abb. 2.12). Entwicklungsgeschichtlich entstammen die Kopf- und Halsmuskeln drei Zellbereichen: dem **Kopfmesenchym,** dem **Kiemenbogenmesenchym** und den **cranialen Somiten.** Diese Herkunft erklärt zum einen die gegenseitige Beeinflussung dieser Regionen durch die CMD und zum anderen auf umgekehrtem Weg die Tatsache, dass Störungen aller Sinnesorgane und Muskelgruppen eine CMD auslösen können.

Herkunft der Kopf- und Gesichtsmuskeln
- Aus dem **Kopfmesenchym** entstammen die äußeren Augenmuskeln.
- Aus dem **Kiemenbogenmesenchym** u.a. die Kaumuskeln, die mimischen Muskeln sowie der M. sternocleidomastoideus und der M. trapezius. Diese beiden stammen jeweils aus dem fünften Kiemenbogen mit Innervation durch den N. accessorius.
- Aus den **cranialen Somiten** entwickeln sich die kurzen Nackenmuskeln (Mm. suboccipitales mit Innervation vom ersten cervicalen Segment) und die unteren Zungenbeinmuskeln (Mm. infrahyoidei).

Kaumuskeln und Trommelfell werden gemeinsam vom N. trigeminus versorgt.

2.3.4 Definition der Okklusion

Die auch heute noch gültige Angle-Klassifikation zur Einteilung in Normokklusion und Malokklusion aus den Anfangsjahren des 20. Jahrhunderts berücksichtigt die sagittale Relation (Zahnposition zueinander in mesiodistaler Richtung), jedoch nicht die laterale und die vertikale Dimension.

Angle-Klasse I (> Abb. 2.13)

Der mesiobuccale Höcker der oberen ersten Molaren (16 und 26) sollte in der Mulde zwischen den mesialen und distalen Höckern der darunterliegenden Molaren (36 und 46) liegen. Die oberen Eckzähne (13 und 23) artikulieren mit ihren Spitzen zwischen die Spitzen der unteren Eckzähne (33 und 43). Aus dentaler Sicht liegt somit eine Neutrookklusion, d.h. ein normales mesodistales Verhältnis, vor.

Angle-Klasse II

Dentale Malokklusion mit retraler Position des Unterkiefers: Bei dieser prognathen Form liegt der mesiobuccale Höcker von 16 und 26 nicht mehr in der Mulde des darunterliegenden ersten Molaren, sondern steht zwischen dem mesiobuccalen Höcker des ersten unteren Molaren (36 und 46) und dem davorliegenden zweiten Prämolaren (35 und 45). Bei der Division 1 (> Abb. 2.13) bewegen sich die oberen Incisivi nach anterior (Labioversion), bei der Division 2 kommt es zu einer Retrusion der oberen Incisivi, was häufig mit einem Tiefbiss assoziiert ist. Häufig sind die Schneidezähne nach labial gekippt und stehen ebenfalls in einer Malokklusion.

Die bei der Angle-Klasse II häufig vorliegende **retrale Zwangsführung** ist häufiger mit Problemen behaftet als die Progenie bei Angle-Klasse III (s.u.), da es aufgrund der stark posterioren Stellung des Unterkiefers und damit des Caput mandibulae zu einer Schädigung der bilaminären Zone und des Discus kommt.

Angle-Klasse III (> Abb. 2.13)

Die progene Lage der Mandibula bei der Angle-Klasse III führt dazu, dass der mesiobuccale Höcker der oberen ersten Molaren (16 und 26) hinter dem distalen Höcker des unteren ersten Molaren zu liegen kommt. Im

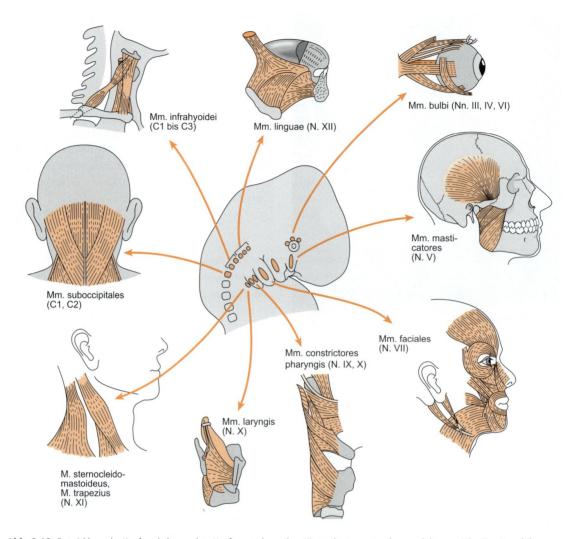

Abb. 2.12 Entwicklung der Kopfmuskeln aus dem Kopfmesenchym, dem Kiemenbogenmesenchym und den cranialen Somiten. [7]

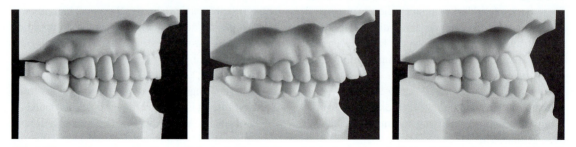

Abb. 2.13 von links nach rechts: Bissmodell der Angle-Klasse I, Bissmodell der Angle-Klasse II, Division 1, Bissmodell der Angle-Klasse III. [3]

labialen Bereich führt dies dazu, dass sich der untere Eckzahn häufig vor die distale Kante des oberen Eckzahns schiebt und damit eine Eckzahnführung unmöglich macht.

Kopfbiss (> Abb. 2.14)

Von einer Kopfbisssituation spricht man, wenn die Incisivi der Maxilla und der Mandibula aufeinanderstehen und es beim Schlussbiss nicht zu einer Überlappung der unteren Incisivi durch die oberen kommt.

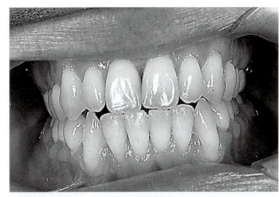

Abb. 2.14 Kopfbisssituation mit Aufeinandertreffen der Incisivi. [5]

Tiefbiss

Normalerweise sollten die Unterkieferschneidezähne etwa zu einem Drittel von den Oberkieferschneidezähnen bei maximaler Intercuspidation überdeckt sein. Die unteren Incisivi sollten dabei keinen Kontakt zu den oberen Incisivi haben. Beim Tiefbiss (> Abb. 2.15) kommt es zu einer verstärkten vertikalen Überlappung in der Front, die oft durch nach lingual geneigte obere Schneidezähne verursacht wird, sodass der Unterkiefer in eine retrale Zwangslage gebracht wird. Dies führt häufig zu nächtlichen Bewegungen des Patienten, der seinen Unterkiefer wieder nach anterior schieben möchte, um die Fossa mandibularis und die bilaminäre Zone zu entlasten. Dadurch entstehen z.T. erhebliche Schmelzdefekte mit Schliffspuren an der Vorderseite der unteren Incisivi sowie an der Rückseite der oberen Incisivi.

Kreuzbiss

Normalerweise überragen die Oberkieferzähne die Unterkieferzähne über den gesamten Bereich der Okklusionslinie von 11 bis 18 sowie in den anderen drei Quadranten (wie überlappende Dachziegel). Dies setzt voraus, dass die Maxilla normalerweise größer ist als die Mandibula. Dreht sich die skelettale Form um, sodass die Mandibula größer wird als der Unterkiefer, spricht man von Progenie, die häufig mit einem Kreuzbiss (> Abb. 2.16) vergesellschaftet ist. Bei der Progenie stehen die unteren Seitenzähne im Verhältnis zu den oberen Molaren in buccaler Richtung über. In diesem Fall liegt eine Enge des oberen Zahnbogens vor. Oft findet man auch einen hohen, schmalen Gaumen.

Ein Kreuzbiss tritt aber auch häufig bei einzelnen Zähnen im Seitenzahn- oder Eckzahnbereich auf und ist nicht zwangsläufig ein pathologischer Faktor.

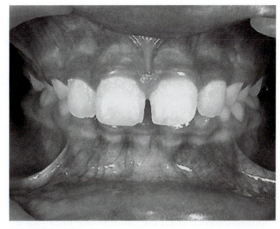

Abb. 2.15 Tiefbisssituation mit retraler Zwangsführung des Unterkiefers. [3]

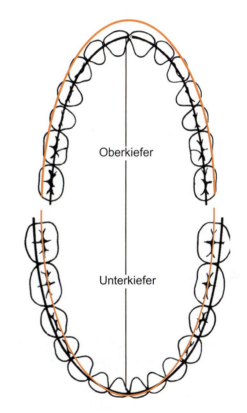

Abb. 2.16 Kreuzbiss mit Missverhältnis der Größe von Oberkiefer zu Unterkiefer. [3]

2.3.5 Okklusion und Kondylenposition

Okklusion

Einigkeit besteht bei den meisten Autoren darüber, dass die Okklusion und die Kondylenposition eine wichtige Rolle bei einer Dysfunktion im Bereich des temporomandibulären Gelenks spielen. Die Okklusion wird dabei häufig als der bedeutendste Faktor angeführt. Nach Ansicht von Levy sollte die Behandlung der Okklusionsstörungen im Vordergrund stehen, da diese überwiegend zu **temporomandibulären und den damit einhergehenden myofascialen Dysfunktionen** führen (Levy 1981).

Zu unterscheiden sind die Begriffe der maximalen Intercuspidation, die auch als maximale Okklusion bezeichnet wird und der dynamischen Okklusion.

Bei der **maximalen Intercuspidation** (maximale Okklusion) kommt es zu einer maximalen Kontaktaufnahme möglichst vieler Punkte der Zähne im Ober- und Unterkiefer (Schupp 1996, Bumann 2000). Diese Okklusion steuert auch die Position der Kondylen im temporomandibulären Gelenk. Mit „Okklusion" wird somit diejenige Stellung beschrieben, welche die Zähne des Unter- und Oberkiefers beim Kieferschluss zueinander einnehmen. Die Form, der Bestand und die Stellung der einzelnen Zähne beeinflussen dabei maßgeblich die Okklusionsstellung. Im Gegensatz zu anderen Gelenken, bei denen die Gelenkposition primär durch die Muskeln eingestellt wird, hängt die finale Gelenkposition beim Kiefergelenk vom Kontakt der oberen und unteren Zähne bei maximaler Intercuspidation ab.

Mit **dynamischer Okklusion** werden die aufgetretenen Zahnkontakte bei Bewegung des Unterkiefers bezeichnet, wobei der Eckzahnführung eine besondere Bedeutung zukommt.

> **Generell gilt**
>
> Bei Okklusionsstörungen werden über diverse Afferenzen aus dem Desmodontium (Periodontium) das gesamte trigeminale System und damit auch das ZNS über die Position der Zähne, über die einzelnen Kontakte und über die Qualität der Belastung informiert.

Die sensiblen Anteile im Bereich des Desmodontiums können auf feinste Strukturunterschiede bis zu 70 μ reagieren. In Abhängigkeit von der Fehlbelastung bei der Okklusion kann daher die Kaumuskulatur ihre Aktivität anpassen, um eine Überlastung der Zähne und/oder der Kiefergelenke zu vermeiden. Bei einem Frühkontakt z.B. durch eine minimal zu hohe Krone erfolgt in einem Regelkreis zwischen den Rezeptoren im Periodontium und der Kaumuskulatur selektiv ein **Aktivitätsanstieg innerhalb der Kaumuskeln**, um einem vorzeitigen Kontakt der Zähne entgegenzuwirken und die Belastung in diesem Zahnbereich zu verringern. Diese EMG-Messungen wurden von etlichen Autoren durchgeführt (z.B. Hülse 2003 und 2009, Lechner 1996, Schupp 2000, Steinmetz 2003, Losert-Bruggner 2000 und 2010).

Durch die Verschaltungen im Trigeminussystem kann es außerdem zu **Haltungsänderungen der HWS und des Kopfes** mit weiteren absteigenden Störungen kommen.

Über die Bedeutung der Okklusion bei Kiefergelenkdysfunktionen gehen die Meinungen der verschiedenen Autoren allerdings nicht immer konform, wie eine Zusammenfassung epidemiologischer Daten durch Gray und Mitarbeiter gezeigt hat (Gray 1995).

> Man kann mit Sicherheit davon ausgehen, dass bei einer optimalen Okklusion ein symptomfreies und gesundes Gelenk vorliegt. Auch der Umkehrschluss, dass bei einem gesunden und symptomfreien Kiefergelenk und fehlenden subjektiven Symptomen (> Kap. 2.1.3) wahrscheinlich eine optimale Okklusion vorliegt, ist zulässig.

Kopp und Mitarbeiter (2000) betonen, dass die Diagnostik dieser elementar wichtigen Okklusionsparameter im Mund nicht möglich ist, weshalb die Analyse der dento-okklusogenen Zusammenhänge im **Artikulator** zwingend erforderlich ist. Sie führen ebenfalls an, dass bei Manipulationen am Schädel und im äußeren Gehörgang mit einem **Gesichtsbogen** ein genaues Registrat der zentrischen Relation schwierig, wenn nicht gar gestört ist, da das bereits angegriffene craniomandibuläre System dadurch noch weiter belastet wird. Diese Auffassung muss in Zukunft weiter diskutiert und untersucht werden, da in vielen Praxen noch der Gesichtsbogen durchgeführt wid.

Eckzahnführung

Die heutigen biomechanischen Erkenntnisse über Funktion und Pathologie des stomatognathen bzw. craniomandibulären Systems zeigen eindeutig, dass eine **eckzahngeführte Okklusion** erforderlich ist. Bei der lateralen Bewegung des Unterkiefers führt demnach der untere gegen den oberen Eckzahn. Dies führt zu einer sofortigen Disklusion im Seitenzahnbereich von mindestens 0,5 mm, sodass in der lateralen und lateroprotrusiven Exkursionsbewegung keine Gleitkontakte (sogenannte exzentrische Interferenzen) entstehen können und die normale Kaubewegung eine hauptsächlich axiale Belastung der Seitenzähne ermöglicht.

> Bei einer Gebissrekonstruktion ist auf eine korrekte Eckzahnführung zu achten, die weder zu einer Überlastung im Seitenzahnbereich noch zu einer Überlastung der Eckzähne führt.

Beim **älteren Menschen** kommt es auf „physiologische" Art und Weise allmählich zu einer **Abrasion der Front und Eckzähne.** Dadurch entstehen meist Parafunktionen, sodass keine eindeutige Eckzahnführung mehr möglich ist. Parafunktionen können jedoch genauso gut schon bei jüngeren Menschen entstehen, wenn eine Okklusionsstörung vorliegt, Knirschen und Pressen oder andere pathologische Muster bestehen oder wenn iatrogen durch den Zahnarzt oder Kieferorthopäden Schäden gesetzt wurden, die eine harmonische Eckzahnführung nicht zulassen. Dadurch kommt es zu einer einseitig balancierten Okklusion, d.h., bei der Laterotrusionsbewegung besteht auf der Arbeitsseite Gruppenkontakt.

Bei der Untersuchung der Okklusion ist daher immer auf eine korrekte Eckzahnführung zu achten (➤ Abb. 2.17). Bei einem Verlust der Eckzahnführung kommt es oft gleichzeitig zu einer Reduzierung der **vertikalen Dimension,** sodass außer den Frontzähnen auch die Seitenzähne rekonstruiert werden müssen. Die Erhöhung der vertikalen Dimension wird vom stomatognathen System normalerweise gut verkraftet und ist bei der Restauration stark abradierter Zähne, bei Tiefbiss und teilweise bei Progenie erforderlich. Gelegentlich kann es bei der Rekonstruktion von sehr ausgeprägten Tiefbissen allerdings zu einer vorübergehenden, schmerzhaften muskulären Readaptation kommen, worüber der Patient vorher aufgeklärt werden sollte.

Kondylenposition

Retrale Kondylenposition

Über viele Jahre galt die retrale Führung („**real upmost position**") als die einzig korrekte Kondylenposition. Da bei der retralen Führung die bilaminäre Zone (➤ Kap. 2.2.1) häufig geschädigt wird, hatte das Primat der „real upmost position" mit Sicherheit eine Vielzahl von Störungen im Kiefergelenk zur Folge. In den vergangenen 20 Jahren war diese Kondylenposition Anlass für etliche Diskussionen und Thesen, wobei Farrar einer der ersten war, der eine weiter anterior gelegene Kondylenposition vertrat (Farrar 1978, Schupp 2000). Gelb und Mitarbeiter (1991) bevorzugten eine noch weiter nach anterior stehende „**47er Position**" (➤ Abb. 2.18). Man kann davon ausgehen, dass die Auffassung, die posterosuperiore Position (retrale Kontaktposition), in die sich der Unterkiefer manipulieren lässt, entspräche der echten zentrischen Relation, heute größtenteils verlassen wurde.

Wird die „real upmost position" willkürlich als therapeutische Kondylenposition festgelegt und erzwungen, besteht die Gefahr der Irritation und Zerstörung der bilaminären Zone. Dies führt wiederum über die nozizeptive und mechanozeptive Aktivität zu den typischen temporomandibulären Dysfunktionen (➤ Kap. 2.3.4).

Die korrekte Einstellung der Kondylenposition ist auch deshalb von Bedeutung, weil das Kiefergelenk unmittelbaren Einfluss auf die Stellung und Funktion des Os temporale und damit auch auf das craniosacrale System ausübt. Schon Walther (1983) und andere Autoren konnten beweisen, dass eine Fehlstellung des Beckens beispielsweise zu einer Fehlokklusion führt bzw. umgekehrt eine Fehlokklusion **funktionelle Beinlängendiffe-**

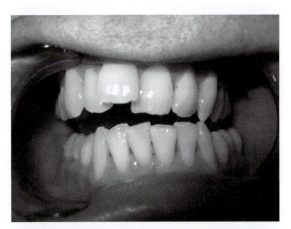

Abb. 2.17 Suffiziente Eckzahnführung ohne Kontakte im Molarbereich. [6]

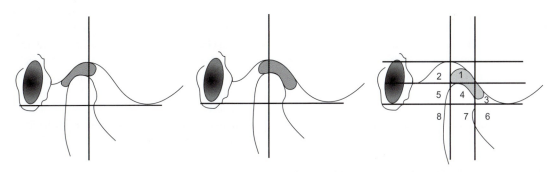

Abb. 2.18 Verschiedene Kondylenpositionen mit der aktuell favorisierten Position 47. [3]

renzen mit einer Beckenverwringung zur Folge hat. Die Ergebnisse dieser Studien wurden durch neueste Erkenntnisse mehrfach untermauert (Ohlendorf 2008). Die Einstellung der vertikalen Position spielt hierbei eine wichtige Rolle und verlangt vom Zahnarzt und Kieferorthopaden viel Erfahrung.

> Sogenannte rheumatoide Beschwerden bei älteren Patienten verschwinden oft, wenn die vertikale Dimension der Zähne wieder erhöht wird. Die vertikale Dimension schilfert sich im Lauf des Lebens langsam ab und wird erniedrigt. Diese Abnutzung führt zu einer retralen Führung des Unterkiefers und in der Folge zu einer absteigenden Dysfunktionskette in die Muskeln.

Zentrische Kondylenposition

Der Begriff der zentrischen Kondylenposition beinhaltet eine bestimmte neuromuskuläre, physiologische Position der Kondylen, da sich diese Position einstellt, wenn sich die Muskeln in einem optimalen Ruhezustand befinden, der elektromyographisch abgeleitet und bestimmt werden kann. Seit einigen Jahren gewinnt die Methode der „Myozentrik" zunehmend an Bedeutung, die diese **stressfreie muskuläre Ruheposition** mittels einer ca. 30-minütigen elektrischen Stimulation der Muskeln durch Oberflächenelektroden (entsprechend TENS) festlegt.

Eine optimale Okklusion im Sinne eines symptomfreien und gesunden Gelenks – ebenso wie eines symptomfreien Körpers – stimmt mit der optimalen zentrischen Kondylenposition überein. Bei einem Großteil der Patienten ist dies allerdings nicht der Fall, sodass die Prävalenz der CMD im Durchschnitt weltweit bei 40% liegt (> Kap. 2.1.2).

2.4 Craniosacrale Systematik

Das folgende Kapitel ist kein Ersatz für ein Lehrbuch über die craniosacrale Therapie. Es verschafft lediglich einen kurzen Überblick über und Einblick in das craniosacrale System. Das Verständnis dieses Systems ist unerlässlich, um bestimmte pathologische Mechanismen im Bereich der CMD erklären zu können.

2.4.1 Beweglichkeit der Schädelknochen

Die Craniosacraltherapie wurde in den 70er Jahren von William Garner Sutherland begründet (in Upledger 2004). Sutherland stellte u.a. die These auf, dass sich die Schädelknochen auch beim Erwachsenen noch bewegen, dass sich unterschiedliche Rhythmen erfassen und palpieren lassen und dass sich daher bei (nicht weiter begründeten) Störungen der Schädelknochenbeweglichkeit unterschiedliche pathologische Muster einstellen.

Bis dato sind nur wenige klinisch relevante Studien durchgeführt worden, die Sutherlands Thesen beweisen oder widerlegen könnten. Bislang besteht die gängige Lehrmeinung, dass sich die Knochensuturen beim Erwachsenen verschlossen haben und daher eine Beweglichkeit nicht mehr möglich ist. Im Folgenden wird gezeigt, dass sich diese Behauptung angesichts der Studienlage und der Ergebnisse der bildgebenden Verfahren (MRT, CT) nicht mehr aufrechterhalten lässt.

Ausgewählte Studien zur Anatomie der Suturen

- **Retzlaff und Mitarbeiter (1982, 1975, 1984)** zeigten, dass die Suturen beim Erwachsenen nicht verknöchern; innerhalb der Suturen ist kollagenes Bindegewebe nachweisbar.
- **Todd und Lyon (1924, 1925)** haben anhand von Untersuchungen an 364 Schädeln folgende Beobachtungen gemacht:
  - Der Schluss der Suturen beginnt etwa zwischen dem 20. und 30. Lebensjahr.
  - Die Sutura sagittalis, coronalis und lambdoidea sind mit dem 31., 38. bzw. 47. Lebensjahr verschlossen.
  - Die Sutura occipitomastoidea und parietomastoidea schließen sich nicht vor dem 70. bis 80. Lebensjahr.
  - Die Sutura sphenoparietalis und die sphenofrontalis schließen sich um das 60. Lebensjahr, äußerst selten ist ein kompletter Verschluss der Sutura sphenotemporalis. Aus der Studie wurden von vornherein 81 Schädel herausgenommen, die eine abnorme Knochenöffnung zeigten.
- **Kokich (1976)** konnte zeigen, dass die Sutura frontozygomatica praktisch niemals als Synostose bezeichnet werden kann, da sie sich, wenn überhaupt, erst in der achten bis neunten Lebensdekade schließt. Er postuliert daher, dass v.a. die enormen Kräfte der Kaumuskulatur (v.a. M. masseter) erhebliche Auswirkungen auf die Sutura frontozygomatica haben können.

Ausgewählte Studien zur craniosacralen Bewegung

- **Adams (1992):** Die Studie ergab, dass eine langsame Erhöhung des intracraniellen Drucks auch eine Öffnung der sagittalen Sutur und eine Auswärtsdrehung der Parietalknochen verursacht. Dieselbe Außendrehung der Parietalknochen ergab sich auch bei einem direkten Druck auf die Sutura sagittalis.
- **Michael und Retzlaff (1975)** fixierten die Köpfe von Primaten in einer Messapparatur und kamen zu folgenden Ergebnissen:
  - synchroner Rhythmus, der mit der Atemphase einhergeht,
  - langsamer oszillierender Rhythmus, der etwa fünf bis sieben Zyklen pro Minute hat und daher nicht mit Herzschlag, Respirationsphase oder zentralem Venendruck kompatibel ist.
- **Oudhof und van Doorenmaalen (1983)** konnten ebenfalls zeigen, dass die Schädelbeweglichkeit mit der Respirationsphase einhergeht.
- **Frymann (1971)** gelang es, über nicht inversive Techniken – sie spannten die Köpfe von Patienten in einen Metallbügel ein und maßen über Detektoren die Schädelbeweglichkeiten – zu zeigen, dass die Schädelbeweglichkeit existiert und in rhythmischen Mustern abläuft, die langsamer als der kardiale oder Respirationsrhythmus sind. Die größte Beweglichkeit ergab sich über den Ossa parietalia.
- **White und White (1984)** benutzten eine Röntgenmessung und klebten kleine Plaketten auf den Schädel. Bei Druck auf das Os zygomaticum, auf die Maxillae und das Os temporale ergaben sich Beweglichkeiten in den Suturen. Beispielsweise öffnete sich die Sutura maxillaris um bis zu 3 mm, die Sutura zygomaticomaxillaris um bis zu 1 mm. Gleichzeitig ergab sich eine Zunahme der Spannung des Bindegewebes im Bereich der ipsilateralen C1-Region.

2.4.2 Detailbetrachtung der cranialen Bewegung

> Der Rhythmus der Craniosacralbewegung ist bei nicht pathologischen Zuständen sehr stabil und hat eine Frequenz von ca. sechs bis zwölf Zyklen pro Minute.

Der Ursprung der Craniosacralbewegung ist noch nicht geklärt. Über ihre Ursache gibt es verschiedene Thesen. Fest steht, dass die Bewegung bei hyperkinetischen Kindern und bei Akutkranken mit hohem Fieber deutlich höhere Rhythmen aufweist und dass bei Moribunden die Rhythmusfrequenzen extrem niedrig sind.

Die Craniosacralbewegung wird als physiologische Bewegung aufgefasst, da sie unbewusst und ungewollt stattfindet. In vielen Lehrbüchern wird die craniosacrale Bewegung auch als **CRI (cranialer Rhythmusimpuls)** bezeichnet. Die einzelnen Schädelknochen greifen bei der rhythmischen CRI-Bewegung wie Zahnräder ineinander und bewirken eine fortgesetzte Bewegung.

Im Normalfall findet die Craniosacralbewegung in einem Zyklus von Extensions- und Flexionssequenzen (ca. sechs bis zwölf Zyklen pro Minute) statt. Während der **Flexionsbewegung** wird der Kopf breiter, seine Länge kürzer, und der gesamte Körper durchläuft eine Außenrotationsbewegung. In der anschließenden **Extensionsbewegung** verschmälert sich der Kopf wieder und wird länger, und der gesamte Körper dreht in eine Innenrotation. Ein vollständiger Zyklus von Flexion und Extension dauert etwa sechs Sekunden. Die einzelnen Schädelknochen greifen bei der rhythmischen CRI-Bewegung wie Zahnräder ineinander und bewirken eine fortgesetzte Bewegung, die über die Dura mater und den Duralschlauch bis zum Os sacrum und Os coccygis weitergeleitet wird (➤ Abb. 2.19).

> **Generell gilt**
> Sämtliche Bewegungen der einzelnen Schädelknochen sind von Bedeutung und können das craniomandibuläre System beeinflussen.

Exemplarisch wird diese Beeinflussung am Beispiel des **Vomers** dargestellt, der unmittelbaren Einfluss auf die Maxilla hat. Der Vomer ist ein vierseitiger schmaler Knochen, der unipar angelegt ist. Er bildet im hinteren unteren Teil das Nasenseptum. Der obere Rand verbreitert sich zu den Alae vomeris. Unmittelbare Artikulationen bestehen zu Sphenoid (posterior), Palatinum (posterior, inferior), Ethmoid (superior) und Maxilla (anterior, inferior).

➤ Abbildung 2.20 zeigt die craniosacrale Beweglichkeit des Vomers und macht deutlich, dass die Flexion und Extension vom Sphenoid – letztlich um eine transversale Achse in der Mitte des Vomers – gesteuert wird:
- Das Sphenoid drückt den Oberrand des Vomers nach caudal und etwas nach posterior, sodass sich der harte Gaumen leicht absenkt und nach posterior geht.
- Da sich der Vorderrand des Vomers dabei etwas anhebt, senkt sich der vordere Anteil des harten Gaumens weniger ab. Damit hebt sich der vordere Teil in Relation zum posterioren an. Bei der Palpation hat man das Gefühl eines Anhebens des vorderen Teils des harten Gaumens in der Flexionsphase.

2 Essenzielle Fakten zum Verständnis der craniomandibulären Dysfunktion

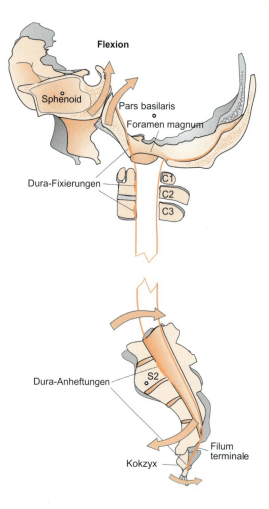

Abb. 2.19 Craniosacrales System: Gekoppelte Bewegung der sphenobasilären Synchondrose und des sacrococcygealen Komplexes über die Dura mater bei Flexion und Extension. [3]

- Die gegenläufige Bewegung ist in der craniosacralen Extensionsphase zu beobachten.
- Durch die vom Sphenoid auf den Vomer ausgeübte Bewegung erhält der Vomer eine Art **„Stempeldruck"**. In der Flexionsphase wird der harte Gaumen breiter und kürzer, da er nach caudal und etwas nach posterior geht, d.h., aus dem „gotischen Bogen" wird ein „romanischer Bogen" (➤ Abb. 2.21).
- Verletzungen im Gesicht-Schädel-Bereich, Rotationsfehlstellungen des Sphenoid oder Wachstumsstörungen können sich daher negativ auf den Stempeldruck des Vomers auswirken, indem z.B. ein zu breiter Gaumen entsteht oder ein zu hoher, spitzer Gaumen in Form eines gotischen Bogens. Diese Störungen müssen durch craniosacrale Maßnahmen behoben werden. Andernfalls lösen sie weitere Entwicklungsstörungen des Oberkiefers aus und erschweren kieferorthopädische Maßnahmen.
- Durch die leichten Bewegungen des Vomers und damit auch der Sutura intermaxillaris kommt es zu einer minimalen Bewegung der Zähne im Oberkiefer, die in der Flexionsphase im Molarenbereich minimal nach außen, im Incisalbereich nach lingual gehen (➤ Abb. 2.22). Die Gegenbewegung findet in der Extensionsphase statt.

> Craniosacraltherapeuten, die mit Zahnärzten zusammenarbeiten, sollten bei einer Schienentherapie den Unterkiefer bevorzugen, um zu gewährleisten, dass die Beweglichkeit der Sutura intermaxillaris und der Zähne nicht gestört wird und keine weiteren Probleme wie z.B. Kopfschmerzen entstehen (➤ Kap. 4.2.6).

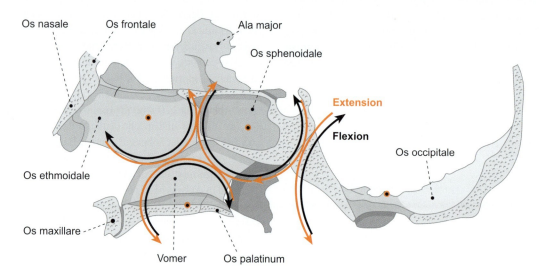

Abb. 2.20 Craniosacrale Beweglichkeit des Vomers mit den angrenzenden Gesichtsschädelknochen bei Flexion (schwarze Pfeile) und Extension (farbige Pfeile). [1]

2.4 Craniosacrale Systematik

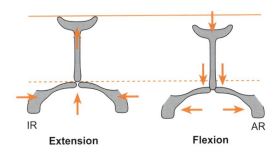

Abb. 2.21 Veränderung der Oberkieferwölbung durch Stempeldruck des Vomers (AR = Außenrotation, IR = Innenrotation). Mit freundlicher Genehmigung der MVS Medizinverlage; aus: Liem T. Kraniosakrale Osteopathie. Hippokrates in MVS Medizinverlage Stuttgart GmbH & Co. KG als Teil der Georg Thieme Verlagsgruppe, 5. Aufl. Stuttgart 2010.

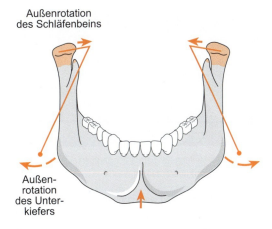

Abb. 2.23 Craniosacrale Beweglichkeit der Mandibula. Mit freundlicher Genehmigung der MVS Medizinverlage; aus: Liem T. Kraniosakrale Osteopathie. Hippokrates in MVS Medizinverlage Stuttgart GmbH & Co. KG als Teil der Georg Thieme Verlagsgruppe, 5. Aufl. Stuttgart 2010

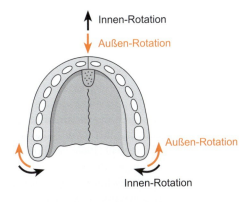

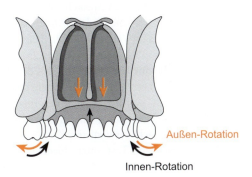

Abb. 2.22 Beweglichkeit der Maxilla bei Flexion bzw. Extension. Aus: Liem T. Kraniosakrale Osteopathie. Hippokrates in MVS Medizinverlage Stuttgart GmbH & Co. KG als Teil der Georg Thieme Verlagsgruppe, 5. Aufl. Stuttgart 2010

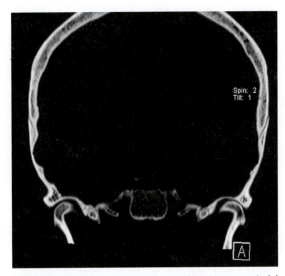

Abb. 2.24 Schädelsutur zwischen Os parietale und Os temporale. [4]

Auch die **Mandibula** zeigt craniosacrale Bewegungen (> Abb. 2.23): Der Kieferwinkel geht in der Flexionsphase nach lateral und die Kinnspitze nach posterior, d.h., die Mandibula wird insgesamt breiter und kürzer. Die Procc. condylares gehen gleichzeitig nach medial, d.h., sie folgen – da die Mandibula flexibel ist – der Fossa mandibularis des Os temporale. Aus Untersuchungen ist bekannt, dass die gesamte Mandibula eine sogenannte **holographische Verformung** bei Kaubewegungen von bis zu 1 mm aufweisen kann.

Radiologische Studien

Die Studienergebnisse der vergangenen 30 Jahre lassen einen Vergleich der Diskussion um die Beweglichkeit des SIG (Sacroiliacalgelenk) mit der Diskussion von heute um die Beweglichkeit der Schädelsuturen zu. Anatomische Studien haben eindeutig belegt, dass sich viele Suturen, wenn überhaupt, erst sehr spät im hohen Lebensalter schließen.

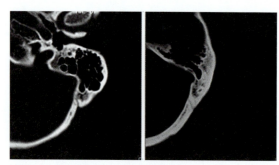

Abb. 2.25 Darstellung der Sutura occipitomastoidea im MRT, die eindeutig keine Verknöcherung zeigt. [4]

Qualifizierte Studien haben ebenfalls gezeigt, dass es eine geringe Beweglichkeit der Schädelknochen bei Erwachsenen gibt.

Eine Vielzahl von Studien entspricht leider nicht den wissenschaftlichen Standards. Ihre Aussagen können daher nicht als Beleg für die Beweglichkeit der Schädelknochen herangezogen werden. Andererseits gibt es keine wissenschaftlich fundierte Studie, die das Gegenteil, d.h. eine Nichtbeweglichkeit der Schädelknochen, beweist.

> Im Zeitalter hochauflösender bildgebender Verfahren (MRT, PET) ist die These, dass die Suturen am Schädel verknöchert sind, nicht mehr haltbar (➤ Abb. 2.24, ➤ Abb. 2.25). Jede MRT-Aufnahme, die einen Schräganschnitt der Knochensutur zeigt, macht deutlich, dass diese Suturen keinesfalls verknöchert sind, sondern einige Millimeter breit und mit Bindegewebe, Muskelzellen, Nerven und Blutgefäßen wie auch anderen bindegewebigen Strukturen gefüllt sind.

2.5 Systematik der Applied Kinesiology

Die Applied Kinesiology (AK) liefert für die Diagnostik der CMD wertvolle Anhaltspunkte und Informationen. Das folgende Kapitel gibt deshalb eine knappe Einführung und bestimmt wichtige Begriffe der AK als Grundlage für die in Kapitel 3 und Kapitel 4 besprochenen Themen. Für ein vertieftes Studium sei auf die Fachliteratur zur AK verwiesen (z.B. Garten 2004).

> Die AK ist in erster Linie eine diagnostische Methode, die durch die manuelle Testung einzelner Muskeln und deren Reaktionsänderung durch das Setzen diagnostischer Reize sowie anhand unterschiedlicher therapeutischer Maßnahmen Aussagen über die funktionellen Zusammenhänge von Störungen ermöglicht.

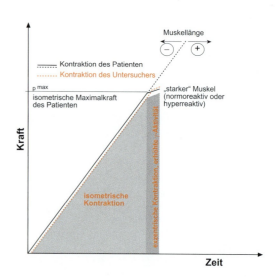

Abb. 2.26 Der manuelle Muskeltest. [3]

2.5.1 Manueller Muskeltest

Der manuelle Muskeltest ist ein vom Patienten gestarteter isometrischer Muskeltest, der für jeden Muskel in definierter Position durchgeführt wird. Diese Position wurde von Kendall und Kendall (1968) beschrieben, die anhand von Untersuchungen die Position festgestellt hatten, in der ein zu testender Muskel gegenüber seiner Synergisten im Vorteil sein muss. Da es keinen Test gibt, der isoliert nur einen einzigen Muskel testet, mussten Positionen gefunden werden, in denen hauptsächlich der zu testende Muskel im Vergleich zu den Synergisten seine Maximalkraft ausüben kann (➤ Abb. 2.26).

Der Therapeut übt eine Gegenkraft aus, bis der Patient seine Maximalkraft erreicht hat. Der Patient darf dabei nicht „überpowert" werden. Beginnt der Therapeut zu früh mit dem Test oder baut er eine zu starke Gegenkraft auf, ist der Test nicht verwertbar.

Der Muskel kann beim Test unterschiedlich reagieren. Die AK verwendet dafür bewusst den Begriff **„reaktiv"**, da es sich um eine Reaktion des Muskels handelt. Der Begriff **„normoton"** bezeichnet hingegen den Spannungszustand eines Muskels und hat mit dem Testverfahren nichts zu tun.

- **Normoreaktiv:** Der Muskel entfaltet beim Test seine normale Kraft. Anschließend kann inhibiert werden z.B. durch:
  – Verkürzung der Muskelspindelzellen
  – Stimulation des Sedierungspunkts auf dem diesem Muskel zugehörigen Akupunkturmeridian.
- **Hyperreaktiv:** Eine Inhibierung kann nicht erfolgreich stattfinden. Der Muskel wird nach Inhibition

z.B. durch die Stimulation des Sedierungspunktes nicht schwächer.
- **Hyporeaktiv** ist der Muskel, wenn er von Anfang an keine richtige Kraft gegen den Widerstand des Untersuchers aufbringen, aber durch sensorische Stimuli gestärkt werden kann.

Bei einem neurologisch schwachen Muskel ist eine Stärkung des Muskels nicht möglich, da z.B. eine Läsion des Spinalnervs, ein Muskelfaserriss oder andere Gründe für die Schwäche vorliegen können.

2.5.2 Challenge

> Unter Challenge versteht man in der Applied Kinesiology jeden diagnostischen Stimulus, dem der Patient ausgesetzt wird.

Ein Muskel oder mehrere Muskeln werden vor der diagnostischen Provokation (in the clear) und während bzw. kurz nach dem Challenge getestet. Mögliche Muskelreaktionsänderungen werden registriert.

Ein **positiver Challenge** ist jede diagnostische Stimulation, die eine Muskeltestreaktion im Vergleich zur Reaktion vor dem Challenge ändert. Das Wort positiv drückt hier im Gegensatz zum **negativen Challenge** lediglich aus, dass eine Reaktionsänderung des Muskels eintritt, nicht etwa, dass dies in der Wertung positiv oder negativ wäre.

Prinzipiell sind mechanische, chemische und emotionale Challenge-Formen möglich. Mit dem Begriff „**dysreaktiver Challenge**" wird alles bezeichnet, was potenziell schädlich ist, mit **normoreaktivem Challenge** alles, was potenziell hilft.

2.5.3 Therapielokalisation

Berührt ein Patient eine Körperregion, können dadurch beispielsweise folgende Änderungen der Muskelreaktion eintreten (➤ Kap. 2.5.1):
- von normoreaktiv zu hyper- oder hyporeaktiv
- von hyperreaktiv zu normo- oder hyporeaktiv
- von hyporeaktiv zu normo- oder hyperreaktiv.

Diese Änderungen werden als positive Therapielokalisation (TL) bezeichnet. Die Feststellung einer positiven TL gibt lediglich an, dass dort eine Störung liegt, aber nicht, welcher Art die Störung ist. Diese Differenzierung geschieht durch den Challenge (➤ Kap. 2.5.2). Der Challenge ist häufig aussagekräftiger als eine TL.

> Die Therapielokalisation sollte durch den Patienten selbst durchgeführt werden.

2.5.4 Muskelfunktionsstörungen und ihre Ursachen

In der AK werden sieben Faktoren des viscerosomatischen Systems als **extramuskuläre Ursachen** einer Muskelfunktionsstörung benannt, die von außen die anatomische Reaktion des Muskels beeinflussen. Außerdem gibt es verschiedene **intramuskuläre Ursachen** (➤ Kap. 2.8, ➤ Kap. 3.1). ➤ Tabelle 2.2 gibt einen Überblick über die Ursachen von Muskelfunktionsstörungen.

Vertebrale Läsion

Vertrebrale Läsionen mit dem assoziierten motorischen Segment werden besser als **segmentale Funktionsstörung** bezeichnet – ein Begriff, der sich mittlerweile international durchgesetzt hat (engl. segmental dysfunction). Die segmentalen Funktionsstörungen haben Auswirkungen auf die Muskulatur, das Unterhautgewebe, die Kutis und alle Elemente, die zu diesem Segment gehören. Sie sind hinreichend in den manualtherapeutischen Lehrbüchern und der Fachliteratur beschrieben, sodass hier nicht näher darauf eingegangen wird. Häufig ist eine segmentale Funktionsstörung mit einer **hyporeaktiven (funktionellen) Schwäche des Muskels** assoziiert, wie dies z.B. bei einer Störung im CTÜ (cervicothorakaler Übergang) der Fall ist, bei der regelmäßig ein hyporeaktiver M. deltoideus mit begleitenden Schulterschmerzen gefunden wird.

Tab. 2.2 Ursachen von Muskelfunktionsstörungen

Extramuskuläre Ursachen	• Vertebrale Läsion • Neurolymphatischer Reflex • Neurovasculärer Reflex • Duraspannung • Assoziierter Akupunkturmeridian • Organbeziehung • Nährstoffdysbalance
Intramuskuläre Ursachen	• Spindelzelle • Golgi-Sehnenapparat • Strain-Counterstrain • Triggerpunkte • Faszienverklebung • Reaktive Muskelmuster (Agonist-Antagonist-Dysbalance)

Segmentale Funktionsstörungen können außerdem sekundär durch **viscerosomatische Begleitreaktionen** bei Organläsionen entstehen. Ein Beispiel dafür sind tief sitzende Rückenschmerzen mit segmentalen Funktionsstörungen bei LWK4/5, die oft bei Störungen im Darmtrakt auftreten. Nicht umsonst befindet sich hier der Akupunkturpunkt Bl 25 als Shu-Punkt des Dickdarms, der als wichtiger Lokalbefund bei akuten und chronischen Schmerzen in der Lumbalregion gestochen wird (Wancura 2009).

Neurolymphatische Reflexpunkte

Die neurolymphatischen Reflexpunkte wurden in den 30er Jahren von Chapman entdeckt (Chapman 1936). Diese im Bindegewebe liegenden Strukturen fühlen sich etwas aufgequollen bis ödematös und teilweise knotig an und sind auf Druck relativ schmerzhaft (> Abb. 2.27).

Die Massage dieser Reflexpunkte fördert die Lymphdrainage und Zirkulation der zugeordneten Organe. Die Punkte liegen meist über den zugeordneten Organen anterior wie posterior am Körper. Bei Behandlungsbedürftigkeit zeigen sie eine positive TL (> Kap. 2.5.3).

Die Therapie besteht in einer starken, gut 30 Sekunden dauernden Massage. Die Nutzung der **Chapman-Reflexe** in Zusammenhang mit der manuellen Muskeltestung, wie sie in der AK durchgeführt wird, hat 1965 als erster Goodheart beschrieben. Auch andere Autoren wie Chaitow (1988) und Mannino (1979) bestätigten die Effektivität der Behandlung über die neurolymphatischen Reflexpunkte.

Neurovasculäre Reflexpunkte

Diese (mit drei Ausnahmen) ausschließlich am Schädel lokalisierten Reflexpunkte wurden auf empirischem

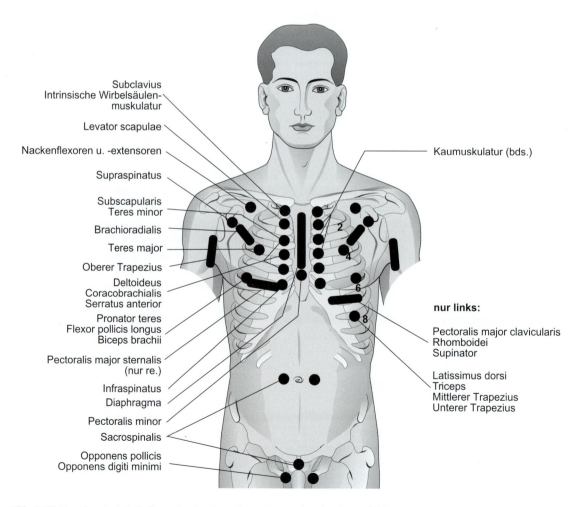

Abb. 2.27 Neurolymphatische Reflexpunkte der oberen Extremität von dorsal und ventral. [3]

2.5 Systematik der Applied Kinesiology

Weg von Bennett entdeckt (vgl. Walther 2000). Er fand heraus, dass die Behandlung dieser Reflexpunkte eine spezifische Rolle bei der Blutzirkulation zu Drüsen und Organen hat (> Abb. 2.28, > Abb. 2.29).

Im Gegensatz zu den neurolymphatischen Reflexpunkten (s.o.) sind die neurovasculären selten palpationsempfindlich, zeigen aber eine positive TL (> Kap. 2.5.3). Sie werden über einen leicht gehaltenen Zug der Haut über dem Reflexpunkt behandelt, wobei der Zug so lange gehalten wird, bis der Therapeut eine Pulsation spürt.

Duraspannung

Unter Duraspannung werden Spannungen im Bereich der Membransysteme der Meningen verstanden.

Die Austrittsstellen der Hirnnerven in der Schädelbasis und der Spinalwurzeln werden von der Dura begleitet und können daher bereits auf mechanische Weise unter eine Zugspannung kommen. Bei dieser rein mechanistisch gedachten Auswirkung könnten auch muskuläre Dysbalancen derjenigen Muskeln, die an der Schädelbasis ansetzen bzw. entspringen, ihre Verspannungen in weiter entlegene Strukturen fortleiten, sodass nicht nur die Spannung der Dura für die Muskeldysfunktionen verantwortlich ist.

Ein typisches Beispiel ist das **Lig. sphenomandibulare,** das am Schädel entspringt, zum Kieferwinkel zieht, sehr häufig bei CMD verspannt ist und eine Verbindung zwischen Schädelknochen, Dura und Muskelsystem darstellt.

Assoziierter Akupunkturmeridian

Goodheart hat das Akupunktursystem bereits frühzeitig in die AK integriert und den einzelnen Akupunkturleitlinien jeweils einzelne Muskeln zugeordnet (Goodheart 1965). Diese Zuordnung erfolgte mittelbar über die Zuordnung der Muskeln zu den Organen.

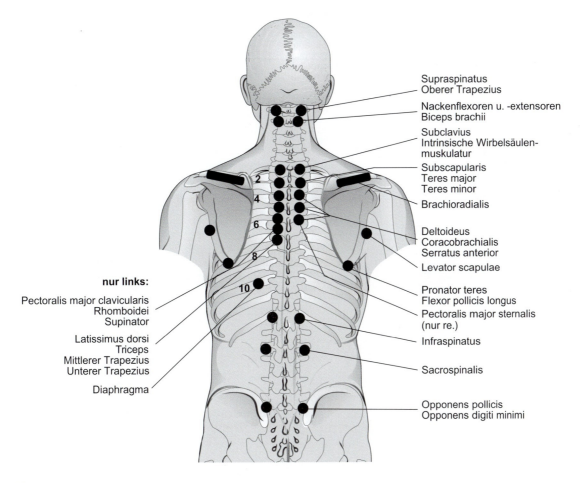

Abb. 2.27 (Forts.)

Vereinfacht dargestellt, kann es bei Störungen in der Energiebalance eines Akupunkturleitplansystems auch zu Störungen im Bereich von Muskeln kommen, die mittels AK getestet werden können (Garten 2004). Bei einem hyporeaktiven Muskel kann daher der **Tonisierungspunkt** auf dem zugeordneten Akupunkturmeridian benutzt werden, um den Muskel wieder zu normalisieren, wenn die Ursache im Akupunkturleitbahnsystem liegt.

Umgekehrt kann der **Sedierungspunkt** benutzt werden, um einen hyperreaktiven Muskel wieder zu normalisieren, wenn die Störung im Akupunkturleitbahnsystem liegt. Der Sedierungspunkt kann allerdings auch nur zur Spezifizierung verwendet werden, ob ein Muskel normoreaktiv ist.

Die Einsatzmöglichkeiten der Akupunktur im Rahmen der AK sind sehr vielfältig. Hervorzuheben ist die Anwendung bei **gestörten Vertebralsegmenten** (segmentale Dysfunktion), die für eine Muskeldysfunktion verantwortlich sind. Diese lässt sich sehr gut über einen Fernpunkt behandeln, der in der Nähe der Handgelenke bzw. Sprunggelenke liegt. Besonders wirksam sind diese **Fernpunkte** bei pseudoradikulären oder bei radikulären Störungen der Segmente der HWS bzw. LWS. Im BWS-Bereich ist die Wirkung deutlich abgeschwächt. Speziell für den CTÜ-Bereich (C7/T1) ist der Fernpunkt Dü 3 zu benutzen, für das Segment L5/S1 die Punkte Bl 60/62. Neben diesen Fernpunkten sollten selbstverständlich auch die lokalen Punkte genadelt werden.

Muskel-Organ-Beziehung

Die Beziehungen zwischen Organ und Muskeln wurden von Goodheart zunächst empirisch ermittelt. Später haben experimentelle Untersuchungen die Zusammenhänge zwischen Muskeln und Organ bestätigt (Garten 2004, Leaf 1995, Walther 1988). **Viscerosomatische Reflexe** sind in der Medizin seit Längerem bekannt und werden als Head-Zonen im Bereich der Haut seit Jahr-

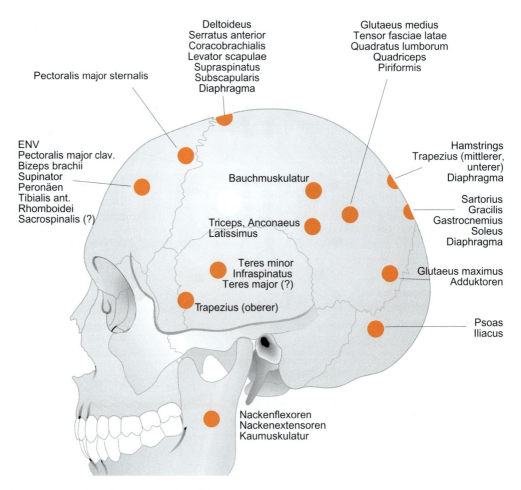

Abb. 2.28 Neurovasculäre Reflexpunkte von lateral. [3]

zehnten in die Diagnostik mit einbezogen (Wancura 2009).

Durch die Forschungen in der visceralen Osteopathie (v.a. durch Barral [2002]) konnten weitere, exakt bestimmbare Zusammenhänge zwischen Organ und Muskeldysfunktionen bestätigt werden. Als zuverlässiges Testverfahren in der Applied Kinesiology wird die Therapielokalisation (TL) (> Kap. 2.5.3) bzw. der Challenge (> Kap. 2.5.3) in die Untersuchung einbezogen. Organdysfunktionen zeigen eine positive TL und rufen eine Muskelreaktion hervor. In den meisten Fällen zeigt sich bei Organdysfunktionen auch eine positive TL zum neurolymphatischen Reflexpunkt, der oft bei Tastbefund schmerzhaft ist, sodass man über den visceralen Challenge eine exaktere Diagnose bezüglich der Störung der Mobilität und Motilität des Organs erhält.

Nährstoffdysbalance

Auf die Bedeutung der Nährstoffdysbalance wird an dieser Stelle nur kurz eingegangen, da sie nicht im Fokus des Buches liegt.

In der täglichen Praxis zeigt sich, dass Nährstoffdysbalancen im Bereich der Muskeln (z.B. Krämpfe bei Magnesiummangel) oder der Organe zu Dysfunktionen führen können. Eine spezifische Beziehung zwischen Nährstoffen und Muskeln wurde empirisch von unterschiedlichen Autoren herausgefunden. In der Folge entstand innerhalb der Applied Kinesiology die Definition der **Muskel-Nährstoff-Beziehungen** (Walther 1988, Leaf 1995). Bei einem Mangel an bestimmten Nährstoffen (z.B. Kalzium) geht man in der Applied Kinesiology davon aus, dass der diesen Nährstoffen zugehörige Muskel mit einer Dysfunktion im Sinne einer Hyper- oder Hyporeaktivität (> Kap. 2.5.1) reagiert.

2.6 Systematik der funktionellen klinischen Untersuchung

Die einzelnen Schritte der funktionellen klinischen Untersuchung sind in > Tabelle 2.3 zusammengefasst.

Im Rahmen dieses Kapitels werden die **Schritte 5 und 6** (> Tab. 2.3) ausführlicher besprochen, die von besonderer Bedeutung für das Verständnis der Untersuchung des craniomandibulären Systems sind. Die übrigen Untersuchungsschritte werden im Behandlungskapitel beschrieben (> Kap. 4.1.6).

Tab. 2.3 Die acht Schritte der funktionellen klinischen Untersuchung

Schritt 1	Inspektion der Körpersymmetrie	Im Stehen von dorsal
Schritt 2	Inspektion des Körpers	Im Stehen von lateral
Schritt 3	Untersuchung von Gesichtsschädel und HWS	In Rückenlage
Schritt 4	Untersuchung von Becken und Abdomen	In Rückenlage
Schritt 5	Untersuchung der Mundbewegung und Okklusion	Im Sitzen
Schritt 6	Untersuchung des Kiefergelenks und der Okklusion	In Rückenlage
Schritt 7	Craniale Untersuchung, Faszien und Ligamentum sacrotuberale	In Bauch- und Rückenlage
Schritt 8	Muskelteste mittels Applied Kinesiology	In Bauch- und Rückenlage

2.6.1 Untersuchung der Mundbewegung und Okklusion (Schritt 5)

Die Untersuchung erfolgt im Sitzen. Dabei ist auf folgende Parameter zu achten:
- Mundöffnung (Querfinger)

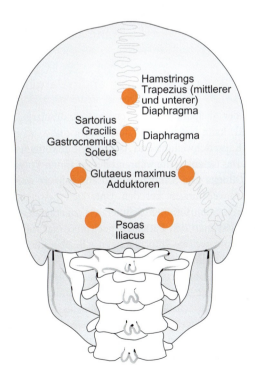

Abb. 2.29 Neurovasculäre Reflexpunkte von dorsal. [3]

- Deviation/Deflexion (in cm)
- Subluxation
- Klickphänomen
- Zungenbetrachtung
- Watterollentest zur Beurteilung der Okklusion.

Die **Mundöffnung** sollte ca. 2,5–3 Querfinger des Patienten betragen. Werte darunter sprechen eher für eine Funktionsstörung im TMG.

Mit **Deviation** wird eine deutliche Abweichung des Unterkiefers zu einer Seite mit Rückkehr zur Mittellinie bezeichnet, meist bedingt durch ein Hindernis in der Bewegungsbahn.

Eine **Deflexion** ist die einseitige Abweichung des Unterkiefers, die mit zunehmender Mundöffnung größer wird (> Abb. 2.30).

Eine **Subluxation** des Kiefergelenks ist meist auf einen nicht mehr intakten Discus zurückzuführen und kann am Kiefergelenk palpiert werden. In ausgeprägteren Fällen ist sie bereits von außen sichtbar.

Klickphänomene werden auch auf kurze Distanzen gehört, Reibegeräusche können im Meatus acusticus gefühlt oder mit dem Stethoskop gehört werden.

Die **Zunge** gehört immer mit zur Untersuchung, da man an ihr Eindrücke bei Pressphänomenen erkennen kann. Abweichungen beim Herausstrecken der Zunge können auf muskuläre Dysbalancen im Mundboden oder im Bereich der Kaumuskeln zurückzuführen sein, ggf. sind sie aber auch Ausdruck von cranialen Störungen im Bereich des Occiputs.

Einen weiteren Hinweis auf eine CMD kann man mittels **Watteröllchentest** erhalten: Der Patient öffnet den Mund und beißt auf zwei dünne Watteröllchen. Oft ändert sich die Stellung des Unterkiefers dabei bereits deutlich im Vergleich zu der normalen Schlussstellung.

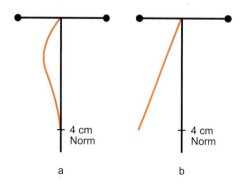

Abb. 2.30 Deviation und Deflexion des Unterkiefers. [7]

2.6.2 Untersuchung des Kiefergelenks und der Okklusion (Schritt 6)

Diese Tests sollten möglichst in Rückenlage erfolgen, da der Patient dann entspannter ist. Folgende Untersuchungen werden durchgeführt:
- Palpation des Temporomandibulargelenks bei Intercuspidation (ICP), in Schwebelage und beim Öffnen
- Palpation der Kaumuskeln (> Tab. 2.4).
- Palpation im Meatus acusticus externus beim Öffnen und Schließen
- Erfassen einer Liste von cranialen Störungen, insbesondere des Os temporale, der Maxilla und des Os occipitale.

Tab. 2.4 Schema von Krogh-Poulsen: Kaumuskeln und andere Muskeln

	Links	Rechts
Zunge		
M. masseter		
M. temporalis		
M. pterygoideus medialis		
M. pterygoideus lateralis		
M digastricus		
Mundboden		
Supra-/infrahyoidale Muskeln		
M. sternocleidomastoideus		
Mm. scaleni		

Palpation des Temporomandibulargelenks

Bei der Palpation des Temporomandibulargelenks (TMG) kann bereits ein erster Eindruck über Schmerzen, Kapselschwellung und Asymmetrie gewonnen werden. Das Gelenk sollte während des gesamten Vorgangs des Öffnens und Schließens beidseits palpiert werden, um Abweichungen bei den Unterkieferbewegungen, Knarren, Subluxationen, Schmerz etc. zu erkennen. Zuletzt lässt man den Patienten noch maximal zubeißen (ICP), um weitere Informationen z.B. über die Spannung der Kaumuskeln zu erhalten.

Die Palpation des TMG von dorsal erfolgt am besten im Liegen, die Kleinfingerbeere des Behandlers liegt dabei im Meatus acusticus externus. Man lässt den Patienten den Mund weit öffnen und dann wieder zubeißen:
- Bei einer **retralen Stellung des Caput mandibulae** fällt man bei Öffnung des Mundes mit der Fingerkuppe wie in ein Loch, da sich der Meatus acusticus wieder öffnet, der durch das Caput mandibulae ein-

geengt war. Bei der Palpation lässt sich außerdem die Empfindlichkeit des retromandibulären Polsters und der bilaminären Zone testen.
- Liegt ein pathologischer Zustand vor, erfolgt beim Schließen des Mundes eine erneute Einengung im Meatus acusticus. Die Fingerbeere wird wieder verdrängt, der Patient empfindet oft einen deutlichen Schmerz und es lassen sich Knack- oder Knarrgeräusche provozieren. Diese sind immer Zeichen für eine **sekundäre arthrogene Störung** (➤ Abb. 2.31).

Palpation der Kaumuskeln

Die Palpation der Kaumuskeln gibt Auskunft über die Verspannungen und Schmerzen im Vergleich von linker zu rechter Seite. Triggerpunkte sind häufig Ursache für Schmerzen im Bereich der Zähne, „neurologische" Zähne (Beschwerden ohne zahnärztlichen Befund) und Schmerzen im Bereich des Gesichts. Als Beispiel wird die Palpation des Triggerpunktes im M. temporalis gezeigt. (➤ Abb. 2.32). Alle Muskeln, die in ➤ Tabelle 2.4 aufgelistet sind, sollten palpatorisch untersucht werden.

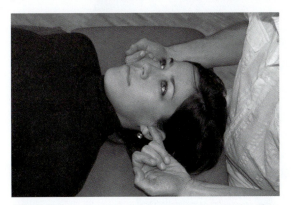

Abb. 2.31 Palpation des Meatus acusticus externus mit dem Kleinfinger. [6]

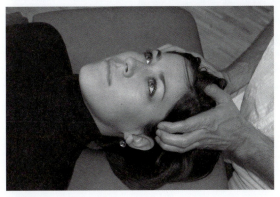

Abb. 2.32 Palpation eines Triggerpunkts im M. temporalis mit Ausstrahlung in Richtung Zähne. [6]

Die Palpation der Muskeln sollte systematisch und stets nach demselben Schema erfolgen, das sich der Untersucher entweder selbst zusammenstellen oder von einer Ausbildungsgesellschaft übernehmen kann, die Kurse in CMD anbietet (www.dgom.info, www.iccmo.de). Ein Beispiel für ein etabliertes Palpationsschema ist das von Krogh-Poulsen (1973) (➤ Tab. 2.4). Es können jedoch auch andere Schemata verwendet werden wie z.B. das nach Jakstat (Ahlers und Jakstat 2000). Die Validität der Funktionsanalyse nach Krogh-Poulsen wurde in der Dissertationsarbeit von Mehran Maghsudi untersucht (Maghsudi 2000).

Die meisten Muskeln sind relativ gut zu palpieren, die supra- und infrahyoidalen Muskeln sollten jedoch besser als Gruppe getastet werden, ebenso der Mundboden, der häufiger verspannt sein kann, und dessen Relaxierung ein wichtiger Therapieschritt ist. In den Mm. masseter, sternocleidomastoideus und scaleni finden sich sehr häufig intramuskulär gelegene Triggerpunkte, deren Behandlung Voraussetzung für eine suffiziente Therapie der CMD ist.

> Die Palpation der Muskeln sollte im statischen (in Ruhe) wie auch dynamischen Zustand (in Bewegung) erfolgen.

Bei der Palpation sind Schmerzen, Verspannungen, Myogelosen und Triggerpunkte getrennt nach Ursprung, Verlauf und Ansatz des Muskels zu unterscheiden. Die im statischen Zustand diagnostizierten Befunde sind pathogenetisch von größerer Bedeutung.

Einige Autoren bewerten die dynamische Untersuchung der Kaumuskeln mit **isometrischen Tests** gegen Widerstand als noch aussagekräftiger. Nach Frisch (1995) ist dieser isometrische Widerstandstest **das** differenzialdiagnostische Kriterium für die Bewertung einer myogenen Funktionsstörung. Dabei werden nicht einzelne Muskeln, sondern Muskelgruppen in folgender Reihenfolge getestet (➤ Kap. 4.1.6):
- Mundöffner
- Mundschließer
- Protraktoren
- Mediotraktoren.

Beim isometrischen Test schiebt der Patient den Unterkiefer in die gewünschte Richtung, der Therapeut hält ihn in dieser Position fest und fordert den Patienten auf, gegen den zunehmenden Druck des Therapeuten einen isometrischen Widerstand aufzubauen. Dann reduziert der Therapeut den Druck langsam und fragt den Patienten nach Schmerzen während der Untersuchung, die ein Hinweis auf eine myogene Funktionsstörung sind (➤ Abb. 2.33, ➤ Abb. 2.34).

2 Essenzielle Fakten zum Verständnis der craniomandibulären Dysfunktion

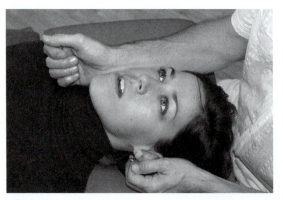

Abb. 2.33 Isometrischer Muskeltest am Unterkiefer. [6]

Untersuchung der mimischen Muskulatur

Die mimische Muskulatur verleiht dem Gesicht die Fähigkeit zu emotionalem Ausdruck. Sie entstammt den Kiemenbögen (v.a. dem 2. Bogen) und wird von den Ästen des N. facialis (VII) innerviert. Ihren Ursprung haben die meisten Muskeln an den Schädelknochen bzw. an den darüber verlaufenden Faszien. Da die mimische Muskulatur fest mit der Gesichtshaut verbunden ist, kommt es bei Anspannung zu sichtbaren Faltenbildungen.

Erwähnenswert ist ein Nebeneffekt der **Faltenbehandlung mit Botulinustoxin an der Stirn:** Migräne-

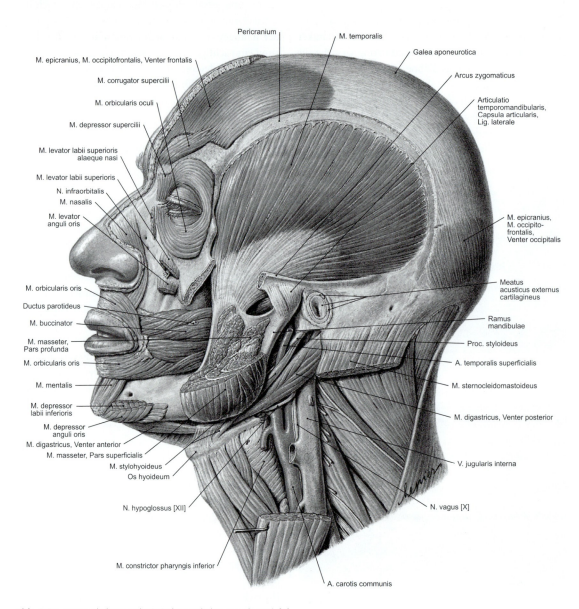

Abb. 2.34 Kaumuskulatur und mimische Muskulatur von lateral. [2]

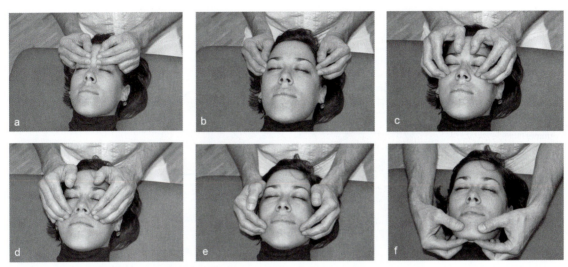

Abb. 2.35 a–f Therapie der mimischen Muskeln. [6]

patienten berichteten, dass sich die Migräne nach der Behandlung mit Botox® deutlich verbessert hat. Möglicherweise wird durch Lähmung des Corrugatormuskels an der Stirn, der die Zornesfalten zwischen den Augenbrauen verursacht, der N. fascialis in seiner Aktivität gesenkt, was zu herabgesetzter Migräneheftigkeit und -anfälligkeit führt (Alastair et al. 2002; Muehlberger et al. 2006).

> Die Reduzierung von Kopfschmerzen durch Injektion von Botox® im Stirnbereich ist wahrscheinlich auf neurale Verschaltungen zwischen N. facialis, N. trigeminus und N. occipitalis major sowie den spinalen Ästen aus den Segmenten C1–C3 zurückzuführen.

Diese Verbindungen macht man sich auch zunutze, wenn man versucht, nach Schleudertrauma durch Massage der mimischen Muskeln und der Galea aponeurotica eine Entspannung der suboccipitalen und weiterer Nackenmuskeln herbeizuführen.

Besondere Bedeutung kommt dem **M. orbicularis oris** zu, der als Impulszentrum für die Aufrichtung des Kopfes und als zentrales Schaltrelais für die Koordination der mimischen Muskulatur angesehen wird (Larsen 2007).

Ergänzt werden sollte die Massage der mimischen Muskulatur durch eine **Massage der Kopfhaut** (> Abb. 2.35). Durch Fortleitung über die Faszien im Bereich der Linea nuchae in die Muskelschlingen des M. sternocleidomastoideus und des M. trapezius pflanzt sich dann die Entspannung auch in den Nacken-Schulter-Bereich fort.

Vergegenwärtigt man sich die zahlreichen Muskelansätze an der Schädelbasis, wird verständlich, dass Zusammenhänge zwischen Kiefergelenk, Schädel und übrigem Körper bestehen (> Abb. 2.36). Da diese Muskeln alle von Faszien umgeben und durchzogen sind, werden über die Fasziensysteme Informationen in den ganzen Körper weitergeleitet und gelangen umgekehrt von der Körperperipherie zu Schädel und TMG (> Kap. 2.7.1).

2.7 Craniomandibuläres System und andere Körpersysteme

Im Folgenden geht es primär um die Strukturen, die eine Weiterleitung von Störungen aus dem TMG in die Körperperipherie ermöglichen. Dieser Informationsweg ist keine „Einbahnstraße" vom temporomandibulären System in Richtung Körperperipherie, sondern es können auch Störungen aus der Peripherie das temporomandibuläre System beeinflussen. Drei Bereiche werden näher betrachtet: das Fasziensystem einschließlich craniosacralem System (> Kap. 2.7.1), Muskeln (> Kap. 2.7.2) und Nervensystem (> Kap. 2.7.3).

2.7.1 Fasziensystem

Begriffsbestimmung

Auf dem ersten internationalen Fascia Research Congress im Jahr 2007 (www.fasciacongress.org) einigte man sich auf einen Faszienbegriff, der weiter gefasst ist als seine Vorgänger.

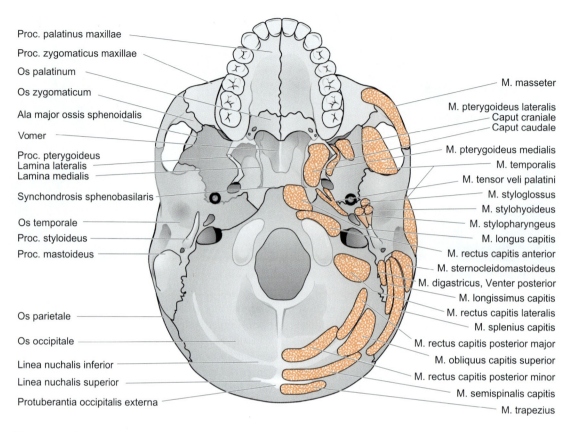

Abb. 2.36 Muskelansätze am Schädel. [3]

> **Definition Faszie**
>
> „Faszie" entspricht den Weichteilkomponenten des Bindegewebes, die den ganzen Körper als ein umhüllendes und verbindendes Spannungsnetzwerk umgeben bzw. durchdringen. Die Faszie durchdringt und umgibt gleichzeitig alle Organe, Muskeln, Knochen und Nervenfasern, wodurch ein einzigartiges Umfeld für alle Funktionen des Körpers entsteht.

Nach dieser neuen Definition gehören zum Fasziensystem alle kollagenen faserigen Bindegewebe, insbesondere Gelenk- und Organkapseln, Sehnenplatten (Aponeurosen), Bänder, Sehnen, Retinacula, das Epineurium, die Meningen, das Periost sowie alle intermuskulären Fasern der Myofaszien.

> Das körperweite Netzwerk der Faszien sorgt für die strukturelle Integrität des Körpers.

Das Fasziensystem schützt den Körper, da es wie ein elastischer Stoßdämpfer bei Bewegungen funktioniert. Das Fasziensystem spielt außerdem eine wichtige Rolle bei biochemischen und hämodynamischen Prozessen sowie bei der Abwehr des Körpers gegen Infektionen.

Diese neue Definition von Faszie ist im Wesentlichen deckungsgleich mit dem, was unter Bindegewebe verstanden wird, also auch die spezialisierten Formen des Bindegewebes wie Knochen, Knorpel oder auch Blut. Aber auch der Begriff „Bindegewebe" stellt lediglich einen **Sammelbegriff verschiedener Gewebetypen** dar. Diese besitzen die Gemeinsamkeit, dass sie reich an Zwischenzellmasse (Interzellularsubstanz) sind (Lippert 2006) und im Vergleich zu den die Oberflächen bedeckenden Geweben (Epithelien) aus relativ wenigen Zellen bestehen. In der Fachliteratur besteht jedoch keine Einigkeit darüber, welche Gewebe genau dem Bindegewebe zuzuordnen sind. Es bleibt zu hoffen, dass die nächsten Jahre zeigen werden, in welche Richtung die Forschung gehen wird.

Die neue Fasziendefinition als Ergebnis des Fascia Research Congress (> Kasten) trifft auf den Widerspruch von Experten, nach deren Ansicht sie viel zu weit gefasst ist (Willard 2010, Langevin 2009). Die Kritik richtet sich v.a. dagegen, dass zu viele Definitionen unterschiedlicher Gruppen zusammengefasst wurden und mit dieser neuen Definition eine Mischung aus anatomischen und therapeutischen Gesichtspunkten entstand. Damit entspricht sie jedoch nicht mehr den anatomisch mikroskopischen Aspekten. Im Abschnitt über die Makroanatomie der Faszie (s.u.) wird näher auf diese Aspekte eingegangen.

Da immer noch keine weltweit anerkannte Definition von Faszie besteht, hat sich der Autor dazu entschlossen, den Begriff „Fasziensystem" zu verwenden, um den unterschiedlichen Aspekten der Faszie und ihrer Bedeutung gerecht zu werden. Damit soll einerseits dem mikroskopisch und makroskopischen Aufbau Rechnung getragen werden, andererseits der Funktion der Faszie und der therapeutischen Konsequenzen, die sich daraus ableiten.

Es ist an der Zeit, sich von dem an den Universitäten vermittelten, mechanischen Denkmodell des Muskel-Knochen-Konzepts zu verabschieden, dessen Bewegungskonzept viel zu statisch ist und nicht oder noch nicht genügend die **integrierende Funktionsweise des Fasziensystems** zwischen den einzelnen Systemen des Körpers berücksichtigt.

Im Folgenden wird eine kurze Einführung in das Fasziensystem gegeben, um ein besseres Verständnis für die Zusammenhänge zwischen der CMD und dem übrigen Körper zu wecken. Für ein intensiveres Studium sei auf die Fachbücher zu diesem Thema verwiesen (Paoletti 2001, Myers 2004, Chaitow 1996).

In den meisten anatomischen Darstellungen der Lehrbücher wurde die Faszie entfernt, um den Blick auf Muskeln und andere, darunterliegende Strukturen freizugeben. Damit bekommt der Studierende ein falsches Bild der Anatomie. Außerdem wurde und wird in der Medizin oft nur die Faszie erwähnt, nicht aber das gesamte Fasziensystem und -netz, das auch als **Kollagennetzwerk** oder als **extrazelluläre Matrix** bezeichnet wird. Das Fasziennetz verbindet alle Strukturen des Körpers miteinander, d.h. auch die einzelnen Zellen. Diese verbindende Funktion im Körper ist von weitaus größerer Bedeutung als seine trennende Funktion, die darin besteht, Gewebewände zu bilden und damit Flüssigkeiten zu begrenzen und zu lenken.

Extrazelluläre Matrix

Die extrazelluläre Matrix (EZM) macht einen wesentlichen Bestandteil des Körpers aus und kann zusammen mit den Faszien als Fasziensystem beschrieben werden (➤ Abb. 2.37).

Beim Embryo entwickeln sich aus dem **Mesoderm** 34 bis 35 Somiten (Ursegmente), aus deren ventralen und medialen Anteilen wiederum die **Sklerotome** entstehen, die sich letztlich zum **Mesenchym** weiterentwi-

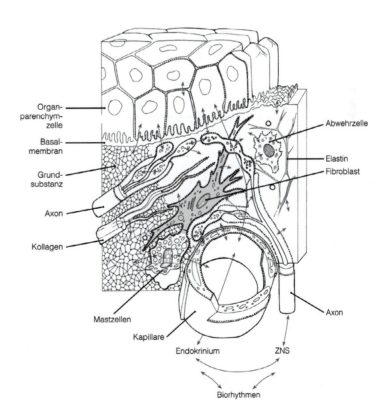

Abb. 2.37 Wechselbeziehungen zwischen den Gefäßen der extrazellulären Grundsubstanz, Bindegewebezellen und den terminalen vegetativen Axonen. Die Pfeile deuten die Zusammenhänge zwischen den einzelnen Komponenten an. Alle Zellen und Strukturen sind eingebettet und umgeben von der Grundsubstanz. [8]

ckeln. Im Lauf der embryologischen Entwicklung entstehen aus dem Mesenchym die verschiedenen Formen des Bindegewebes. Das Bindegewebe besteht aus fixen (ortsansässigen) und mobilen Zellen sowie aus der extrazellulären Matrix, die aus einer Grundsubstanz besteht, in die kollagene, retikuläre und elastische Fasern eingelagert sind.

Die EZM stellt die Gesamtheit der Makromoleküle dar, die sich außerhalb der Plasmamembran von Zellen in Geweben und Organen befinden. Zwischen EZM und den Zellen herrscht eine permanente wechselseitige Beeinflussung. Diese wechselseite Beziehung setzt voraus, dass die EZM nicht statisch, sondern fließend ist.

Aufbau

Das Fasziennetz erfüllt verschiedene essenzielle Funktionen im Körper. Darunter fallen sowohl **strukturelle Aufgaben** – viele extrazelluläre Elemente besitzen spezielle mechanische Eigenschaften – als auch **Abwehrfunktionen,** die auf zellulären Mechanismen beruhen.

Die Bindegewebezellen der Fasziennetze geben eine Vielzahl an strukturell aktiven Substanzen in den Zwischenzellraum ab (Kollagen, Elastin und Proteoglykane sowie Strukturglykoproteine), die in ihrer Gesamtheit als extrazelluläre Matrix bezeichnet werden. Die Kollagene stellen mit einem Anteil von 60–70% die Hauptmasse dar. Die Proteoglykane sind in der Grundsubstanz an Hyaluronsäure gebunden und netzförmig angeordnet. Bereits 1975 hat Pischinger über die extrazelluläre Matrix geschrieben (Heine et al. 1975, Pischinger 1998).

Die Proteine bilden verschiedene Arten von Fasern und sind in fast jedem Gewebe vorhanden. Elastische Fasern werden z.B. aus den Proteinen Fibrillin und Elastin gebildet. Die zweitgrößte Gruppe wird von den **Kohlenhydraten** gebildet, insbesondere von den **Glykosaminoglykanen,** die langkettige Polysaccharide darstellen. Die Glykosaminoglykane verbinden sich mit Proteinen zu sogenannten **Proteoglykanen,** noch größeren Makromolekülen.

Die **Grundsubstanz** stellt den ungeformten Teil der EZM dar. Sie füllt sozusagen den im histologischen Querschnitt leer erscheinenden Raum zwischen den Fasern aus. Die verschiedenen Fasern (Kollagenfasern, retikuläre Fasern, elastische Fasern etc.) ergeben wiederum den mechanischen Zusammenhalt der EZM.

> Das netzförmige Bausystem der Proteoglykane und Glykosaminoglykane bestimmt im Wesentlichen den mechanischen Zusammenhalt der Gewebe.

Speziell im Knochen enthält die EZM darüber hinaus **anorganischen Bestandteile** (Hydroxylapatitkristalle), die dem Knochen seine Druckfestigkeit verleihen (Ayad et al. 1998). Des Weiteren findet sich dieser Zusammenhalt in besonders stark ausgeprägter Form im Bereich des Knorpels. Aus diesem Grund stehen seit Jahren Nahrungsergänzungsstoffe mit Glykosaminen und Chondroitinsulfaten bei der Therapie von Arthrosen in der Diskussion.

> Jede Zelloberfläche wird von der Grundsubstanz wie mit einem Film umgeben. Da sie im Körper ubiquitär vorkommt, ist sie über die Axone und Kapillaren letztlich auch mit dem ZNS und dem Endokrinium verbunden.

Pischinger sieht die Grundsubstanz als Starter der **Abwehrreaktion** und hat dies mit zahlreichen Untersuchungen untermauert. Er hatte festgestellt, dass es bei akuten Infekten immer zu Abweichungen der Elektrolytspiegel kommt. Diese Abweichung pendelt sich normalerweise innerhalb von Tagen oder Wochen wieder auf normale Werte ein. Bei chronischen Erkrankungen ist der Rückgang zur Normallage der Mineralien und Hormone allerdings gestört. Pischinger konnte anhand der Serumelektrophorese zeigen, dass es drei **Reaktionsformen der Abwehr** gibt:
- Akut (7 bis 14 Tage)
- Schübe mit exsudativem Charakter über sechs bis sieben Wochen
- Proliferativ-degenerative Erkrankung über 25 bis 35 Wochen.

Physiologische Aspekte

Wie Pischinger anhand der Serumelektrolytspiegel nachweisen konnte, kommt es zu charakteristischen Veränderungen im Serum bei akuten oder längerfristigen Krankheiten. Dieses Gedankenmodell lässt sich auf einen allgemeinen Zustand übertragen, unter dem heute viele Patienten leiden: den **Stress.** Der Organismus reagiert auf Stress mit einer von Selye zuerst beschriebenen stereotypen und unspezifischen Reaktion, dem sogenannten **allgemeinen Adaptationssyndrom** (Selye 1953).

> **Definition Stress**
>
> Unspezifische Reaktion des Körpers auf jegliche Beanspruchung.
> Zur Unterscheidung von pathogenem und nicht schädigendem Stress wurden 1974 die Begriffe **Eu-Stress** und **Dys-Stress** eingeführt.

Gestörte Rhythmen sind letztlich Ausdruck von Stress, wobei dauerhafter Stress zur Störung aller biologischen Rhythmen führt. Im Zusammenhang mit der CMD ist das Adaptationssyndrom von Selye von besonderem Interesse, da nachgewiesen werden konnte, dass bei einer CMD v.a. nachts durch das chronische Knirschen vermehrt Ausschüttungen der Stresshormone wie **Adrenalin, Noradrenalin** und **Cortison** erfolgen. Führt man bei CMD-Patienten eine 24-Stunden-Kontrolle für diese Hormone durch, wird deutlich, dass der normalerweise in den frühen Morgenstunden vorhandene **Cortison-Peak** auf einem Tiefpunkt liegt und die Ausschüttungen überwiegend nachts im Schlaf während der REM-Phase erfolgen. Dies könnte erklären, warum viele Patienten als subjektives Syndrom eine chronische Müdigkeit am Morgen angeben.

Für jeden Arzt und Therapeuten ist es lohnenswert, sich intensiver mit der Materie des Fasziensystems auseinanderzusetzen. Myers spricht in diesem Zusammenhang von den **drei holistischen Systemen** des Körpers:

- Nervales Netz
- Flüssiges Netz
- Faseriges (Faszien) Netz.

Das faserige Netz durchzieht *den ganzen Körper auf solch eine Art und Weise [...], Teil der unmittelbaren Umgebung jeder Zelle ist. Ohne seine Unterstützung wäre das Gehirn ein flüssiger Pudding, würde die Leber sich im ganzen Abdominalraum verteilen und würden wir als Pfütze zu unseren eigenen Füßen landen.* (Myers 2004, S. 29) Myers vergleicht das Fasziensystem mit einer Pampelmuse: Würde man ihr durch eine bestimmte Technik alle Flüssigkeit entziehen können, blieben nur noch die faserigen Anteile als Stützgewebe übrig.

Mikroanatomie des Fasziensystems

Das Fasziensystem lässt sich in einen mikroanatomischen und einen makroanatomischen Teil trennen, wobei die Übergänge fließend sind. Die extrazelluläre Matrix (s.o.) stellt dabei einen Teil des mikroanatomischen Aufbaus dar.

> Die Beschäftigung mit dem Bindegewebe, der EZM und dem Fasziensystem erfordert von Arzt und Therapeut eine besondere Betrachtungsweise: Man muss zunächst die gewohnte analytische und in unterschiedliche Bereiche abgrenzende Sichtweise verlassen und sich dem verbindenden, kontinuierlichen Aspekt zuwenden, indem man sich das Fasziensystem als histologisches Kontinuum und als ubiquitäres Funktionssystem vorstellt.

Pischinger betrachtete das **interstitielle Bindegewebe** als ein den ganzen Körper durchziehendes „Bindegewebeorgan". Seit Virchow stand die Beschäftigung mit der Zelle und dem zellulären Mechanismus im Vordergrund der Forschung. Lange Zeit wurde darüber vergessen, dass die Zellen im Körper nirgendwo in unmittelbarem Kontakt stehen. Dies gilt insbesondere für die parenchymatösen Zellen, die – vereinfacht ausgedrückt – im interstiziellen Bindegewebe eingebettet sind. Blutgefäße und Nerven enden in dem der Zelle vorgeschalteten Bindegewebe und haben keinen unmittelbaren Kontakt zu ihr. Somit wird jeder Stoff- und Informationsaustausch zwischen den Zellen der einzelnen Organe vom interstiziellen Bindegewebe vorgenommen und kontrolliert.

Pischinger formulierte es bereits vor Jahrzehnten: Jede Entzündung beginnt in der extrazellulären Matrix. Die unspezifischen Immunreaktionen gegenüber Bakterien, Viren und anderen Fremdstoffen findet im interstiziellen Bindegewebe statt, das als **„primäres Immunsystem"** fungiert. Erst dann nimmt das spezielle Immunsystem seine Tätigkeit auf.

Histologisch betrachtet, besteht das **Grundregulationssystem** aus sogenanntem lockerem faserigem Bindegewebe. Es durchzieht den ganzen Körper, verbindet alle Körperkompartimente und -systeme miteinander und besitzt neben der bereits beschriebenen immunologischen noch weitere Funktionen (> Physiologische Aspekte, S. 40).

Makroanatomie der Faszien

Langevin und Huijing (2009) prägten zwölf spezifische Bezeichnungen, um die unterschiedlichen Aspekte des Fasziengewebes zu charakterisieren:

- Dichtes Bindegewebe
- Areolares Bindegewebe
- Oberflächliche Faszie
- Tiefe Faszie
- Intermuskuläre Septen
- Interosseale Membranen
- Periost
- Neurovasculäre Leitbahnen
- Epimysium
- Intra- und extramuskuläre Aponeurose
- Perimysium
- Endomysium.

Nach Ansicht führender Experten in der Faszienforschung können Knochen und Ligamente nicht zu den Faszien gezählt werden. Die Schwierigkeit bei der Diskussion über den Begriff Faszie besteht darin, dass jeder etwas anderes darunter versteht, je nachdem, ob es sich um einen Anatomen oder einen Therapeuten der unterschiedlichen Fachrichtungen handelt. Keiner von ihnen zählt jedoch Knochen und Ligamente zu den Faszien. Anatomisch bzw. topographisch gesehen, könnte das Fasziengewebe in eine oberflächliche und tiefe Faszie eingeteilt werden, wobei der histologische Unterschied auch hier nicht immer klar ist. Als Beispiel wird angeführt, dass die tiefe Faszie, welche die Muskeln umhüllt, in einigen Fällen aus verschiedenen Schichten aus dichtem und Fett enthaltendem areolarem Bindegewebe besteht. Neueste Studien zeigen, dass chronischer Rückenschmerz mit verdickten und durch Fett getrennten Bindegewebeschichten einhergehen kann, die eine anatomische Differenzierung in oberflächliche und tiefe Faszien erschweren (Langevin et al. 2009).

Zur Vereinfachung der Diskussion wird empfohlen, das Wort „Faszie" allein nicht mehr ohne nähere Bestimmung zu benutzen, da nicht festeht, ob es sich um anatomische Einheiten oder spezielle Arten von Gewebe handelt.

In diesem Buch wird daher der Begriff „Fasziensystem" verwendet, um sowohl die unterschiedlichen Arten von Gewebe als auch die Funktionsweise der Faszien mit einzubeziehen. Aus didaktischen Gründen wird außerdem in Anlehnung an Willard (2010) zur besseren Orientierung eine topographische Einteilung in **oberflächliche (panniculäre) Faszie, axiale Faszie, meningeale Faszie** und **viscerale Faszie** vorgenommen (> Abb. 2.38). Damit werden vereinfacht nur vier Faszienschichten beschrieben.

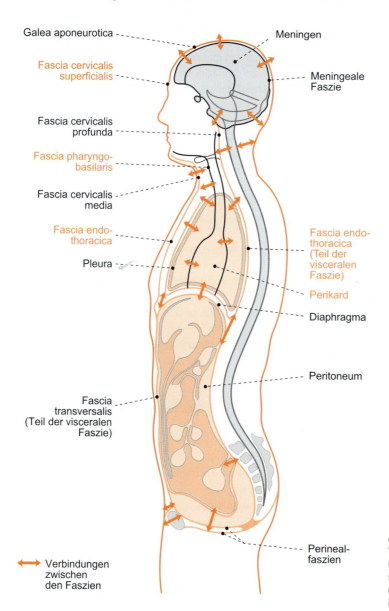

Abb. 2.38 Das Fasziensystem: Die oberflächliche, meningeale und viscerale Faszie mit ihren jeweiligen Verbindungsstellen sind graphisch dargestellt. Die das gesamte muskuläre System umhüllende axiale Faszie ist auf dieser Abbildung nicht zu sehen. [9]

Die unterschiedlichen Bezeichnungen für Faszien, die man in den unterschiedlichen Fachbüchern finden kann, stellen letztlich nur weitere Unterteilungen der hier beschriebenen vier Faszienschichten dar. Paoletti nimmt noch weitere Unterteilungen vor und unterscheidet zwischen speziellen Faszienformen wie die Faszien der Mittelachse (z.B. das Pericard), die Diaphragmen und die Meningen. Letztlich sind alle Bezeichnungen und Unterteilungen aber didaktischer Art und sind nötig, um die einzelnen Krankheitsbilder bzw. Therapieformen besser verständlich zu machen. In der Realität haben wir es aber nur mit einem einzigen zusammenhängenden System zu tun (Paoletti 2001).

Mit Ausnahme der Aponeurosen geht Willard mit der Aufzählung von Langevin und Huijing konform. Mikroskopisch ist nach Willard das Fasziengewebe eindeutig irregulär angeordnet und dient als Verpackungsmaterial, in dem alle Nerven und Gefäße ziehen. Sobald sich das Gewebe regulär anordnet, wie bei den Sehnen und Aponeurosen, handelt es sich nach Willard nicht mehr um eine Faszie. Am besten kann man diese Gegebenheit am Muskel betrachten (> Abb. 2.39), in dem das Epimysium (Faszie) die Matrix bildet, in der sich das Muskelgewebe entwickelt. Willard sieht daher den Unterschied der Faszie gegenüber anderen Geweben in ihrer Funktion, ihrer histologischen mikroskopischen Anordnung und in ihrer embryologischen Entwicklung (s.u.).

> Abbildung 2.39 erklärt die Zusammenhänge zwischen Bindegewebe, Faszien und extazellulärer Matrix (EZM). Das Bindegewebe selbst besteht aus unterschiedlichen Bestandteilen wie Zellen, Fasern und EZM. Je nach Organisation, Verdichtung, Einlagerung von Mineralien etc. entstehen dann unterschiedliche Gewebe wie Knochen, Knorpel, Faszien.

Oberflächliche (panniculäre) Faszie

Oberflächliche Faszien befinden sich an den meisten Stellen des Körpers im Unterhautgewebe und vermischen sich dort mit der retikulären Schickt der Dermis (Lederhaut) (Skandalakis 2002). Direkt unter der Außenhaut liegt das subcutane Bindegewebe, das sogenannte **Hautfasziensystem.** Es umhüllt die Blutgefäße und Nerven, die die Haut zu einem Sinnesorgan machen. Wie die anderen Faszienstrukturen ist auch die Hautfaszie im ganzen Körper als Kontinuum zu finden und gegenüber den darunterliegenden Strukturen verschieblich (> Abb. 2.40).

Nach Paoletti finden sich die oberflächlichen Faszien auch am Nacken, am Hals und über dem M. sternocleidomastoideus sowie über dem Sternum (Paoletti 2006). Willard sieht in der Faszie über dem Sternum bereits die tiefe axiale Faszie. Sie besteht hauptsächlich aus lockerem Bindegewebe und Fettgewebe. Da ein großer Teil der Bindegewebezellen dieser Schicht miteinander in Kontakt steht, wird vermutet, dass diese Schicht als ein körperumspannendes, nicht-neutrales Kommunikationsnetzwerk funktioniert (Langevin 2009).

Eine Besonderheit der panniculären (superficialen) Faszie stellt die **appendiculäre Faszie** dar. Diese weißlich, milchig aussehende Schicht liegt den Muskeln an, die sich von der oberen Extremität wieder zurück auf

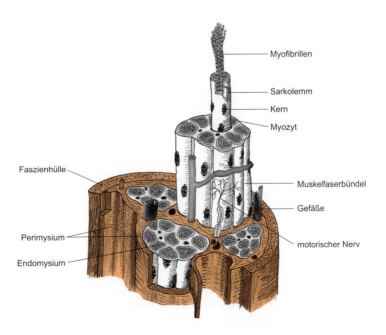

Abb. 2.39 Zwischen regulär angeordnetem Muskelgewebe (Myofibrillen und Muskelfaserbündel) liegt das irregulär angeordnete Fasziensystem des Muskels (Endomysium, Perimysium). Der gesamte Muskel wird zusätzlich von einer Faszienhülle umgeben. [9]

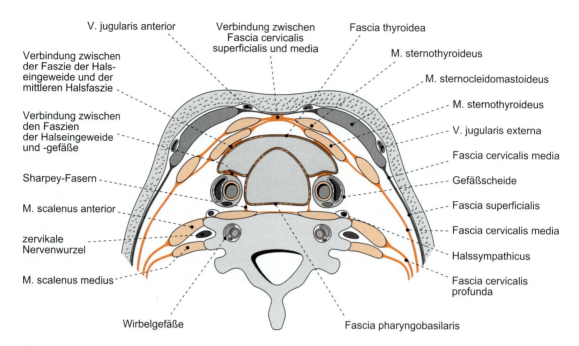

Abb. 2.40 Fascia cervicalis superficialis: Querschnitt in Höhe des 6. Halswirbels. Der M. sternocleidomastoideus wird noch von der Fascia superficialis umgeben. Die farbig dargestellten Muskeln sind als Sonderfall im Halsbereich von visceraler Faszie umhüllt. [10]

den Thorax geschoben haben. Im Prinzip sind das alles Muskeln, die von der Scapula kommen, also Mm. serratus, pectoralis, latissimus dorsi, trapezius etc. Histologisch gesehen, ist diese Faszie identisch mit der pannikulären Faszie, vom äußeren Aspekt her aber unterschiedlich.

Die obere Extremität beginnt – embryologisch bedingt – mit dem Ansatz des M. trapezius am Schädel und zieht über den M. latissimus dorsi bis zum Becken (Ileum). Diese Zusammenhänge machen pathologische Muster zwischen Schädel, Arm, Thorax und Becken erklärbar.

Axiale Faszie

Das axiale Faszienystem (> Abb. 2.41) besteht aus zwei Schläuchen:
- **Epaxiale Faszie**, die durch die Rr. spinales posteriores versorgt wird und, vom Proc. spinosus sowie vom Proc. transversus ausgehend, die perispinalen Muskeln umschließt.
- **Hypaxiale Faszie**, die durch die Rr. spinales anteriores versorgt wird und vom Proc. transversus nach anterior zieht und die Rippen und Intercostalmuskeln einschließt.

Nach caudal verdickt sich die epaxiale Faszie als thorakolumbale Faszie und zieht bis zum Sacrum und von dort ins Lig. sacrotuberale hinein.

Muskeln sind von einer bindegewebigen Hülle (Epimysium) umgeben. Je tiefer man in die Anatomie des Muskels einsteigt, desto kleiner werden die Teile, die ebenfalls von Faszien umgeben sind (so umgibt das Perimysium z.B. einzelne Muskelfaserbündel), bis hin zu den bindegewebigen Membranen, die jede einzelne Muskelfaser (Endomysium) umschließen. In diesen bindegewebigen Faszienanteilen verlaufen ebenfalls Blutgefäße und Nerven (> Abb. 2.39).

Die verschiedenen Muskelfaszien verbinden sich an den Enden zu den Muskelsehnen, die wiederum in das Periost oder in die Kapseln von Gelenken einstrahlen – Bindegewebe in spezialisierter Form.

Die **Knochen** werden z.B. von dem hochinnervierten Periost umgeben, die Nervenbahnen vom Perineurium. Diese Gewebe erhalten durch den hohen Anteil an Kollagenfasern eine hohe viskoelastische Zugbelastbarkeit (Hedley 2005). Periost wie auch Perineurium sind deutlich als spezialisierte Faszien erkennbar.

Der **Kopf** wird von der axialen Faszie nicht mit eingeschlossen. Diese hat sich embryologisch aus anderen Somiten entwickelt als der Schädel und beginnt an der Mandibula und dem Occiput.

Im Halsbereich gibt es eine Besonderheit der axialen Faszie, die sich aus der embryologischen Entwicklung des Herzens erklärt. Das Herz legt sich in seinem Entwicklungsverlauf auf die Ventralseite des Halses, drückt

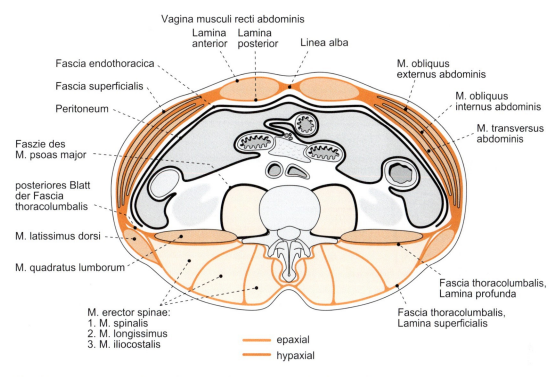

Abb. 2.41 Horizontalschnitt durch das Abdomen. Dargestellt ist die epaxiale Faszie (helle Farbe), die den M. erector spinae umschließt sowie die hypaxiale (dunkle Farbe) Faszie, die vom Proc. transversus nach anterior die Muskeln umhüllt. [10]

dabei die dort liegenden Schichten nach dorsal Richtung Wirbelsäule und umschließt sie regelrecht.

Die hypaxialen Muskeln werden demnach im cervicalen Bereich von einer visceralen Faszie umgeben. Diese anatomische Besonderheit erklärt auch, warum die viscerale Faszie bis zum Schädel hinaufzieht, aber nicht weiter ins Schädelinnere hineingeht, auch wenn sie die Carotis bis zur Schädelbasis begleitet. Dieser viscerale Fasziensack beginnt in der HWS-Region und zieht bis zum kleinen Becken hinunter – quasi ein fortgesetztes Mediastinum (➤ Viscerale Faszien) (➤ Abb. 2.40, ➤ Abb. 2.43).

Verschiedene Autoren beschreiben eine Fülle von schmerzhaften Regionen und Punkten im Bereich des myofascialen Systems, z.B. Triggerpunkte, Tenderpoints, Tuina-Punkte, Myogelosen, fibromyalgische Punkte etc. (Travell 1992, Dejung 1995, Chaitow 1988). Diesen Schmerzorten liegt nach Pischinger ursächlich das Phänomen der **neurogenen Entzündung** zugrunde. Die in der extrazellulären Matrix endenden vegetativ-sensiblen Axone besitzen demzufolge neben den afferenten auch efferente Eigenschaften, sodass bei chronischem Stress Entzündungsmediatoren (Interleukin-1, Substanz P, Katecholamin u.a.) freigesetzt werden. Die Freisetzung dieser Entzündungsmediatoren veranlasst wiederum die neurotrophen Mastzellen zur Ausschüttung ihrer granulär gebundenen Mediatoren (Histamin, Serotonin und Prostaglandine), die letztlich die ultrafeinen Entzündungsherde im Bereich der Axone verursachen (Pischinger 1998). Breitet sich der Entzündungsprozess aus, kann dies zur Symptomatologie der Fibromyalgie führen.

Nach Heine wird diese Art von Entzündungsherd über Fibroblasten durch hochgeordnetes Kollagen Typ I remodelliert. Pischinger führt weitere Details zu dieser **Kollagenmanschette** an: *Derartige nur ultrastrukturell zu beobachtenden Kollagenmanschetten und terminalen vegetativ-sensiblen Axone stellen für die betroffenen Axone eine Information dar, die im Gehirn als Schmerz dekodiert wird. Die sich anbahnende positive Rückkoppelung fördert die Bildung weiterer Kollagenmanschetten benachbarter Axone. Der Prozess breitet sich aus und führt zur Symptomatologie der Fibromyalgie. Eine Krankheit, die anamnestisch immer auf nicht bewältigte Stressreaktionen zurückführt.* (Heine 1996) Der Aspekt der Kollagenmanschetten um die terminal vegetativ-sensiblen Axone von Pischinger und Heine bietet sich als Gegenstand für detailliertere Untersuchungen an.

Bei CMD treten an allen längergestreckten Muskeln am Übergang der Sehne zum Periost palpierbare Schmerzpunkte auf, die in der Praxis als Tendopathien, Tenderpoints, fibromyalgische Punkte etc. bezeichnet werden. Diese bei vielen CMD-Patienten äußerst schmerzvollen Punkte in der musculoskeletalen Faszie

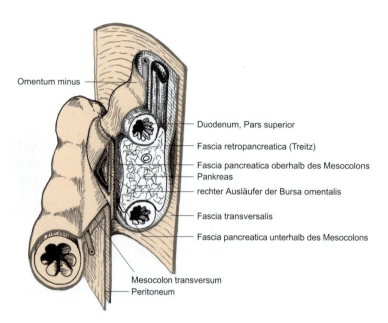

Abb. 2.42 Anheftungsfaszien zwischen Pankreas und Duodenum. [9]

erfahren innerhalb von Minuten eine deutliche Schmerzreduzierung, wenn der Patient adäquat osteopathisch behandelt wird und danach die neue Position der Mandibula durch die Bissnahme fixiert wurde (> Kap. 4.2).

Viscerale Faszien

Die Zellen der **parenchymatösen Organe** werden von bindegewebigen Hüllen umgeben, größere Zellverbände von einer weiteren Schicht und ebenfalls das gesamte Organ. Sind die Muskeln über die Sehnen an Periost und Knochen befestigt (s.o.), so sind die Organe über spezielle bindegewebige Strukturen an der Leibeswand befestigt. Man kann daher die visceralen Faszien als Aufhängung und Einbettung der inneren Organe betrachten. Jedes Organ ist mit einer Doppelschicht aus serösen Membranen umgeben. Die Haut des Organs wird als **viscerale Schicht,** die äußere Hülle als **parietale Schicht** bezeichnet. Die Faszien der Organe haben eigene Namen, z.B. am Herzen das Pericardium, an der Lunge die Pleura und im Bauchraum das Peritoneum. Je nach ihrer Funktion unterscheidet man Mesenterien, Ligamente und Omenta. Als Beispiel für die Vielfalt der Verbindungen im Bauchraum sind in > Abbildung 2.42 die Anheftungsfaszien zwischen Pankreas und Duodenum dargestellt.

Über die **Mesenterien** sind die Baucheingeweide an der Leibeswand befestigt und werden auf diesem Weg mit Gefäßen und Nerven versorgt. Mesenterien entstehen durch Faltung von Peritoneum parietale und Peritoneum viscerale. Dabei werden die zum Organ ziehenden Nerven und Gefäße umhüllt und eingeschlossen. Der Ursprung (die Wurzel) der Mesenterien ist der Wandbereich, den Peritoneum viscerale **und** Peritoneum parietale umgrenzen. Die Mesenterien gewährleisten, dass das Organ im Inneren der Peritonealhöhle einen angemessenen Bewegungsspielraum hat (> Kap. 3.7).

Die **peritonealen Ligamente** (nicht zu verwechseln mit den Bandstrukturen der Gelenke) bestehen aus zwei Bändern, die entweder die Organe untereinander oder das Organ mit der Peritonealwand verbinden. Anders als die Mesenterien führen sie keine wichtigen Gefäße. Teilweise handelt es sich um sehr kräftige Befestigungsstrukturen, teilweise sind sie von größerer Dehnbarkeit. Ein Beispiel ist das Lig. teres hepatis, das ein Überbleibsel der Nabelvene ist. Es führt vom Nabel zur Leber und wird als Lig. falciforme hepatis oder Aufhängungsband der Leber am Diaphragma bezeichnet.

Anders als bei den Faszien, die die Muskeln umhüllen, gibt es in den visceralen Faszien zahlreiche glatte Muskelzellen, die eine **Kontraktion der Faszie** bewirken können.

Beim Hinabsinken des Herzens in den thorakalen Raum und der gleichzeitigen Entwicklung der Lungen wird die **parietale Faszie** an den Rand gedrückt und kommt von innen auf den Rippen zu liegen (Fascia endothoracica). In > Abbildung 2.43 erkennt man die nach außen gedrückte Fascia endothoracica und den Lungen- und Pericardsack.

In > Abbildung 2.44 wurden die die vorderen Rippen und das Sternum entfernt, sodass der Blick direkt auf die Lungen, das Mediastinum und den darin enthal-

2.7 Craniomandibuläres System und andere Körpersysteme

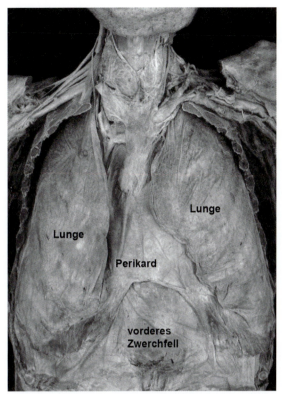

Abb. 2.43 Vorderansicht des eröffneten Thorax mit entferntem Sternum und Brustkorb. Die Überlagerung des Herzens durch die Lunge ist erkennbar, ebenso das Pericard. [11]

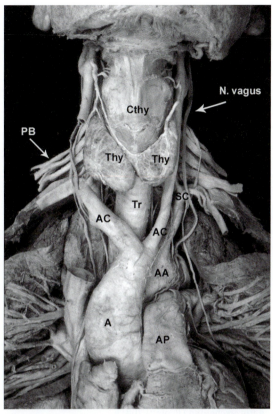

Abb. 2.44 Vorderansicht des Mediastinums und des tiefen Halsbereichs. Dargestellt sind die großen Gefäße und ihre Äste (A = Aorta, AC = A. carotis). Weiterhin N. vagus, Trachea (Tr) und Schilddrüse (Gl. thyroidea). [11]

tenen visceralen Strang fällt. Es lässt sich deutlich erkennen, wie sich die Fascia cervicalis ohne Unterbrechung weiter in die Fascia mediastinalis fortsetzt und zum Pericard wird und von dort weiter zum Diaphragma zieht.

➤ Abbildung 2.44 veranschaulicht, wie sich der viscerale Fasziensack durch den ganzen Körper hindurchzieht, weshalb er als Mediastinum des Thorax, des Abdomens und des Beckens bezeichnet werden kann. Nerven und Gefäße werden von Faszien umgeben und bilden Straßen und Gefäß-Nerven-Bündel in diesen sie schützenden Fasziensäcken.

Meningeale Faszie

Eine weitere tiefe Faszienschicht ist die Faszienschicht des duralen Systems im Schädel und im Rückenmarkkanal. Sie bildet das innere Periost der Schädelknochen und ist gleichzeitig die äußere Hülle des Gehirns. Die Mesenterien (Mesos) im Bauchraum entstehen durch Verdoppelungen des Peritoneums (s.o.). Ähnlich werden **Falx cerebri** und **Tentorium cerebelli** durch Ausstülpungen der tiefen Faszienschicht gebildet. Nach caudal setzt sich die **Dura mater** als Duralschlauch bis zum Sacrum fort und umschließt das Rückenmark als bindegewebige Hülle. Die Dura begleitet jedoch nicht nur die Hirnnerven an ihren Austrittsstellen aus dem Schädel über einige Millimeter, sondern über eine Länge von zwei bis drei Zentimetern auch die einzelnen Spinalnerven nach ihrem Durchtritt durch die Foramina intervertebralia. Hierdurch können Spannungszustände der Dura in die einzelnen Nerven weitergeleitet werden (➤ Abb. 2.45).

Ein Beispiel dafür ist das Foramen jugulare an der Schädelbasis, durch das drei Hirnnerven ziehen: N. glossopharyngeus, N. vagus und N. accessorius (➤ Abb. 2.46). Störungen der Okklusion und damit des Kiefergelenks betreffen immer das Foramen jugulare und können dadurch Auswirkungen auf alle drei Hirnnerven haben und zu Beschwerden führen (z.B. Schluckbeschwerden oder Übelkeit durch Kompression der Hirnnerven im Foramen jugulare) (➤ Kap. 3.3)

> Bei Störungen der Okklusion und damit des Kiefergelenks sind immer auch die Nn. glossopharyngeus, vagus und accessorius betroffen.

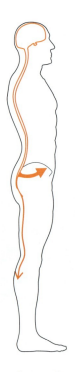

Abb. 2.45 Die meningeale Faszienkette. [9]

Nach Paoletti lassen sich folgende Funktionen der Faszien unterscheiden (Paoletti 2001):
- Stützfunktion und Triggerfunktion
- Schutzfunktion
- Stoßdämpferfunktion
- Hämodynamische und neurodynamische Funktion
- Abwehrfunktion
- Beteiligung bei Kommunikation und Austausch
- Biochemische Funktion.

Fasziensystem und craniomandibuläre Dysfunktion

Pathologische Zustände in den Fasziensystemen haben Auswirkungen auf den ganzen Körper. Das craniomandibuläre System ist integrativer Bestandteil des Fasziensystems. Dies bedeutet, dass Funktionsstörungen in der Körperperipherie dieses System pathologisch beeinflussen und umgekehrt krankhafte Zustände in diesem System den übrigen Körper beeinflussen können.

Die Fortleitung in den gesamten Körper geschieht über alle drei Faszienschichten. Im cervicalen Bereich kommt dabei dem **Hyoid** eine zentrale Rolle zu. Das Hyoid steht als einziger Knochen (Ausnahme: akzessorische Knochen wie z.B. Sesambeine) nicht gelenkig mit anderen Knochen in Verbindung, sondern über myofasciale Strukturen lediglich mit dem Unterkiefer, dem Mastoid, dem Proc. styloideus, der Scapula und dem Schildknorpel, und ist zwischen diesen schwebend befestigt (> Abb. 2.1).

> Über das Hyoid stehen Mandibula, Temporomandibulargelenk, Schädel und der übrige Körper in Verbindung (> Abb. 2.1).

Die für die CMD typische **Kopfvorhalteposition** führt zu einer Verlängerung und Schwächung der anterioren Halsmuskeln (Halsflexoren und infrahyoidale Muskulatur). Dabei kommt es zu einer Anhebung des Hyoids. Die suprahyoidalen Muskeln werden hingegen ebenso wie die suboccipitalen Muskeln bei dieser Kopfhaltung verkürzt. Diese Kopfhaltung kann auch ohne zugrunde liegende CMD bei jedem Menschen entstehen, v.a. bei Personen, die viel am Computer arbeiten und eine schlechte Arbeitshaltung einnehmen. Auf Dauer begünstigt diese willkürlich eingenommene Kopfhaltung aber als aufsteigende Läsionskette die Entstehung einer CMD.

Bei Untersuchungen an Patienten konnte der Autor beobachten, dass lediglich durch eine osteopathische Behandlung (myofasciale Techniken) der supra- und infrahyoidalen Muskeln sowie der tiefen Nackenflexoren Symptome wie ständiges Räuspern, Globusgefühl, Schluckbeschwerden, Phonationsänderungen, Heiserkeit etc. positiv beeinflusst werden.

Die viscerale Faszienkette hat am Ende der **Fascia pharyngobasilaris** eine „Weiche" am Hyoid und setzt sich von hier aus über die Fascia interpterygoidea und die Fascia pterygotemporomandibularis nach cranial fort. Nach caudal geht die Fascia pharyngobasilaris in das Pericard über und zieht dann bis zum Diaphragma. Im Bereich der Apertura thoracis bestehen Verbindungen mit der Fascia cervicalis media und profunda, über die ein Teil der Spannungen auf knöcherne Strukturen übertragen werden kann (> Abb. 2.40).

Physiologische Aspekte

Aus der Histologie und Physiologie des Fasziensystems lässt sich ableiten, dass dieses multiple Aufgaben innerhalb des Körpers erfüllt. Das Bindegewebe stellt eine lückenlose Verbindung zwischen den verschiedenen Kompartimenten des Körpers und den Organen her und ist deshalb maßgeblich an der Funktionsfähigkeit des gesunden Körpers beteiligt. Die Informationen zwischen den einzelnen Teilen des Körpers laufen über das Fasziensystem (inklusive der extrazellulären Matrix).

2.7 Craniomandibuläres System und andere Körpersysteme

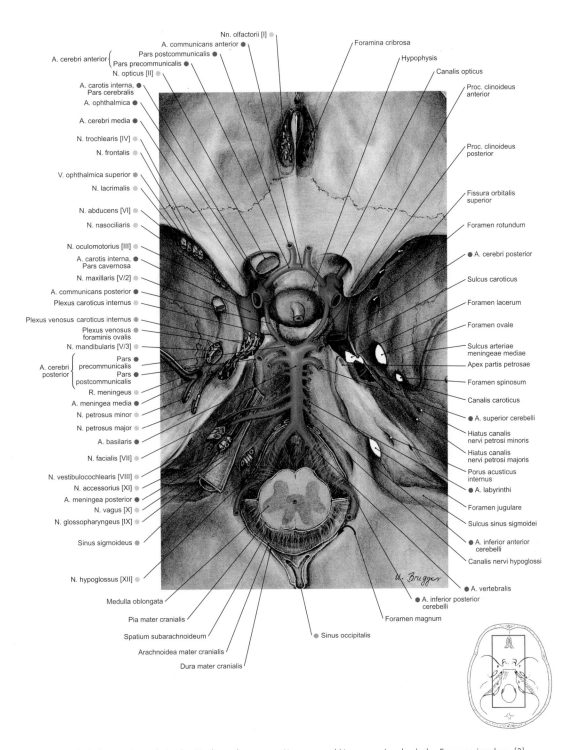

Abb. 2.46 Schädelbasis mit Durchtritt des N. glossopharyngeus, N. vagus und N. accessorius durch das Foramen jugulare. [2]

Das Fasziensystem verbindet nicht nur die unterschiedlichen Bereiche des Körpers miteinander, sondern im weiteren Sinne auch die verschiedenen Fachrichtungen der Medizin.

Das tiefe durale Fasziensystem wird auch **craniosacrales Fasziensystem** genannt. Es steht über Verbindungsstellen unmittelbar mit der mittleren und oberflächlichen Faszienschicht in Kontakt. Wie in der mittleren und oberflächlichen Schicht verlaufen auch im duralen

Fasziensystem sämtliche Blutgefäße und Nerven (> Abb. 2.38).

Im Folgenden werden die Halte- und Stützfunktion, die Stoßdämpfer- und die hämodynamische Funktion sowie die Beteiligung an Kommunikation und Austausch besprochen. Für weiterführende Informationen sei auf die einschlägige Literatur verwiesen (Paoletti 2001).

Halte- und Stützfunktion

Das Muskelsystem ist der Motor für Gelenkbewegungen, aber erst durch die bindegewebigen Hüllen von Muskelzellen, Fasernbündeln und Sehnen, d.h. durch das muskuläre Fasziensystem, werden die Mechanik und die kontraktile Kraftentfaltung in eine Richtung koordiniert. Über das Fasziensystem wird die Kraft auf Gelenke und Knochen übertragen. Diese Halte- und Stützfunktion wird ersichtlich, wenn man sich vorstellt, dass bei einem Menschen alle Systeme außer dem Fasziensystem entfernt werden: Man würde immer noch ein menschliches Erscheinungsbild erkennen.

Aufgrund ihrer hohen **Viskoelastizität** können sich oberflächliche Faszien deutlich dehnen, um z.B. Körperfett aufzunehmen. Viscerale Faszien dehnen sich im Allgemeinen weniger stark, da in ihnen Gefäße und Nerven verlaufen. Aufgrund ihrer verbindenden Funktion für die Organe stehen sie unter einer fast konstanten Spannung. In den tiefer liegenden Faszien befinden sich glatte Muskelzellen (Myofibroblasten). Dadurch können sie sich über längere Zeit aktiv kontrahieren. Dies kann eine Dauerspannung im Bereich dieser Faszien verursachen. Die **Steifigkeit der Faszien** hängt offenbar mit der Dichte der Myofibroblasten zusammen, da sich z.B. sowohl bei der palmaren Fibromatose (Dupuytren-Kontraktur) als auch bei der Frozen shoulder eine besonders hohe Dichte an Myofibroblasten findet (Remvig et al. 2007).

Stoßdämpferfunktion

Die Elastizität der Faszien bewirkt, dass auf den Körper einwirkende Belastungen abgedämpft werden. Dabei trägt v.a. die makromolekulare Gliederstruktur der Proteoglykane (s.o.) aktiv zum Zusammenhalt der Gewebe bei mechanischen Belastungen bei (Pischinger 1998).

Paoletti erklärt die Stoßdämpferfunktion folgendermaßen: *Die Proteoglykane und die Hyaluronsäure überziehen die Grundsubstanz mit einer netzartigen Molekülstruktur, lagern sich an die Zelloberfläche, bilden die Interzellularsubstanz, umhüllen Kollagen- und Elastinfasern und dringen in sie ein. Aufgrund ihrer Zähflüssigkeit stellen sie Puffer dar, die für eine normale Zell- und Gewebefunktion unerlässlich sind.* (Paoletti 2001)

Wirken von außen Kräfte auf den Körper ein, schädigen diese Kräfte ab einer gewissen Intensität das parenchymatöse Gewebe, sofern ihre Kraft nicht vorher abgeleitet und umverteilt wird. Diese Umleitung und Umverteilung geschieht über das Fasziensystem. Dies kann mit dem Sturz eines Skifabfahrtläufers veranschaulicht werden: Der Sturz sieht häufig spektakulärer aus als er in seiner Wirkung ist, da die Bewegungsenergie aufgrund der Schrägheit des Hanges verpufft, was z.B. bei einem Sturz auf eine harte flache Oberfläche aus mehreren Metern Höhe nicht der Fall ist.

Die Bewegungskräfte, die von außen auf den Körper einwirken, werden wie die willkürlichen und unwillkürlichen Kontraktionen der Stütz- und Bewegungsmuskulatur als **episodische Kräfte** bezeichnet – im Gegensatz zu den **rhythmischen kontraktilen Kräften,** die in Form der Darmperistaltik, des Herzschlags oder der Atmung und anderer rhythmischer Bewegungen im Körper auftreten. Das Fasziensystem nimmt alle kontraktilen Kräfte auf und verteilt sie effizient im Körper.

Hämodynamische und neurodynamische Funktion

Das Lymph-, Gefäß- und Nervensystem ist untrennbar mit dem Fasziensystem verbunden, sodass sich jede pathologische Verspannung oder Distorsion der Faszien störend auf die Hämo- und Neurodynamik und damit auf die normale Funktion von Nerven und Blutgefäßen auswirkt. Ein besonders anschauliches Beispiel ist ein Supinationstrauma des Fußes, bei dem noch nach Wochen und Monaten die Lymphzirkulation gestört sein kann, da das Lymphsystem aufgrund der kleinen Kapillaren besonders unter Kompression leidet.

Das Fasziensystem schwingt rhythmisch mit einer Frequenz von ca. acht bis zwölf Zyklen pro Minute (Paoletti 2001) (> Kap. 2.4.2). Durch diese **Schwingungen,** die mit leichten Kontraktionen gleichgesetzt werden können, kommt eine Pumpbewegung zustande, die Blut und Lymphe (Lymph- und Blutgefäße liegen im Fasziensystem) weitertransportieren. Dieser Mechanismus wird durch Muskelkontraktionen verstärkt. Das Faziensystem fungiert dadurch gewissermaßen als Ergänzung zur Pumpfunktion des Herzens.

Beteiligung bei Kommunikation und Austausch

Diese Faszienfunktion hat besondere Bedeutung bei der **Nozizeption,** da alle peripheren Nerven und alle sensorischen Rezeptoren – Nozizeptoren, Propriozeptoren, Temperaturrezeptoren und Tastkörperchen – im Fasziensystem enden. Da es im parenchymatösen Gewebe keine Nozizeptoren gibt, können Schmerzen nur zwei Ursachen haben: Entweder entstehen Schmerzen im Nerv bzw. im Nervensystem selbst oder im Bindegewebe. Spricht man umgangssprachlich von „Muskelschmerzen", sind dies bei genauer Betrachtung letztlich Faszienschmerzen bzw. Bindegewebeschmerzen.

Nach Wühr (2004) hat der **Faszienrhythmus** für das craniomandibuläre System besondere Bedeutung, da sich beim Schluckakt der Unterkiefer am Oberkiefer abstützt. Wühr sieht im Schluckakt einen wichtigen Motor und Taktgeber für den Faszienrhythmus, da die Schluckkräfte in das craniosacrale System weitergeleitet werden. Auch im Volksmund gibt es Aussagen, die auf die besondere Bedeutung des Schluckens bzw. des Zusammenbeißens der Zähne hinweisen: „sich durchbeißen", „die Zähne zusammenbeißen", „keinen Biss haben" etc. Oder man denke an Sportler im Fitnessstudio oder andere Menschen, die einen schweren Gegenstand heben wollen, wie sie die Zähne zusammenbeißen. Mit dem Zusammenbeißen der Zähne wird die Kraft in den Schädel weitergeleitet. Oft wird gleichzeitig Luft angehalten, sodass eine gewisse Starre im Fasziensystem entsteht, die scheinbar den nötigen Widerstand schafft, um das schwere Gewicht heben zu können (Wühr 2004A/B). Ein entgegengesetzter Effekt tritt bei **Okklusionsstörungen** auf, wenn es bei maximaler Intercuspidation (maximaler Zubiss mit maximalen Zahnkontakten) zu einer pathologischen Weiterleitung in das gesamte craniomandibuläre System und damit auch in die Körperperipherie kommt, was zu deutlichen Muskeldysfunktionen führt (> Kap. 3.1). Bei dem Versuch, ein schweres Gewicht zu heben, würden Okklusionsstörungen daher beim Zubiss eher eine Muskelschwäche hervorrufen – das Gegenteil des gewünschten Effektes.

Pathologische Aspekte

Die pathologischen Zustände des Fasziensystems lassen sich aus seinen oben beschriebenen Aufgaben und Funktionen ableiten. Im Bereich der Orthopädie sind Auswirkungen rheumatischer Erkrankungen (v.a. Kollagenosen und andere Bindegewebekrankheiten, wie z.B. das Marfan-Syndrom) auf das Fasziensystem zu beachten. Aber auch posttraumatisch oder postoperativ kann es durch narbige Einziehungen und Keloidbildung zu erheblichen Störungen kommen.

Faszien besitzen **kontraktile Elemente,** deren Eigenschaften man mit denen von Nylonstrümpfen vergleichen kann: Man kann sie in die Länge ziehen oder ganz klein zusammenrollen. Laufmaschen im Strumpf (Läsionen) können mit Klebstoff oder durch Stopfen aufge-

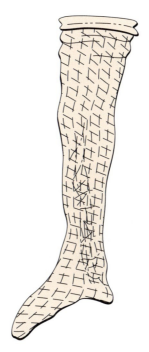

Abb. 2.47 Myofasciales Konzept: Im oberen Bereich sieht man die normale Bewegung und Dehnfähigkeit der Faszien, verglichen mit dem Zug an einem dehnbaren Nylonstrumpf, im unteren Bereich die Störung dieser Dehnfähigkeit, z.B. durch eine Narbe, entsprechend einer mit Klebstoff gestopften Laufmasche. Dabei kommt es zu falschen Spannungslinien im Bereich der Faszie. [7]

halten werden. Beide Maßnahmen führen zu einer verminderten Dehnfähigkeit (> Abb. 2.47).

> Sind Faszien durch Narben und Adhäsionen in ihrer Dehnbarkeit eingeschränkt, ist diese Einschränkung immer ein Störfaktor für das Bindegewebe und setzt dieses unter Spannung, was über einen längeren Zeitraum stets zu einer Änderung von Struktur, Plastizität und Elastizität an dieser Stelle führt, die wiederum langfristig zu einer Störung im gesamten Fasziensystem an anderer Stelle führen kann.

Die Faszienproblematik kann demnach an einer ganz anderen Stelle lokalisiert sein als die Eintrittspforte des pathologischen Reizes. Meist kann sich der Körper relativ gut mit einzelnen Störungen im Fasziensystem arrangieren. Summieren sich die Beeinträchtigungen durch Narben und Adhäsionen oder andere Störungen, erschöpft sich das **Kompensationsvermögen** und es kommt zu Schmerzsymptomen.

Die genannten pathologischen Veränderungen des Fasziensystems können demnach zu craniomandibulären Dysfunktionen führen. Deshalb sollte man nicht nur auf große Narbenbezirke achten (z.B. bei einer „neck dissection") oder auf Narben nach cervicalen Bandscheibenoperationen und Spondylodesen mit teils erheblicher Auswirkungen auf das craniomandibuläre System, sondern auch nach kleineren versteckten Narben und Adhäsionen suchen, die im Schädel und HWS-Bereich vorhanden sein können, z.B.

- Adhäsionen und Narben nach Zahnextraktionen speziell im Molarbereich
- Adenektomien
- Narben nach operativer Behandlung von lateralen Halszysten
- Schilddrüsenoperation.

Auch pathologische Reize aus weiter entfernten Regionen sollten immer mit in die Überlegungen einbezogen werden, da sie ebenfalls zu aufsteigenden Störungen führen können, z.B. Pleuraschwielen nach tuberkulösen Prozessen oder retroperitoneale Einblutungen nach Wirbelfrakturen im Bereich der LWS.

2.7.2 Muskeln

Craniocervicale Muskeln

Wie bereits im Abschnitt über die ätiologischen Faktoren der CMD bei den myogenen Ursachen ausgeführt, kommt der **Kopfhaltung** eine wesentliche Rolle bei der Entstehung einer CMD zu (➤ Kap. 2.1.4).

Wiederum sind Wirkungen in beide Richtungen möglich: Einerseits kann die Stellung des Kopfes durch muskuläre oder andere Ursachen primär gestört sein und damit eine CMD hervorrufen. Umgekehrt verursacht eine pathologische Okklusion die Fehlhaltung des Kopfes. Der beweglichste Teil des craniomandibulären Systems ist die Mandibula, insofern kommt der Stellung der Mandibula eine herausragende Bedeutung zu.

Die Haltung der HWS verändert die Unterkieferposition: Die Mandibula bewegt sich nach cranial und anterior, wenn der Kopf in Höhe von C0–C2 flektiert wird. Die typische **Kopfvorhalteposition,** die bei Haltungsstörungen oder bei CMD-Störungen beobachtet werden kann, führt nachweislich zu einer Abnahme der vertikalen Dimension der Okklusion und zu einer Retralverlagerung der Mandibula in Richtung Angle-II-Klassifikation (➤ Kap. 2.3.4).

In zahlreichen Studien konnten z.B. mittels Elektromyographie (EMG) Veränderungen in den Kaumuskeln und in den Muskeln im craniocervicalen Bereich durch eine Veränderung von Kopfhaltung und Mandibulaposition nachgewiesen werden. Funakoshi und Mitarbeiter (1976) konnten zeigen, dass bei Kopfflexion der Tonus des M. digastricus, bei Kopfextension hingegen der Tonus des M. temporalis erhöht wird. Forsberg und Mitarbeiter (1985) beobachteten bei einer Kopfextension von ca. 10–20° eine Zunahme der Aktivität des M. masseter und eine gleichzeitige Abnahme der Aktivität der posterioren Halsmuskeln.

Insgesamt herrscht in der Literatur weitgehend Übereinstimmung darüber, dass die Aktivität der Kaumuskulatur bei Flexion des Kopfes abnimmt, während sie bei der Extension zunimmt. Perry konnte zeigen, dass eine längere **Retraktion des Unterkiefers,** z.B. aufgrund eines Spasmus des M. temporalis, eine Reflexkontraktion der posterioren Halsmuskeln hervorruft, da das Gleichgewicht zwischen dem M. temporalis und dem M. masseter sowie der suprahyalen Muskulatur insgesamt gestört ist. Diese retrale Stellung kommt häufig bei kleinen Kindern vor, die aufgrund von großen Adenoiden nicht durch die Nase atmen können und daher nachts mit überstrecktem Kopf schlafen. Bei diesen jungen Patienten entwickelt sich häufig ein Fehlwachstum des Unterkiefers mit dann retraler Position (Perry 1956).

> Da die Stellung der Mandibula eine derart wichtige Rolle spielt, muss es ein Bestreben der craniomandibulären Therapie sein, das Gleichgewicht der Muskulatur wiederherzustellen (➤ Abb. 2.48). Eine besondere Bedeutung kommt dabei der Relation zwischen Mandibula und Os temporale zu, die durch die Fossa mandibulae und diverse Muskeln und Ligamente unmittelbar miteinander verbunden sind. Bei Muskelgleichgewicht kommt es nicht zu Dysfunktionen.

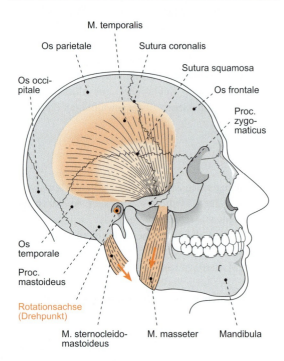

Abb. 2.48 Gleichgewicht der Muskeltätigkeit am Os temporale. Mit freundlicher Genehmigung von Eastland Press; aus: Upledger JE. Lehrbuch der Kraniosakral-Therapie. Haug Verlag, Heidelberg 1994

Der **M. temporalis** setzt am Proc. coronoideus der Mandibula an und kann durch seine nach posterior verlaufenden Fasern eine Retraktion der Mandibula mit Kompression des Caput mandibulae in die bilaminäre Zone hinein verursachen.

Eine weitere Besonderheit des M. temporalis besteht darin, dass er mit seinen Faseranteilen über die Sutura squamosa hinwegzieht. Die Hauptfunktion des Muskels besteht einerseits in der Anhebung des Unterkiefers, seine posterioren Faserzüge sind jedoch andererseits besonders wichtig für die Retrusion und die Lateralverschiebung der Mandibula zur ipsilateralen Seite. Kommt es zu einer **beidseitigen Kontraktion des M. temporalis**, wird die Sutura squamosa komprimiert, was zu Spannungszuständen im seitlichen Schädelbereich führen kann (➤ Abb. 2.49).

Bei **einseitiger Kontraktion mit Verspannungen im** M. temporalis kommt es auf der ipsilateralen Seite zur Kompression der Sutura squamosa, auf der kontralateralen Seite zu einer Distraktion dieser Sutur. Dies ist häufig bei einem Okklusionshindernis bei zu hoher Krone im Molarenbereich zu beobachten, wo es auf der Seite der Krone, die zu hoch ist, zu einer Distraktion dieser Sutur kommt. Die besondere anatomische Anordnung der Sutura squamosa kann diesem pathogenen Mechanismus Vorschub leisten, da es zu einem Gegeneinandergleiten der beiden Knochen in der Sutur kommen kann.

Myofasciale Spannungslinien

Bei der Betrachtung der Zusammenhänge von Kaumuskeln und übrigem Körper ist das Bild der „myofascialen Spannungslinien" sehr hilfreich, das Myers (2004) vorgestellt hat. Er beschreibt zehn myofasciale Linien, die sich wie Schlingen durch den Körper ziehen. Mit diesem Bild lassen sich die anatomischen Zusammenhänge auf faszinierende Weise erklären.

In den folgenden Abschnitten werden die oberflächliche Rückenlinie, die oberflächliche Frontallinie, die Laterallinie und die tiefe Frontallinie näher erklärt, da sie die Auswirkungen einer CMD auf den Körper sehr gut verdeutlichen. Zur Veranschaulichung des Zusammenhangs zwischen Schädel und übrigem Körper wird ein Teilbereich der oberflächlichen Rückenfaszien näher erklärt.

Oberflächliche Rückenlinie

Die oberflächliche Rückenlinie (ORL) verbindet die gesamte posteriore Körperoberfläche, von der Unterseite des Fußes bis zum Scheitel am Kopf. Der ORL kommt eine übergeordnete Funktion bei der Haltung zu, da sie den Körper in der Extension unterstützt und der Tendenz entgegenwirkt, der Schwerkraft zu folgen und ständig in einer Flexion zu sitzen oder sich in einer Flexion zu halten.

Für die Funktion, die Körperhaltung zu unterstützen, ist ein höherer Anteil an roten, sogenannten **intrafusalen tonischen Muskelfasern** im muskulären Anteil des myofascialen Bandes erforderlich. Die ORL ist eine der Kardinallinien, die hauptsächlich die Haltung und Bewegung in der Sagittalebene vermittelt. Bei übermäßiger Spannung würde der Patient eher in einer Extension stehen, bei zu schwacher Funktion in einer Körperflexion (Myers 2004) (➤ Abb. 2.50).

Bei der Palpation und Inspektion des Schädels beginnt man an der cranialsten Ansatzstelle der oberflächlichen Rückenlinie. Die ORL endet als starke Ansatzstelle am Os frontale oberhalb der Orbita am Arcus superciliaris und zieht von dort bis zur Linea nuchae. Sämtliche longitudinalen myofascialen Linien enden oder beginnen hier, je nachdem, wie man Ende oder Beginn der myofascialen Spannungsketten am Schädel definiert.

> Man kann den Menschen als eine Marionette sehen, an deren Kopf sämtliche Fäden zusammenlaufen. Bewegungen durch Ziehen und Loslassen des Marionettenspielers beeinflussen die Stellung des Schädels (➤ Abb. 2.51).

Jeder, der einmal unter Spannungskopfschmerz gelitten hat, weiß, wie positiv eine gelungene Kopfmassage wirken kann. Der standardmäßigen Massage der Kopfhaut bei Friseuren und Barbieren in den asiatischen Ländern kommt dementsprechend eine hohe Bedeutung für die

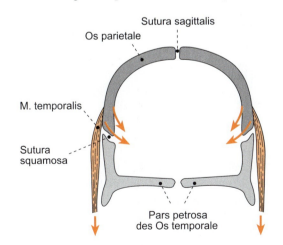

Abb. 2.49 Auswirkungen einer Kontraktion des M. temporalis auf die Sutura squamosa. Die Pfeile stellen die Bewegungsrichtung der Schädelknochen und des M. temporalis dar.
Mit freundlicher Genehmigung von Eastland Press; aus: Upledger JE. Lehrbuch der Kraniosakral-Therapie. Haug Verlag, Heidelberg 1994

2 Essenzielle Fakten zum Verständnis der craniomandibulären Dysfunktion

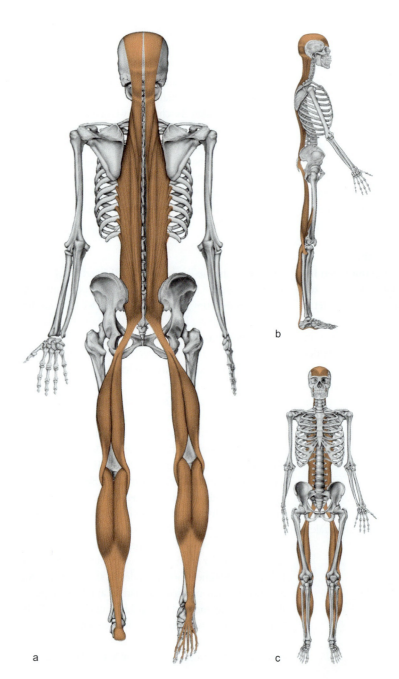

Abb. 2.50 a–c Die oberflächliche Rückenlinie. [12]

Prophylaxe von Kopfschmerzen durch Entspannung der Kopfmuskeln zu – ein Service, der sich hoffentlich auch in den westlichen Ländern durchsetzen wird.

Von der Augenbraue bzw. vom Os frontale verlaufen weitere fasciale Verbindungen ins Gesicht. Diese sind jedoch sehr oberflächlich und locker und stellen keine strukturellen Zugspannungslinien dar. Auch aus entwicklungsgeschichtlicher Sicht ist der Endpunkt der ORL oberhalb der Orbita sinnvoll, da sich der menschliche Schädel aus zwei embryologisch unterschiedlichen Quellstrukturen entwickelt hat: Das Neurocranium des menschlichen Schädels ist eine Verlängerung der Wirbelsäule, während sich die viscerocranialen Gesichtsstrukturen aus dem **Kiemenbogenapparat** entwickelt haben (➤ Abb. 2.52).

Oberflächliche Frontallinie

Eine weitere Muskellinie, die am Schädel endet, ist die oberflächliche Frontallinie (OFL), die ebenfalls von den

2.7 Craniomandibuläres System und andere Körpersysteme

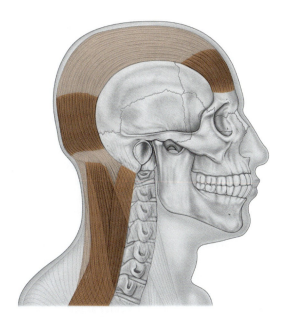

Abb. 2.51 Die oberflächliche Rückenlinie verläuft von der Faszie des M. erector spinae als Galea aponeurotica über den Scheitel des Kopfes bis zu ihrer festen Ansatzstelle an den Augenbrauenbögen. [12]

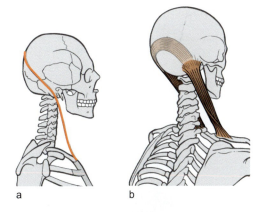

Abb. 2.53 Obwohl der M. sternocleidomastoideus am Proc. mastoideus endet, verläuft seine Zugkraftlinie am Schädel weiter, zieht etwas oberhalb der Sutura lambdoidea längs und verbindet sich auf der Gegenseite mit dem kontralateralen M. sternocleidomastoideus. [12]

Füßen bis zum Kopf zieht und ein Gegengewicht zur ORL darstellt. Den obersten Abschnitt der OFL bildet der **M. sternocleidomastoideus,** dem eine besondere Bedeutung bei Störungen der CMD zukommt.

Die OFL setzt sich vom M. rectus abdominis nicht – wie man vermuten würde – in die infrahyoidalen Muskeln fort, die in einer tieferen Schicht liegen und dann in die thorakalen Viscera übergehen, sondern in den M. sternocleidomastoideus, der am Proc. mastoideus des Os temporale ansetzt und von dort in die lateralen bzw. posterioren Anteile der Galea aponeurotica einstrahlt (> Abb. 2.53). **Einseitige Verspannungen des M. sternocleidomastoideus (Torticollis)** haben eine direkte Auswirkung auf die Stellung des Os temporale, das dann in eine Extensionsstellung hineingeht, dadurch den Proc. zygomaticus eleviert und das Kiefergelenk ipsilateral nach posterior-cranial zieht. Bei Verspannungen dieses Muskels sind Okklusionsstörungen vorprogrammiert. Sie führen darüber hinaus zu einer herabgesetzten Beweglichkeit am Asterion, der Verbindungsstelle zwischen Os occipitale, Os parietale und Os temporale. Diese Region weist eine der stärksten Bewegung im craniosacralen System auf (> Kap. 2.5). Studien haben gezeigt, dass sich die Sutura occipitomastoidea und parietomastoidea nicht vor dem 70. bis 80. Lebensjahr schließen (Todd und Lyon 1924).

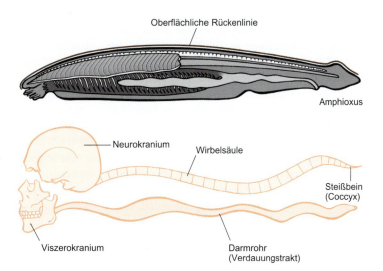

Abb. 2.52 Neurocranium. Embryologisch entwickelte sich der menschliche Schädel aus zwei Quellstrukturen: Das Neurocranium ist eine Verlängerung der Wirbelsäule, das Viscerocranium hat sich aus dem Darmrohr, d.h. aus dem Kiemenbogenapparat, entwickelt. [12]

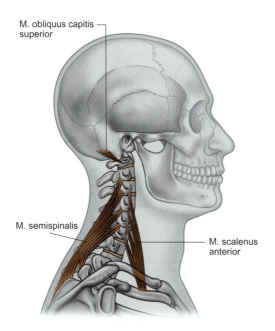

Abb. 2.54 Dargestellt ist die Verbindung zwischen dem M. scalenus anterior und der Weiterleitung in den M. obliquus capitis superior. [12]

Daher kommt der Behandlung des M. sternocleidomastoideus und der darunterliegenden Mm. scaleni sowie der Galea aponeurotica ebenfalls große Bedeutung zu (➤ Abb. 2.54).

Laterallinie

Die Laterallinie (LL) geht ebenfalls vom Fuß aus und zieht bis zum Schädel. Die LL ist an der **Seitwärtsbewegung des Körpers** beteiligt und dient der **Haltungsbalance zwischen Vorder- und Rückseite des Körpers.** Im HWS- und Schädelbereich kommt dabei der tiefen LL mit den Mm. scaleni und deren assoziierter Faszie eine besondere Bedeutung zu. Die Mm. scaleni bilden eine Art Zeltdach, das von der ersten und zweiten Rippe entspringt um die HWS herumreicht. Sie führen eine Lateralflexion bei ipsilateraler Anspannung durch bzw. eine Stabilisierung der HWS bei beidseitiger Kontraktion (➤ Abb. 2.55).

Die Mm. scaleni haben durch muskuläre Faseranteile sowie über ein fasziales Kontinuum eine direkte funktionelle Verbindung mit den suboccipitalen Muskeln, insbesondere mit dem M. obliquus capitis superior und dem M. semispinalis capitis. Bei **Hypertonizität** dieser Muskeln kommt es zur **Kopfvorhalteposition,** da der M. scalenus anterior die unteren Halswirbel in eine Flexion, der M. obliquus capitis superior das Occiput hingegen in eine anteriore Translation zieht.

Tiefe Frontallinie

Eine weitere myofasciale Meridianlinie, der craniale Anteil der tiefen Frontallinie (TFL, ➤ Abb. 2.56), ist ebenfalls wichtig für das Verständnis der CMD. Der Hauptanteil der TFL zieht mit dem Ösophagus zur posterioren Seite des Pharynx, einschließlich der Pharynxkonstriktoren (➤ Abb. 2.57, ➤ Abb. 2.58). Dieser Teil der TFL verbindet sich über die Mm. styloidei mit dem Os temporale im Bereich des Tuberculum pharyngeum.

Der obere Anteil der anterioren TFL verläuft entlang der Mm. infrahyoidei bis zum Os hyoideum. Vom Os hyoideum verlaufen zwei fasziale Schlingen nach cranial (➤ Abb. 2.59):
- Der **M. styloideus** verläuft nach posterior zum Proc. styloideus des Os temporale. Durch seinen Zug wird unmittelbarer Einfluss auf die Stellung des Os temporale ausgeübt.
- Der **M. mylohyoideus,** der **Venter anterior des M. digastricus** und der **M. genohyoideus** ziehen zur Mandibula und bilden den Mundboden unterhalb der Zunge.

Durch die genannten Muskeln besteht eine direkte Verbindung zu den Kaumuskeln der Muskelschlinge, die vom M. pterygoideus medialis und M. masseter gebildet wird.

Verspannungen der Muskeln der TFL (einschließlich des M. hyoglossus) und v.a. der Konstriktoren beeinflussen die Stellung des Schildknorpels und Stellknorpels erheblich. Diese Beeinträchtigung hat wiederum Auswirkungen auf die **Phonation** (➤ Kap. 3.5.2).

2.7.3 Nervensystem

Segmentanatomie

Das Spinalnervensystem ist von elementarer Bedeutung für das Verständnis der verschiedenen Lokalisationen von Schmerzempfindung und der neurogenen Verschaltungen im Körper. Der folgende Exkurs zur Segmentanatomie stützt sich im Wesentlichen auf die Publikationen von Wancura (2009) und die Forschungsergebnisse von Willard (2010).

Die Segmentierung ergibt sich aus dem Spinalnervensystem und wird ergänzt durch das vegetative Nervensystem. Bei Vertebraten entspricht einem Segment das Versorgungsgebiet eines Spinalnervs für Haut, Muskulatur, Knochen und innere Organe. Damit stellt ein Segment die reziproke Beziehung zwischen Körperoberfläche und Körperinnerem dar. Von medizinischer Bedeutung sind dabei die **Verschiebungen von Körperschich-**

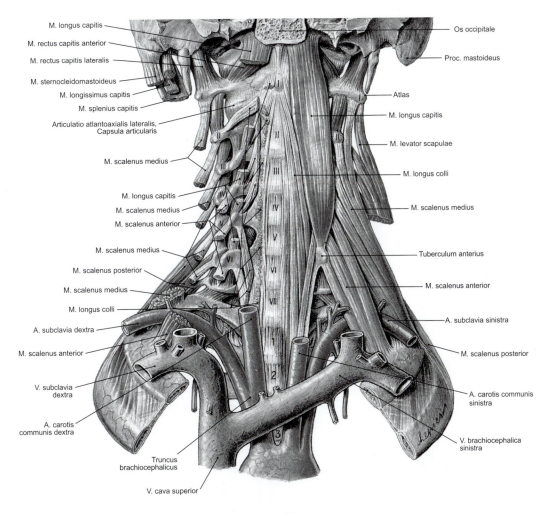

Abb. 2.55 Zeltförmige Anordnung der Mm. scaleni im Halsbereich. [2]

ten in der Embryonalentwicklung. Dies bedeutet, dass sich Körperareale, die von ein und demselben Spinalnerven versorgt werden, in verschiedenen Körperregionen finden können:

- Dermatom – Haut
- Myotom – Muskel
- Sklerotom – Knochen
- Neurotom – Spinalnerv.

Diese vier Schichten umschließen die Körperhöhle und damit die inneren Organe (Enterom). Diese Unterteilung bleibt lebenslang bestehen, was bedeutet, dass jedes innere Organ mit einem definierten Abschnitt des Rückenmarks über das Segment mit den jeweiligen Haut-, Muskel- und Knochenabschnitten in Beziehung steht. Bei einer Irritation des Spinalnervs C5 können beispielsweise Schmerzen und Verspannungen im Myotom C5 im Bereich von Schulter und Oberarm entstehen sowie im Bereich der Spina scapulae (Sklerotom C5). Zwerchfellnahe Organe können wiederum Störungen entwickeln, die über den N. phrenicus weitergeleitet und dadurch Schmerzen verursachen können (➤ Abb. 2.60).

Die Spinalnerven bestehen aus einer Vereinigung von dorsalen und ventralen Wurzelfäden, die aus dem Rückenmark segmental pro Wirbelkörper austreten (➤ Abb. 2.61).

Die verschiedenen Anteile in den Spinalnerven sind deshalb von Bedeutung, weil diese als gemischte Nerven zur Peripherie ziehen und sowohl motorische als auch sensible und vegetative Fasern enthalten. Dabei sind Anteile der dorsalen und ventralen Wurzelfäden im jeweiligen Segment gemischt.

N. trigeminus

Das craniomandibuläre System wird primär durch den N. trigeminus versorgt. Deshalb ist der N. trigeminus einer der Schlüssel zum Verständnis der vielfältigen Aus-

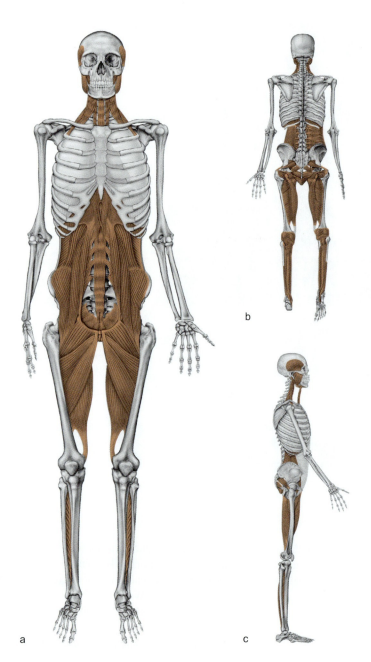

Abb. 2.56 a–c Die tiefen Frontallinien. [12]

wirkungsmöglichkeiten und assozierten Symptome einer CMD. Wühr hat den N. trigeminus und das Nervensystem allgemein mit einer Computeranlage verglichen, wobei der Computer „Nervensystem" über die afferenten Nerven den Input von peripheren Sensoren erhält, diese analysiert und in den zentralen Kernen verrechnet, um dann über die afferenten Nerven den Output zu den Erfolgsorganen weiterzureichen. Dieses Funktionsprinzip gilt letztlich überall im Nervensystem, somit auch im Bereich des craniomandibulären Systems (Wühr 2004A/B).

Trigeminales System

Um beim Bild des Computersystems zu bleiben: Der N. trigeminus bekommt über seine afferenten Nervenfasern (primär aus dem Zahnhalteapparat, der Kaumuskulatur und dem Kiefergelenk) den Input in seine sensiblen Kerngebiete. Die Ausdehnung der sensiblen Kerne ist auffallend groß und reicht vom Mittelhirn bis in das zweite Cervicalsegment. Hier werden – wie im Computer – die Informationen, die über die afferenten Bahnen kommen, analysiert, verrechnet und schließlich

2.7 Craniomandibuläres System und andere Körpersysteme

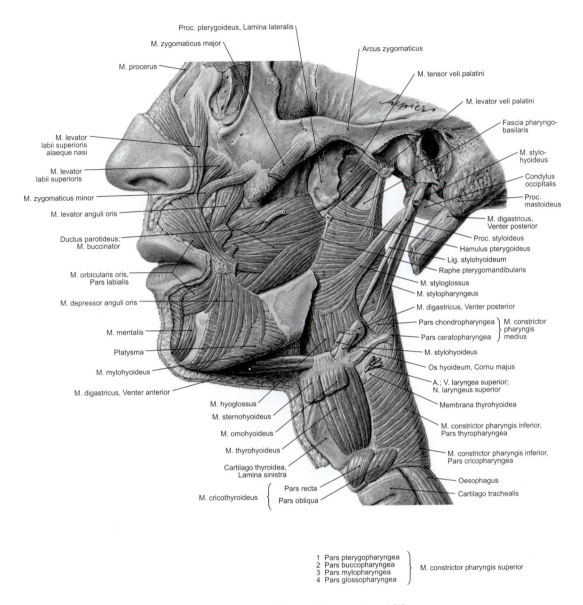

Abb. 2.57 Darstellung der Rachenkonstriktoren und der Mundbodenmuskulatur von lateral. [2]

über die motorischen Nervenfasern zu den Erfolgsorganen (Kau-, Zungen- und Mundbodenmuskeln) weitergeleitet. Letztlich kann man von einem **sensiblen Input mit motorischem Output** sprechen.

In > Abbildung 2.62 ist eine Vielzahl der Verschaltungen im Trigeminussystem dargestellt. Aus der Verschaltung geht die Wichtigkeit dieses Systems für die CMD hervor. Sämtliche Afferenzen von Muskelspindeln und Sehnenrezeptoren aus der Kiefermuskulatur und dem Kiefergelenk werden direkt zum Nucleus mesencephalicus des N. trigeminus und von dort mit einer monosynaptischen Verschaltung zum Nucleus motorius des N. trigeminus weitergeleitet. Von dort können über efferente Fasern in einer Art Kreislaufsystem die Kaumuskeln beeinflusst werden.

Ebenfalls in einer Art Kreislaufsystem werden die sensiblen Afferenzen aus den Zahnhälsen, dem Desmodontium und somit aus dem gesamten **Aufhängeapparat der Zähne,** der extrem feine Unterschiede bei der Okklusion feststellen kann, zum Nucleus spinalis des N. trigeminus weitergeleitet und konvergieren dort mit Afferenzen aus den spinalen Sequenzen von C1–C3, um von dort in den Thalamus weitergeschaltet zu werden.

Zusätzlich bestehen nervale Verbindungen zwischen den suboccipitalen Muskeln und der Augenmuskulatur. Querverbindungen der drei Hirnnerven N. glossopha-

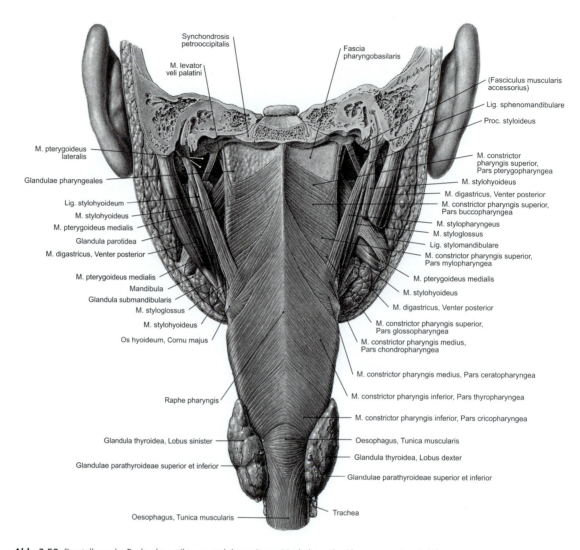

Abb. 2.58 Darstellung der Rachenkonstriktoren und der weiteren Muskulatur des Pharynx von dorsal. [2]

ryngeus (IX), N. vagus (X) und N. hyoglossus (XII) werden in die Kerngebiete des N. trigeminus geschickt.

Diese Region ist für den ganzen Körper von großer Bedeutung, da sich Schädel, Augen, subokzipitale Muskeln, obere HWS und Kiefergelenk sowie das parasympathische Nervensystem mit dem N. vagus gegenseitig beeinflussen können.

Häufig wird der N. trigeminus als der sensomotorische Nerv bezeichnet, der die meisten **synaptischen Verbindungen mit anderen Körperebenen** hat. Nicht umsonst ist er der einzige Hirnnerv, der eine eigene absteigende Nervenbahn (**Substantia gelatinosa**) im Bereich des Rückenmarks bis zu den Sacralwurzeln besitzt. Auffällig sind v.a. die Verbindungen zu den übergeordneten Nervenzentren, die bei der **Regulierung der Körperhaltung** und für die **Aufrechterhaltung des Gleichgewichts** eine wichtige Rolle spielen: Cerebellum, Nackenmuskulatur und N. oculomotorius sowie das Innenohr.

Zusammenhang zwischen N. trigeminus und Psyche

In verschiedenen Publikationen wird die Hypothese aufgestellt, dass bei Patienten mit psychischen und psychiatrischen Erkrankungen gehäuft CMD auftritt (Graber 1989, Ahlers und Jakstat 2000, Ash 2006, Diatchenko 2007, Slade et al. 2007). Andere Arbeiten beschreiben die gegenteilige Beobachtung, dass die CMD psychische Alterationen und Erkrankungen auslösen kann. Hier besteht noch ein großer Forschungsbedarf. Bereits in den 80er Jahren wurde jedoch erkannt, dass psychische Faktoren die Funktion des N. trigeminus zu beeinflussen

2.7 Craniomandibuläres System und andere Körpersysteme

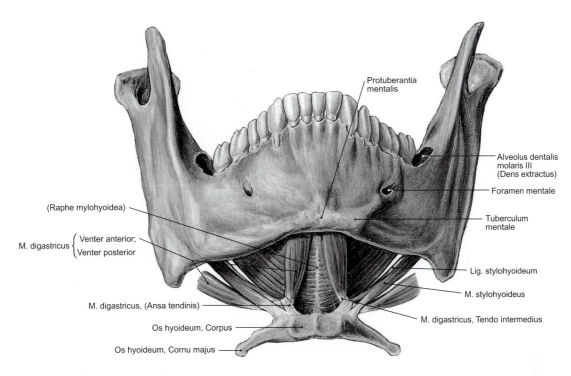

Abb. 2.59 Mundbodenmuskulatur. [2]

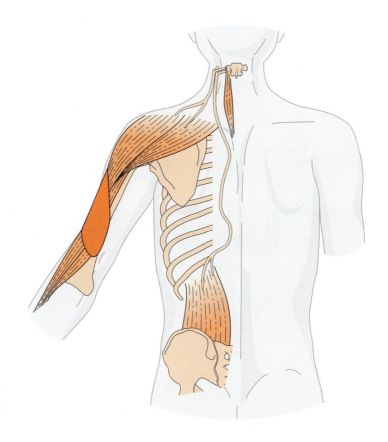

Abb. 2.60 Das Segment C5 hat als Dermatom eine einheitliche Hautfläche, Myotom und Sklerotom sind dagegen auf verschiedene Körperteile verteilt. [13]

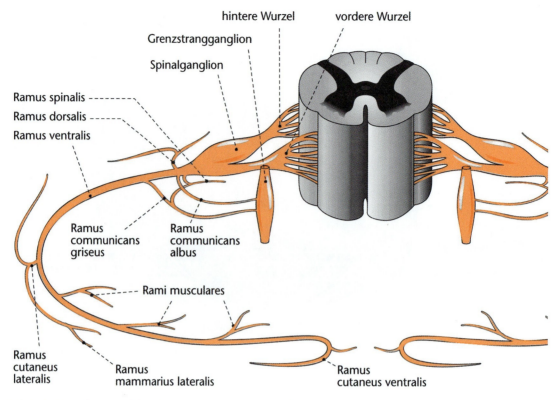

Abb. 2.61 Schematische Darstellung des Spinalnervs und seiner Äste. [13]

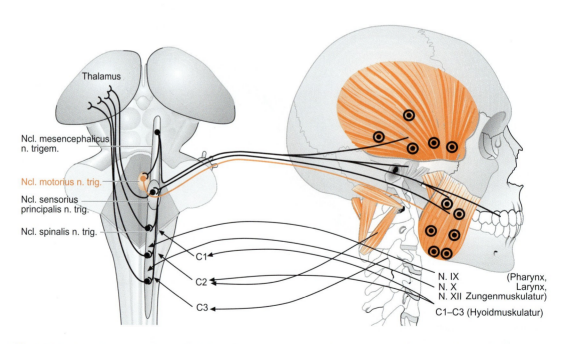

Abb. 2.62 Das Trigeminussystem. Dargestellt sind sämtliche propriozeptiven Afferenzen von den Muskelspindeln, den Sehnenrezeptoren, den Gelenkkapseln der oberen drei Halswirbel und den sensiblen Afferenzen aus dem Desmodontium in die Hirnnervenkerngebiete des N. trigeminus. [3]

scheinen: **Psychoemotionaler Stress** führt dazu, dass Afferenzen aus dem limbischen System in den motorischen Kern des N. trigeminus geschickt werden, wodurch die Kaumuskulatur zum **Knirschen** und **Pressen** (Parafunktion) veranlasst wird. Diese **chronische Hypertonizität der Kaumuskeln** führt zu schmerzhaften Verspannungen und Triggerpunkten im Bereich der Muskulatur, was im weiteren Verlauf zu einer Schädigung des gesamten Zahnhalteapparates führt. Da diese Funktionen hauptsächlich bei maximaler Intercuspidation vorkommen, die zu 80% nachts in den Traumphasen auftritt, ist auch der umgekehrte Schluss denkbar, dass bei schlechten Okklusionsverhältnissen die Verarbeitung von psychischen Anspannungen letztlich zu einem Input via N. trigeminus in das limbische System führt, was psychische Alterationen oder Erkrankungen (z.B. Depression) auslöst.

Die von Wühr beschriebene Analogie des N. trigeminus mit einem Computersystem (s.o.) ist letztlich auf jedes einzelne Rückenmarksegment im Bereich der Wirbelsäule übertragbar, wobei in jedem Segment ein „neuraler Computer" sitzt, der seinen Input über afferente Fasern aus der Stütz- und Bewegungsmuskulatur, aus den Sehnen und Gelenkkapseln, aus den visceralen Organen, aus der Haut und aus den Knochen erhält. Diese Informationen werden analysiert und verrechnet. Afferente Fasern geben dann die entsprechenden Steuerimpulse an die Erfolgsorgane zurück bzw. weiter (Wühr 2004B).

Trigeminus und weitere neuronale Netzwerke

Die **Substantia gelatinosa** des N. trigeminus ist in das gesamte neurale Netzwerk eingebettet, sodass die einzelnen „Rückenmarkcomputer" nicht nur isoliert auf segmentaler Ebene arbeiten, sondern darüber hinaus Verbindungen zum Überbau der Zentren im Gehirn besitzen.

> Die craniomandibuläre Funktion ist von den Wechselwirkungen des N. trigeminus mit anderen Teilsystemen des gesamten neuralen Netzwerks abhängig und dient als Schaltstation bei auf- und absteigenden Störungsketten. Umgekehrt kann die CMD die neuralen Netzwerke im gesamten Körper negativ beeinflussen.

> Abbildung 2.63 zeigt die Verästelungen des **N. mandibularis** (dritter Ast des N. trigeminus) in die gesamte Kaumuskulatur hinein, bis hin zur Versorgung des M. digastricus und M. buccinator. Besondere Bedeutung erhält der N. mandibularis durch die Querverschaltungen zum Ganglion oticum und von dort zum N. musculi tensor tympani, der den Spannmuskel für das Trommelfell versorgt, und durch die Verschaltungen zum N. auriculotemporalis.

Sympathisches Nervensystem

Auch das sympathische Nervensystem ist in den craniomandibulären Komplex integriert. Der Ursprung des sympathischen Nervensystems liegt im Hypothalamus, von dort geht die Weiterleitung zum Seitenhorn von C8–L2 (zentrale Sympathicusbahn). Die primäre Umschaltung erfolgt in das erste Neuron (Rr. comunicantes grisei), die segmentäre Umschaltstelle liegt im Grenzstrangganglion oder in den Organganglien als zweites Neuron bis zum Erfolgsorgan.

Von entscheidender Bedeutung für das Kiefergelenk sind die **Rr. craniales**, die es nur beim Ganglion cervicale superius gibt. Aufgrund ihrer Lage sind sie v.a. bei einem Schleudertrauma oder bei Zerreißungen bzw. Überdehnungen der Gelenkkapsel des Kiefergelenks betroffen. Auch Okklusionsstörungen, craniale Störungen des Os temporale und Spannungen der Dura im Foramen jugulare beeinflussen die Rr. craniales und führen zu einem erhöhten Sympathicotonus.

Möglicherweise ist ein erhöhter Sympathicotonus Ursache dafür, dass bei CMD-Störungen Veränderungen im endokrinen System mit Anstieg der Cortisol-, Noradrenalin- und Adrenalinwerte im Urin und Blut gefunden werden. Auch der Schlafrhythmus ist bei den meisten Patienten mit CMD erheblich gestört.

Aktuelle Studien haben Hinweise auf eine **Wechselbeziehung zwischen dem trigeminalen und dem spinalen System** ergeben. Ogawa und Mitarbeiter konnten zeigen, dass das Kauverhalten über die sensorischen Trigeminusafferenzen und durch die Integration von somatosensorischen corticalen Mechanismen die nozizeptive Verarbeitung beeinflusst. Nimmt man eine Veränderung der Nahrungskonsistenz vor, damit sich auch das Kauverhalten ändert, wird das deszendierende opioide System aktiviert (Ogawa et al. 2003).

> Patienten mit chronischen bzw. starken Schmerzen im musculoskelettalen System weisen ein höheres Ausmaß an Funktionsstörungen im craniomandibulären System auf als Patienten mit geringeren Schmerzen.

Diese Beobachtung wird durch epidemiologische Studien untermauert (John et al. 2003, Plesh et al. 1996, Raphael und Marbach 2001).

Inwieweit chronische Schmerzen für die Ausbildung von CMD-Störungen verantwortlich sind oder umgekehrt bereits vorhandene CMD-Störungen für die Ausbildung von starken chronischen Schmerzen, müssen weitere Forschungen zeigen.

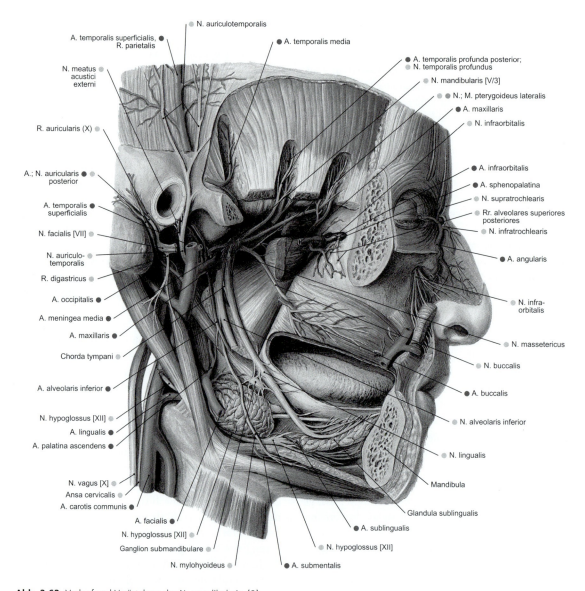

Abb. 2.63 Verlauf und Verästelung des N. mandibularis. [2]

Dura mater und Meningen

Zwei weitere Aspekte sollen noch intensiv beleuchtet werden: Einerseits die Rolle der Meningen (Hirnhäute) bei der CMD (v.a. der Dura mater) und die Neurodynamik (Bewegungsfähigkeit) der Nerven, v.a. der Hirnnerven, speziell des N. mandibularis.

Die **Dura mater** liegt als fibröse Membran dem Schädelinneren sehr eng an und ist schwer vom Periost abzugrenzen. Diese Abgrenzung erfolgt lediglich ab dem Foramen magnum, wo sich die Dura mater cerebri als Dura mater spinalis fortsetzt. Die Dura mater begleitet mit Ausstülpungen sämtliche Gefäße und Nerven sowohl aus dem Schädelinneren wie dann auch als Dura mater spinalis im Bereich der Wirbelsäule (> Kap. 2.7.1 [Meningeale Faszie]).

Während die **Anheftung der Dura mater** am Schädeldach nur schwach ausgeprägt ist (Ausnahmen bilden die Suturen), ist die Anheftung an der Schädelbasis besonders stark, insbesondere am Oberrand der Pars petrosa des Os temporale – dieser Umstand leistet wiederum dem Os temporale in seiner Eigenschaft als „trouble maker" in der craniosacralen Untersuchung und Therapie Vorschub – und am Rand des Foramen magnum, was v.a. bei Extensions- und Flexionsbewegungen des Kopfes von Bedeutung ist.

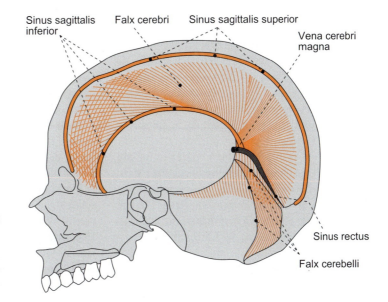

Abb. 2.64 Das Tentorium cerebelli mit seinen Verbindungen zur Falx cerebri und den knöchernen Strukturen im Schädel. Mit freundlicher Genehmigung von Eastland Press; aus: Upledger JE. Lehrbuch der Kraniosakral-Therapie, Haug Verlag, Heidelberg 1994.

Beim Kind und beim jungen Erwachsenen sind alle Strukturen im Bereich der Schädelbasis und suboccipital noch dehnbar. Im Verlauf des Alterungsprozesses verändert sich die **Dehnbarkeit der Dura mater,** was im wahrsten Sinne des Wortes eine gewisse altersbedingte „Halsstarrigkeit" erklärt.

Betrachtet man die Hirnnerven näher, die an ihren Austrittsstellen von der Dura mater begleitet werden, zeigt sich wiederum eine Verbindung zur CMD, da der N. hypoglossus bis zum Condylus occipitalis, der N. glossopharyngeus bis zum Foramen jugulare und der N. mandibularis bis in das Foramen rotundum hinein begleitet werden.

Das **Tentorium cerebelli** hat die Form eines Dreiecks, das von einer Duraplatte bedeckt wird (> Abb. 2.64). Diese Platte wird vom N. oculomotorius und vom N. trochlearis durchbrochen. Die beiden Hirnnerven versorgen die Augenmuskeln und stehen in enger Beziehung zu den kurzen Nackenmuskeln der Suboccipitalregion, die wiederum mit dem N. trigeminus und dadurch mit dem craniomandibulären System in Verbindung stehen.

Die **Innervation der Dura mater cranialis** und der Kopfhaut wird v.a. über Äste des N. trigeminus und durch das autonome Nervensystem gewährleistet. Die verschiedenen Rr. meningei des N. trigeminus versorgen dabei v.a. im lateralen Bereich die Dura mater, während posterior die Rr. meningei aus C1–C3, die durch das Foramen magnum ziehen, Äste des N. vagus und des N. hypoglossus die Dura mater zusammen mit der hinteren Schädelgrube versorgen.

Die Bedeutung der Occipitalregion wird noch dadurch unterstrichen, dass eine anterior-posterior verlaufende fibröse Brücke im Occipitalbereich die Dura mater mit der Membrana atlantooccipitalis und über diese wiederum mit dem M. rectus capitis posterior minor verbindet, wie mittels Dissektion am Menschen nachgewiesen werden konnte (Hack et al. 1995).

Neurodynamik

Die **Dehnfähigkeit peripherer Nervenscheiden** ist seit Langem bekannt und wird in der Physiotherapie mit speziellen Techniken (Maitland-Techniken) sinnvoll genutzt bzw. verbessert und im medizinischen Bereich mithilfe spezieller Nervendehnungstests (z.B. Lasègue) zur Diagnostik eingesetzt. Von der Dura mater spinalis ist bekannt, dass Anheftungen im Bereich des Foramen magnum, im Bereich von C1–C3 und dann wieder im Bereich von S2 bestehen. Dazwischen gibt es keine Adhäsionen oder Fixierungen, da ansonsten die Dura mater ein starres Rohr wäre und Bewegungen unmöglich machen würde. Das Nervengewebe muss daher in der Lage sein, sich bei komplexen Bewegungen unseres Körpers verlängern zu können. Anderseits muss es Verschiebungen und Kompressionen verkraften können. Bei langsam fortschreitenden Pathologien ist es sogar in der Lage, sich über längere Zeit an die Veränderungen anzupassen, sodass es zu keinen Ausfällen kommt, z.B. bei stärkeren posterioren Spondylarthrosen im Bereich der HWS mit Verdrängung des Myelons.

Veränderungen der physiologischen Dehnbarkeit und Bewegungsfähigkeit des Nervensystems können zu einer Störung der Neurodynamik bzw. zu einer neuralen Pathodynamik führen. Besonders betroffen ist dabei die unmittelbare Umgebung des Nervengewebes (neurale Hülle). So kommt es z.B. beim Postnukleotomiesyndrom durch Adhäsionen mit dem umhüllenden Gewebe zu einer verminderten Dehnfähigkeit des N. spinalis im umhüllenden Gewebe.

Auch wenn es zu diesem Thema wenig Literatur gibt, scheinen doch die meisten pathophysiologischen Merkmale der peripheren Nerven auch für das craniale Nervengewebe zu gelten. Im Folgenden werden deshalb hauptsächlich die Strukturen besprochen, die in unmittelbarem Zusammenhang mit der CMD stehen.

> Gleitbewegung und Dehnung des cranialen Nervengewebes müssen in einem relativ kleinen Raum vonstatten gehen und sich ständig an veränderte Kopf-, Nacken- und Körperbewegungen anpassen.

Bei jeder Kopfbewegung kommt es zu **Druckveränderungen und Dehnungen der Falx cerebri,** der **Dura mater,** des **Tentoriums** und der **Hirnnerven.** Die Haupthirnnerven sind davon besonders betroffen, da sie in enger Verbindung mit der Falx cerebelli und der Falx cerebri stehen. Diese Nerven sind im unmittelbaren Schaltkreis mit der CMD zu sehen, v.a. der N. trigeminus (V) und die drei Hirnnerven, die durch das Foramen jugulare ziehen und häufig bei CMD-Störungen mitbeteiligt sind (N. glossopharyngeus [IX], N. vagus [X] und N. accessorius [XI]). Des Weiteren sind der N. oculomotorius ([III] für das Auge) und der N. facialis ([VII] für die mimische Muskulatur) sowie der N. vestibulocochlearis ([VIII] für das Gleichgewichtsorgan) zu nennen (> Abb. 2.65).

Fast alle Hirnnerven entspringen im dorsolateralen Teil des Hirnstamms, wo sie sehr nahe beieinanderliegen. Diese unmittelbare Nähe zum suboccipitalen Bereich macht sie bei Kopf- und Nackenbewegungen störanfällig, wenn keine ausreichende Dehnungsfähigkeit des Nervengewebes bzw. des umhüllenden Weichteilgewebes vorhanden ist. Eine starre oder **herabgesetzte Dehnbarkeit des Nervengewebes in der suboccipitalen Region** kann mit weiter peripher gelegenen Symptomen einhergehen, die sich in suboccipitalen Schmerzen, Kopfschmerzen bis hin zur Schläfenregion, retroauriculären Schmerzen, Schmerzen im Bereich der Molaren und Parästhesien der Arme ausdrücken können.

> Bei Flexions- bzw. Extensionsstellung des Kopfes muss sich der Hirnstamm um bis zu maximal 1,5 cm verlängern bzw. verkürzen.

Das Gleiche gilt für die Hirnnerven (v.a. Nn. trigeminus, hypoglossus, facialis und accessorius), die sich um bis zu 7 mm dehnen oder verkürzen müssen.

Auch bei **Lateralneigung des Kopfes** erfolgen Dehnungen z.B. des N. auriculotemporalis, des N. hypoglossus in der suprahyalen Region und des N. facialis im Bereich des Proc. mastoideus.

Der **N. lingualis** zieht vom Ganglion trigeminale zwischen Mandibula und M. pterygoideus medialis abwärts, vereint sich tief im M. pterygoideus lateralis mit dem Hauptstrang des N. mandibularis und muss sich bei maximaler Mundöffnung durchschnittlich um 0,8 cm dehnen (Segter et al. 1993). **Verspannungen der Mm. pterygoideus lateralis et medialis** können rückwirkend über den N. mandibularis zu Verspannungen der Meningen führen. Da eine Verspannung des M. pterygoideus lateralis sehr häufig mit einer CMD verbunden ist, stellt die Behandlung dieses Muskels eine Conditio sine qua non dar (Segter et al. 1993).

Allerdings scheint die Spannung der Dura nicht unbedingt – wie man früher vermutet hat (Markowitz et al. 1987) – zu Kopfschmerzen zu führen. Diese werden wahrscheinlich über eine Vasodilatation und Entzündung der Hirnarterien und Nerven verursacht, was zu einer Freisetzung von Substanz P und CDRP führt, die für die hohe Inzidenz des **vasculären Kopfschmerzes** verantwortlich sein könnte.

N. mandibularis

Durch Belastungen des N. mandibularis im Rahmen einer CMD (oder auch anderer Störungen) können sich Belastungveränderungen auf den N. trigeminus ergeben und **Trigeminusneuropathien** ausgelöst werden. Das Spektrum reicht von orofacialen Schmerzen über atypische Gesichtsschmerzen, Augen- und Ohrenschmerzen, Tinnitus und Schwindel bis hin zu Trigeminusneuralgie und Tic douloureux (Zakrzewska 1995). Wie beim vasculären Kopfschmerz kommt es auch bei einer neurogenen Entzündung zu einem Austritt von Plasma. Dadurch wird ein komplizierter physiologischer und biochemischer Vorgang im Ganglion trigeminale ausgelöst, der letztlich zur Ausschüttung von Neuropeptiden (z.B. Substanz P und CDRP) aus den perivasculären marklosen C-Fasern führt (s.o.). Dies beeinflusst wiederum die Neurophysiologie der cranialen Blutgefäße. Aus Untersuchungen von Moskowitz weiß man, dass Afferenzen

2.7 Craniomandibuläres System und andere Körpersysteme

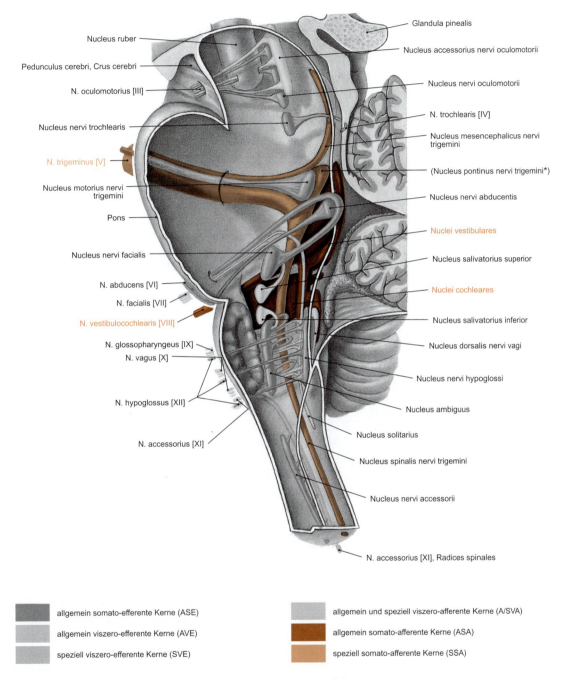

Abb. 2.65 Räumliche Übersicht der Hirnnervenkerne von der Medianebene aus. [2]

aus somatischen wie auch vasculären Strukturen im Nucleus spinalis nervi trigemini zusammenlaufen. Der N. trigeminus innerviert dabei ipsilateral die am weitesten proximal gelegenen Segmente der anterioren, der medialen und posterioren Hirnarterien, was als **trigeminovasculäres System** bezeichnet wird (Moskowitz 1990).

Der N. trigeminus spielt auch bei der **Entstehung von Kopfschmerzen** eine dominante Rolle. Die trigeminovasculäre Erregungsleitung wird nicht nur von sensorischen Eindrücken (Licht und Geräusche), sondern auch von veränderten physiologischen Zuständen wie Stress und Schlaf beeinflusst. Hier schließt sich wieder der Kreis zu der bereits erwähnten erhöhten Ausschüttung der Stresshormone Adrenalin, Noradrenalin und Cortisol, wie sie bei Patienten mit CMD zu beobachten ist (> Kap. 2.7.1) (Moskowitz 1990).

White und Sweet stellten in einer Studie mit 8.124 Patienten mit **craniofacialen Schmerzen** fest, dass bei 32% der Probanden diese Symptome auf den N. trigeminus und dabei überwiegend auf den N. mandibularis zurückzuführen waren. In weiteren 17% der Fälle lagen gemischte Störungen mit Beteiligung der anderen Trigeminusäste vor (White und Sweet 1969).

Alltägliche Verrichtungen und sportliche Aktivitäten führen zu erheblichen **Längenveränderungen im Bereich des Nervensystems** und des umgebenden Gewebes. So fand z.B. Louis heraus, dass sich der Wirbelkanal während der Extensions- bzw. Flexionsbewegung um bis zu sechs bis acht Zentimeter verlängert bzw. verkürzt. Voraussetzung für diese Längenveränderung ist die Fähigkeit des Nervensystems, sich gegen das angrenzende Gewebe verschieben zu können, wie dies auch bei den serösen Faszien im Bereich der Organe der Fall ist (Pleura visceralis und Pleura parietalis) (Louis 1981). Ebenso wie es bei den serösen Faszien aufgrund von Entzündungen zu Verklebungen und entsprechend verminderter Dehnbarkeit des Gewebes kommen kann (> Kap. 2.7.1), sind auch die dynamischen Fähigkeiten der Dehnbarkeit des Nervengewebes bei pathologischen Zuständen eingeschränkt, wie dies z.B. beim **Postnukleotomiesyndrom** mit Einblutungen und Adhäsionen im Wirbelkanal geschehen kann. Die erhöhte Spannung führt zu pathophysiologischen Reaktionen wie Schmerz und Parästhesien sowie zu Bewegungseinschränkungen.

Überträgt man die Überlegungen zur Dehnbarkeit auf das craniomandibuläre System, wird deutlich, dass auch der N. mandibularis die Fähigkeit haben muss, sich erheblich auszudehnen, wenn man den enormen Bewegungsumfang des Kiefergelenks von fünf bis sechs Zentimetern bei maximaler Öffnung betrachtet. Bereits kleinste Restriktionen im Nervenkanal oder im Foramen ovale können zu erheblichen Veränderungen des N. trigeminus und damit zu einer Neuropathie mit den oben beschriebenen negativen Folgen führen (> Abb. 2.66).

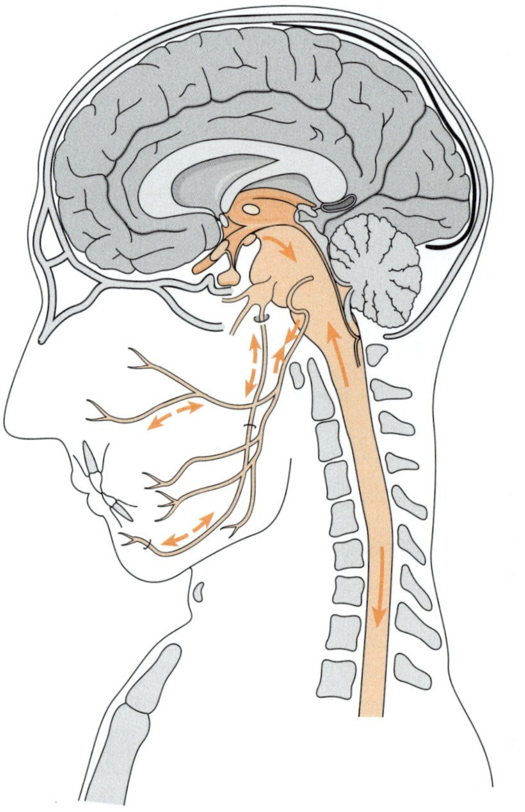

2.8 Differenzialdiagnose der auf- und absteigenden Läsionsketten

Angesichts der Fülle unterschiedlicher Läsionsketten im Körper empfiehlt es sich, nach einer gewissen Systematik vorzugehen, die sich primär an den vorgestellten myofascialen Leitstrukturen orientiert. Dabei kommt den Faszien große Bedeutung zu, die bei lokalen Läsionen an diesem Ort **Fixierungspunkte** entwickeln, von denen rezidivierende Störungen der Beweglichkeit ausgehen können. Statt also Kräfte, die von außen wie von innen auf den Körper übertragen werden, weiterzuleiten und harmonisch zu verteilen, wird die Struktur des Gewebes an diesen Fixierungspunkten verändert.

Am Beginn einer Läsionskette können viele unterschiedliche Faktoren wie Traumata, Narben, Infektionen stehen. Nicht jedes Trauma führt jedoch automatisch zur Entstehung einer Läsionskette. Teils ist die **Selbstheilungskraft des Körpers** groß genug, um damit fertig zu werden, teils wird durch eine frühzeitige gute Behandlung die Läsionskette verhindert. Außerdem hängt die Entstehung der Läsionskette davon ab, in welchem Ausmaß der Körper **Kompensations- und Adaptationsfähigkeiten** besitzt. Mit fortschreitendem Alter verliert der Körper nicht nur zunehmend seine Kompensationsmöglichkeiten, sondern er entwickelt über die Jahre durch erlittene kleinere oder größere Traumata eine Summation von Funktionsstörungen, die den Organismus schließlich überfordern. Der Zeitpunkt der

Abb. 2.66 Neurodynamik am Schädel, beispielhaft dargestellt am N. mandibularis, der sich bei Kopfflexion und -extension deutlich verlängern bzw. verkürzen muss. Die Pfeile zeigen jeweils die Bewegungsrichtung an. [14]

dann einsetzenden Dekompensation hängt von der **Vitalität** des Einzelnen ab.

Im Körper schützen sogenannte **Pufferzonen** die Organe und Gewebe vor Druck. Dazu gehören die verschiedenen Diaphragmen, das Fettgewebe und der Liquor, der das Gehirn schützt. Bei einem Vergleich des menschlichen Organismus mit einem Auto werden die Abnutzungserscheinungen leicht verständlich. Mit zunehmendem Alter des Autos werden (nicht nur) die Stoßdämpfer und die Federn in den Sitzen abgenutzt, sodass man als Fahrgast bereits die leichtesten Bodenunebenheiten als Stöße wahrnimmt. Ähnlich verhält es sich beim Menschen, für den aufgrund der abgenutzten Pufferzonen jede zusätzliche Belastung erhebliche negative Folgen haben kann. Dadurch können z.B. Arthrosen oder andere pathologische Zustände wesentlich schneller entstehen.

Läsionsketten können überall im Körper starten und sich weiter nach cranial wie caudal ausbreiten, sodass man absteigende und aufsteigende Läsionsketten unterscheiden muss. Nach Paoletti finden sich die **aufsteigenden Läsionsketten** wesentlich häufiger als die absteigenden. Sie haben einen langstreckigen Verlauf, der oft im Bereich der Füße beginnt, sich über die Beine und das Becken nach oben fortsetzt und über die Faszien am Schädel enden kann. **Absteigende Läsionsketten** sieht er in der Reihenfolge der Wichtigkeit v.a. vom Kopf, Nacken und Schultergürtel nach caudal (Paoletti 2001).

In diesem Buch werden primär die Läsionsketten besprochen, die durch eine CMD ausgelöst wurden und daher einen absteigenden Charakter haben. Es werden

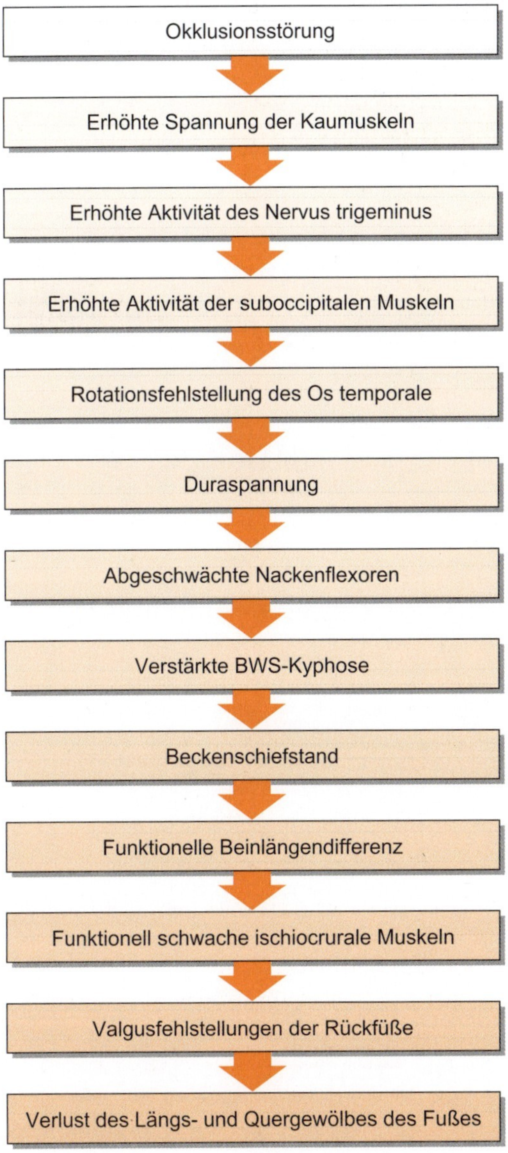

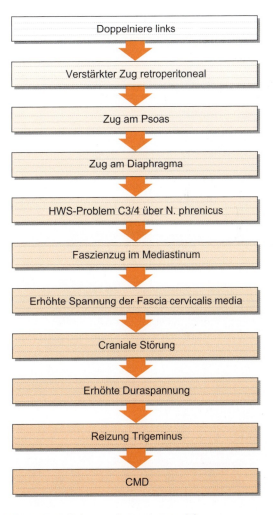

Abb. 2.67 Fließschema absteigende Kette. [7]

Abb. 2.68 Fließschema aufsteigende Kette. [7]

aber auch diejenigen aufsteigenden Läsionsketten mit betrachtet, die eine CMD auslösen können. Ein Beispiel hierfür ist eine Beckenverdrehung durch Sturz auf das Becken mit anschließender funktioneller Beinlängendifferenz und aufsteigender Läsionskette mit Verschiebung im craniomandibulären Bereich (➤ Kap. 2.3.5).

Es ist davon auszugehen, dass Läsionsketten, die über einen längeren Zeitraum bestehen, meist eine Mischung aus auf- und absteigenden Funktionsstörungen zur Folge haben, die als Gesamtheit behandelt werden müssen. In ➤ Abbildung 2.67 und ➤ Abbildung 2.68 sind zwei Läsionsketten dargestellt (aufsteigend und absteigend). Auf weitere Läsionsketten wird in den nachfolgenden Kapiteln jeweils in Zusammenhang mit dem dazugehörigen Fachbereich Bezug genommen (➤ Kap. 3).

Das Beispiel der absteigenden Dysfunktionskette (➤ Abb. 2.67) steht stellvertretend für die die Mehrheit der Patienten mit einer CMD –, auch wenn jeder Patient anders reagiert und eine gewisse Variabilität in den Befunden existiert. Am Anfang steht jedoch immer eine **Okklusionsstörung,** egal aus welchen Gründen sich diese entwickelt hat. Durch die Okklusionsstörung erfolgen einseitig verspannte Aktivitäten der verschiedenen Kaumuskeln (z.B. des M. pterygoideus lateralis, des M. masseter, des M. temporalis und anderer Muskeln), wodurch die Nervenaktivität im gesamten Trigeminussystem ansteigt und die ebenfalls damit verbundenen suboccipitalen Muskeln meist einseitig unter Spannung gesetzt werden. Dadurch kommt es zu einer Rotationsfehlstellung in der oberen HWS. Die weitere Abfolge der Schritte in beiden Dysfunktionsketten wird jeweils in den nächsten Kapiteln (➤ Kap. 3 und ➤ Kap. 4) erklärt.

KAPITEL 3
Craniomandibuläre Dysfunktion und andere ärztliche Fachbereiche

3.1	**Orthopädie**	73
3.1.1	HWS-Region	75
3.1.2	BWS-LWS-Region	84
3.1.3	Becken	87
3.1.4	Untere Extremität	92
3.1.5	Obere Extremität	97
3.1.6	Systemische Erkrankungen	102
3.2	**Zahnmedizin**	104
3.2.1	Ohr und Kiefergelenk	106
3.2.2	Kiefergelenk	108
3.2.3	Das Trigeminussystem aus zahnärztlicher Sicht	110
3.2.4	Zahnhalteapparat	113
3.2.5	Craniosacrale Strukturen und Suturenpathologie	114
3.3	**Neurologie**	117
3.3.1	Komplexität des sensomotorischen Systems	119
3.3.2	Stressphänomene	120
3.3.3	Kopfschmerz und Migräne	123
3.3.4	Trigeminusneuralgie	125
3.3.5	Andere Gesichtsneuralgien	127
3.3.6	Pathologie des Os temporale	127
3.4	**Augenheilkunde**	129
3.4.1	Anatomie und Physiologie	130
3.4.2	Probleme mit der Gleitsichtbrille	134
3.4.3	Unklare Augenprobleme	135
3.5	**Hals-Nasen-Ohren-Heilkunde**	137
3.5.1	Neuroanatomische Vernetzung des craniomandibulären Systems (HWS und HNO-Bereich)	138
3.5.2	Dysphagie und Dysphonie	143
3.5.3	Tinnitus	148
3.5.4	Cervicalschwindel	149
3.5.5	Weitere Störungen im HNO-Bereich	150
3.6	**Kardiologie**	151
3.6.1	Myofasciale bzw. musculoskelettale Läsionskette	153
3.6.2	Viscerosomatische Reflexe	155
3.6.3	Neuro- und Hämodynamik	156
3.6.4	Diaphragma	156
3.6.5	N. vagus (X)	159
3.6.6	Fascia cervicalis profunda	161

3.7 Innere Medizin 162
- 3.7.1 Hormonelles System 163
- 3.7.2 Ober- und Unterbauch 164
- 3.7.3 Nieren- und Blasenregion 166
- 3.7.4 Thoraxregion 166
- 3.7.5 Thoracic-inlet-Syndrom 168
- 3.7.6 Leber- und Gallenregion 170
- 3.7.7 Intestinum 174

3.8 Psychologie und Psychosomatik 176
- 3.8.1 Stress 177
- 3.8.2 Autismus 178
- 3.8.3 Konzentrationsstörung 178

3.9 Urologie 179
- 3.9.1 Nieren 179
- 3.9.2 Blase 181

In den nachfolgenden Kapiteln werden Krankheitsbilder verschiedener Fachbereiche vorgestellt, die direkt oder mittelbar mit der CMD in Zusammenhang gebracht werden können. Generell gilt dabei für alle Bereiche, dass die CMD einerseits für pathologische Zustände verantwortlich sein und umgekehrt durch krankhafte Prozesse im Körper ausgelöst werden kann. Auf diese sich gegenseitig beeinflussenden, auf- und absteigenden Störungen wird deshalb nur an einzelnen Stellen hingewiesen.

Als Erstes wird das Thema Orthopädie besprochen, da zwischen der CMD und zahlreichen (chronischen) orthopädischen Krankheitsbildern ein Zusammenhang besteht. In den Jahren seiner Tätigkeit in Klinik und Praxis fiel dem Autor ein hoher Prozentsatz an Patienten auf, die über (Gelenk-)Beschwerden klagten, bei denen jedoch mit apparativen, manuellen und anderen Untersuchungstechniken keine richtige Diagnose gestellt werden konnte. So flüchteten sich viele Kollegen – auch anderer Fachbereiche – in den Begriff der „funktionellen Beschwerden".

> Bei unklaren Diagnosen flüchtet man sich oft in den Begriff „funktionell". Nicht selten steckt dahinter eine CMD mit ihren chamäleonhaften Auswirkungen auf den ganzen Körper.

Erst die Erkenntnisse der vergangenen Jahre über die CMD und ihre Auswirkungen auf den ganzen Körper haben die Ursachen aufgezeigt, an denen man genau ansetzen muss.

3.1 Orthopädie

Im Folgenden werden keine Diagnosen (wie z.B. Gonarthrose) im Detail besprochen, sondern die Probleme werden global betrachtet, wie auch die CMD den Körper global beeinflusst. Aus didaktischen Gründen wird von Körperregionen ausgegangen und es werden Quervernetzungen entwickelt. Jedem Kapitel ist ein Fallbeispiel vorangestellt, in dem die Zusammenhänge zwischen der CMD und verschiedenen Krankheitsbildern aufgezeigt wird.

Die Patientin im nachfolgenden Fallbeispiel (> Kasten) hat insgesamt sieben Ärzte und mehrere Physiotherapeuten konsultiert, wobei die unterschiedlichsten Diagnosen gestellt wurden. In der Praxis des Autors wurden vier Behandlungen in fünf Monaten durchgeführt (plus KG und MT). An diesem Beispiel wird deutlich, dass mehrere gute Ärzte in ein und demselben Fall verschiedene Diagnosen stellen können, ohne dass letztlicher einer auf den Kern der Ursache kommt.

Fallbeschreibung

Anamnese
Seit eineinhalb Jahren leidet die 16-jährige Patientin unter Schmerzen im LWS-Bereich. Sie ist aktive Sportlerin, treibt täglich etwa ein bis zwei Stunden Sport, was seit über sechs Monaten nicht mehr möglich ist. Der Zustand hat sich zunehmend verschlechtert, vorausgegangen war eine kieferorthopädische Behandlung. Die Patientin leidet regelmäßig alle paar Wochen an Kopfschmerzen.

Vorbefunde
Befund des Neurologen (9.10.2006): Er spricht von einer ausgeprägten Lendenstrecksteife, FBA > 50 cm, im Röntgenbild der LWS 6-gliedriger Aufbau mit Hemilumbalisation S1 links und Nearthros (Pseudogelenk) S1 zu S2 rechts. Es wurden eine antiphlogistische Therapie und Krankengymnastik verordnet.
Vorstellung im Klinikum (20.08.2007): Bei der Untersuchung zeigt sich ein Beckengradstand, Wirbelsäule im Lot, FBA > 30 cm, angedeuteter Lasègue ab etwa 50°, Motorik unauffällig. Der behandelnde Professor interpretiert das Kernspintomogramm anders als der Neurologe und spricht als Erklärung für die Probleme der Patientin von einer deutlichen Einengung des Spinalkanals.
Erneute MRT (30.08.2007): Es wird von einem Bandscheibenvorfall L4/5 ohne (!) erkennbaren Kontakt zu den Nervenwurzeln gesprochen. Keine Spinalkanalstenose, leichte rechtskonvexe Skoliose.
Vorstellung bei einem anderen Kollegen
(29.10.2007): Er sieht ein massives Lasègue- und Bragat-Zeichen bei ausgeprägter lumbosacraler Druckdolenz und Bewegungsschmerzhaftigkeit der LWS und leitet eine Infusionsbehandlung mit Aspisol®, Tramadol® und Vitamin-B-Komplex ein. Er spricht vom Verdacht auf sportliche Überbelastung.
Am 3.12.2007 äußert er in einem weiteren Brief, dass sich keine durchschlagende Besserung ergeben habe und er eine Infiltration des lumbosacralen Übergangs mit Triamcinolon und Lidocain durchgeführt habe.
5.12.2007: Der untersuchende Arzt spricht von einer medianen Protrusion bei L5/6 ohne neurogene

Kompression und sieht keine Operationsindikation. Seiner Meinung nach konnten die extremen, reinen Lumbalgien nicht durch diesen Bandscheibenvorfall erklärt werden.

Ein **weiterer Befund** am 5.12.2007 lautet, dass sowohl ein ausgeprägtes Pseudo-Lasègue- wie auch Lasègue-Zeichen vorläge und die lumbalen Schmerzen durch die Discopathie zu erklären seien. Eine reine Discektomie würde seiner Meinung nach das Schmerzbild aber nicht beeinflussen können. Der Kollege rät zur Versteifungsoperation.

Befund am 18.12.2007 (Praxis des Autors)

Typische CMD mit Deviation nach links, retrale Zwangsführung, Zahn auf Zahnstellung rechts, links gut verzahnt, Dysfunktion der Kaumuskeln mit Triggerpunkten, auch im M. levator scapulae und M. trapezius, Duraspannung mit paradoxer Occiput-Sacrum-Bewegung, paradoxe Bewegung des Os temporale links, C1–C3 alle nach rechts rotiert, großbogige rechts-konvexe Verbiegung der Wirbelsäule, L5 in Extension-Rotation-Seitneigung links, rechts Ileum posterior, links anterior, Lasègue bei 30° beidseits (!), Pseudo-Lasègue bei 20° beidseits, fast Lendenstrecksteife, keine Kraft in den ischiocruralen Muskeln, sehr starke Spannung im rechten Unterbauch durch Narbe (drei Jahre zuvor Appendektomie), funktionelle Beinverkürzung rechts 0,5 cm (nach erfolgter Therapie gleiche Beinlänge).

Therapie

Osteopathische Techniken mittels MET, MFR, Craniosacraltherapie, Ohrakupunktur, danach therapeutische Bissnahme, manuelle Therapie und Krankengymnastik. Am 28.12.2007 Schiene bekommen, nochmals Behandlung. Am 4.1.2008 ist die Patientin subjektiv fast beschwerdefrei und reitet wieder.

In ➤ Abbildung 3.1 sieht man die Abdrücke im Artikulator ohne und mit Schiene, ➤ Abbildung 3.2 zeigt die Patientin ohne und mit Schiene. Dabei fällt auf, dass nur eine geringe Abweichung vom Befund ohne Schiene zu dem Bild mit Schiene besteht. Der Unterkiefer wird sowohl in der Vertikalen angehoben als

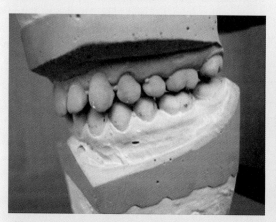 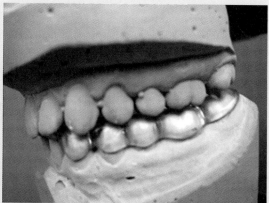

Abb. 3.1 Links die Darstellung im Artikulator ohne Schiene, man beachte die Fehlstellungen von 26 und 27, das rechte Bild zeigt die Situation mit Aufbissschiene. [6]

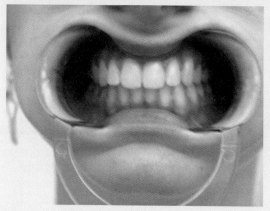 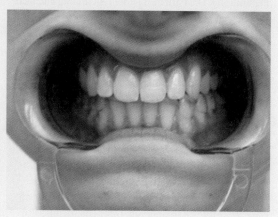

Abb. 3.2 Situation im Mund, links ohne, rechts mit Schiene. [6]

auch in der anterior-posterioren Richtung minimal nach anterior geholt.
Selbst minimale Abweichungen in der Okklusion können maximale Auswirkungen auf den ganzen Körper haben.

Wohlgemerkt: Diese Einstellung erfolgte nicht aktiv durch den Behandler oder Zahnarzt, sondern stellte sich bei der Patientin automatisch ein, nachdem sie intensiv behandelt wurde, wobei während der ersten einstündigen Therapie die Zähne keinen Kontakt hatten (➤ Kap. 4.2).

3.1.1 HWS-Region

Die suboccipitalen Muskeln werden durch den **N. suboccipitalis** aus der Wurzel C1 innerviert (➤ Abb. 3.3). Dieser besitzt eine Anastomose zum N. occipitalis major, über den ein Großteil der Afferenzen aus diesen Muskeln in das ZNS gelangt (➤ Kap. 3.5).

Die suboccipitalen Muskeln besitzen (neben den Fingerbeeren) die höchste Anzahl an Rezeptoren pro Fläche. Allein die Anzahl an Dehnungsrezeptoren ist enorm. Im Vergleich zum M. gluteus maximus mit gerade einmal sieben Muskelspindeln pro Gramm Muskelmasse besitzen diese Muskeln 36 Muskelspindeln.

Eine weitere Besonderheit zeigen die suboccipitalen Muskeln durch ihre neurologische **Verbindung mit den Augenmuskeln.** Durch einen einfachen Test kann dies jeder an sich selbst erfahren: Auf den Rücken legen, die Hände seitlich am Kopf, sodass die Daumen in der suboccipitalen Region locker zu liegen kommen. Mit leichtem Druck etwas in das Gewebe einsinken, dann die Augen bewegen, ohne dass der Kopf bewegt wird, und mit dem Daumen die Bewegung der suboccipitalen Muskeln palpieren. Je nachdem, wie die Augen bewegt werden, fühlt man andere Muskelaktionen unter dem Finger. Diese gemeinsamen Bewegungen sind auf die Verbindung im Trigeminussystem zurückzuführen (➤ Kap. 2.7.3). Auf dieser nervalen Verbindung beruhen auch die Erfolge einer muskulären Entspannung im oberen HWS-Bereich: Eine muskuläre Entspannung z.B. nach Schleudertrauma kann allein durch geführte Augenbewegungen erzielt werden.

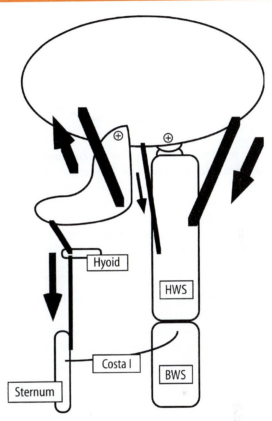

Abb. 3.4 Interaktion von Nacken-, Kau- und Hyoidmuskeln. Bewegungen der Mandibula bei gleichzeitiger ruhiger Kopfhaltung können nur erfolgen, wenn eine Stabilisierung in den Kopfgelenken durch die kompensatorische Anspannung der Nackenmuskulatur durchgeführt wird.
Aus: Hülse M et al. (Hrsg.): Die obere Halswirbelsäule. Pathophysiologie und Klinik. Springer, Berlin/Heidelberg 2005. Mit freundlicher Genehmigung von Springer Science and Business Media

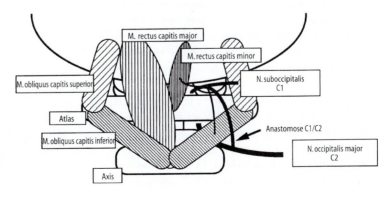

Abb. 3.3 Suboccipitale Muskeln und ihre Innervation durch den N. suboccipitalis. Über eine Anastomose mit dem N. occipitalis major wird ein Großteil der Afferenzen aus diesen suboccipitalen Muskeln über die Hinterwurzel C2 dem Zentralnervensystem zugeführt.
Aus: Hülse M et al. (Hrsg.): Die obere Halswirbelsäule. Pathophysiologie und Klinik. Springer, Berlin/Heidelberg 2005. Mit freundlicher Genehmigung von Springer Science and Business Media

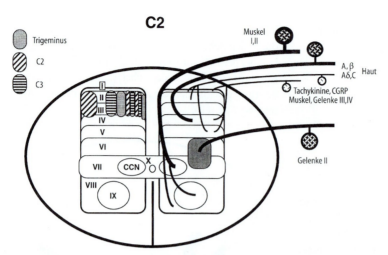

Abb. 3.5 Querschnitt durch das Rückenmark auf Höhe von C2. Dargestellt ist die Verteilung der Afferenzen aus verschiedenen Komponenten des Bewegungsapparates und der Haut auf der rechten Seite. Links die Laminae im Hinterhorn der grauen Substanz.
Aus: Hülse M et al. (Hrsg.): Die obere Halswirbelsäule. Pathophysiologie und Klinik. Springer, Berlin/Heidelberg 2005. Mit freundlicher Genehmigung von Springer Science and Business Media

In > Abbildung 3.4 werden die **Zusammenhänge zwischen Nacken-, Kau- und Augenmuskeln** erklärt. Bewegungen im Temporomandibulargelenk (TMG) bei ruhiger Kopfhaltung erfordern eine Stabilisierung in den Kopfgelenken durch kompensatorische Anspannung der Nackenmuskulatur. Andererseits erfordert eine Reklination des Kopfes die gleichzeitige Aktivierung der Kaumuskeln, andernfalls würde sich der Mund öffnen.

In > Abbildung 3.5 ist der Querschnitt in Höhe C2 schematisch dargestellt. Man sieht einerseits die Verteilung der Afferenzen aus den verschiedenen Körperorganen, andererseits die Endigungsfelder der Afferenzen aus C2/C3 und aus dem N. trigeminus. Auch hier ist das trigeminale System von außerordentlicher Bedeutung für Zusammenhänge zwischen CMD und Körperperipherie (> Kap. 2.7.3).

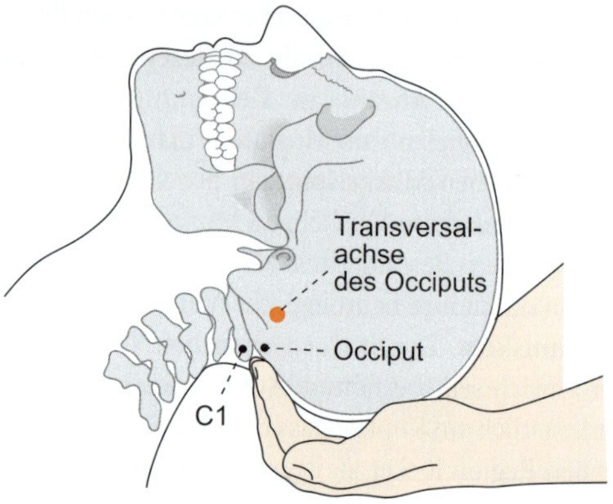

Gleichgewichtsorgan HWS

Die **Orientierung im Raum** erfolgt über die Augen, d.h., der Körper richtet sich nach den Augenbewegungen aus. Wird ein neues Ziel mit den Augen fixiert, werden die suboccipitalen Muskeln als Erstes innerviert, um den Kopf in Richtung des Ziels einzustellen. Dies geschieht als Reaktion auf die Kopfbewegung, die die Dehnungsrezeptoren aktiviert hatte. Die Bewegung der Augen und des Kopfes im Raum kontrolliert darüber hinaus die übrigen Rückenmuskeln.

Dies ist gut bei manchen Tieren zu beobachten (z.B. Affen und Großkatzen), die den Körper im Flug durch ihre Augen und die Kopfstellung im Raum kontrollieren. Daher ist es in der Therapie äußerst hilfreich, den suboccipitalen Bereich zu lockern. In der Osteopathie gibt es einen Griff, der unter dem Begriff **„suboccipital**

Abb. 3.6 Suboccipital Release.
Mit freundlicher Genehmigung von Eastland Press; aus: Upledger JE. Lehrbuch der Kraniosakral-Therapie. Haug Verlag, Heidelberg 1994

release" bekannt ist. Dabei liegt der Patient auf dem Rücken, und der Untersucher legt die Fingerkuppen beider Hände zwischen Occiput und C1 in das suboccipitale Weichteilgewebe.

Das Occiput selbst liegt in den Handflächen des Therapeuten. Der Therapeut lässt die Fingerkuppen langsam in das Gewebe einsinken und führt am Ende eine leichte Traktion nach cranial und lateral durch (> Abb. 3.6).

> Abbildung 3.7 und > Abbildung 3.8 zeigen die suboccipitalen Muskeln von dorsal bzw. lateral. Bei einseitiger Kontraktion erfolgt eine Seitneigung des Kopfes, bei Gruppenanspannung eine Retroflexion v.a. durch Verkürzung des M. rectus capitis posterior major. Über diese Muskeln, d.h. über die Stellung des Kopfes und der HWS im Raum, bestimmt der Mensch den **Spannungszustand der übrigen Rückenmuskeln.** Daraus resultieren z.B. die typischen Fehlhaltungsmuster durch die

3.1.1 HWS-Region

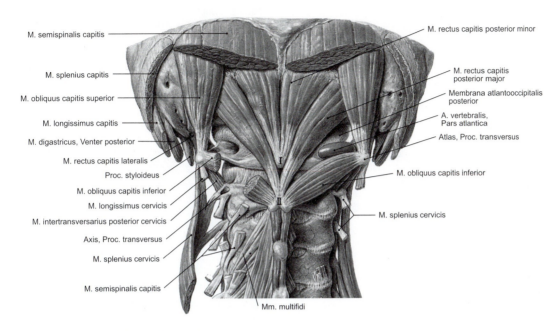

Abb. 3.7 Suboccipitale Muskeln und ihr Verlauf. [2]

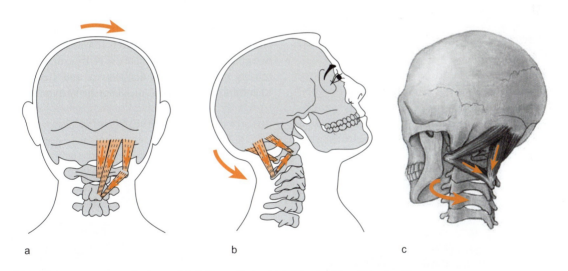

Abb. 3.8 Funktion der kurzen Nackenmuskeln bei Lateralflexion (a), Reklination (b) und Rotation (c).
Nach: Hochschild J. Strukturen und Funktionen begreifen. Georg Thieme Verlag, Stuttgart 1998. Mit freundlicher Genehmigung der MVS Medizinverlage.

Arbeit am PC mit Kopfvorhalteposition und Hyperlordose der HWS.

Die Zusammenhänge zwischen Kopfhaltung, suboccipitalen Muskeln, Stellung der ersten zwei Halswirbel (Atlas und Axis) sowie der Orientierung im Raum erklären auch die Wirkung der **Atlastherapie.**

Distorsionstrauma der HWS

Bei der 47. Jahresversammlung der manuellen Medizin im Jahr 2006 stellten Locher und Böhni ihre Studie zum „Management von Distorsionstraumata der HWS aus manualmedizinischer Sicht" vor. Die Autoren zeigten Untersuchungen von Keidel (1997) und Radanov (1993) mit Angabe der Symptome nach HWS-Trauma in absteigender Häufigkeit (> Tab. 3.1) (Locher und Böhni 2006).

3.1 Orthopädie

Tab. 3.1 Symptome nach HWS-Trauma	
Erste Studie von Keidel (Keidel 1997)	
Nackenschmerzen	100%
Nackensteife	98%
Kopfschmerzen	87%
Vegetative Beschwerden	71%
Halsmuskelschmerz	70%
Neurasthenische Beschwerden	60%
Kopfschwere	49%
Schwindel	39%
Armbeschwerden	27%
Kreuzschmerz	25%
Hörstörung/Tinnitus	21%
Handsymptome	20%
Sehstörungen	20%
Kloßgefühl im Hals	12%
Schluckschmerz	7%
Rauer Hals	6%
Kieferschmerz	4%
Mundbodenschmerz	4%
Zweite Studie von Radanov (Radanov 1993)	
Nackenschmerz	92%
Kopfschmerz	57%
Rasche Ermüdbarkeit	56%
Schulterschmerzen	49%

Tab. 3.1 Symptome nach HWS-Trauma (Forts.)	
Zweite Studie von Radanov (Radanov 1993)	
Angstgefühl	44%
Schlafstörung	39%
Rückenschmerzen	38%
Lärmempfindlichkeit	29%
Konzentrationsschwäche	29%
Verschwommenes Sehen	21%
Reizbarkeit	21%
Lichtempfindlichkeit	20%
Schwindel	15%

Pathodynamik des trigeminovasculären Systems

Neurodynamik und Pathodynamik der Hirnnerven und des trigeminovasculären Systems werden durch subjektive Symptome schlüssig erklärt.

Die Symptome erklären sich durch die beispielsweise von einem Schleudertrauma betroffenen anatomischen Strukturen: Einerseits die oberen HWS-Abschnitte mit Beeinflussung der Kerngebiete des N. trigeminus, andererseits die Schädigung der Nerven und Gefäße im Kleinhirnbrückenwinkel. Auch über die Verbindung der

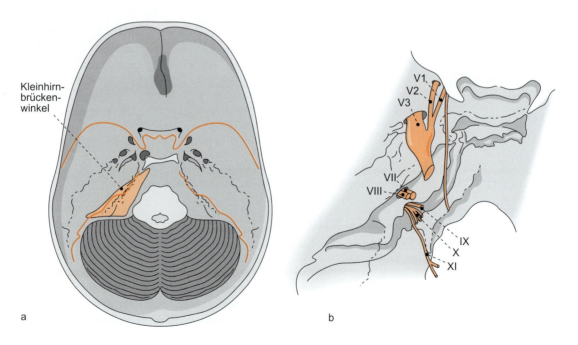

Abb. 3.9 Kleinhirnbrückenwinkel: Ausgespannt zwischen Cerebellum, lateralem Pons und innerem Drittel des Margo superior der Pars petrosa bildet er einen kleinen Bereich, in dem Gefäße und Hirnnerven sehr verletzbar sind. [14]

Nn. occipitalis minor und major zum Tentorium cerebelli sind einige Symptome erklärbar.

Auch die anatomischen Verhältnisse im Bereich des Kleinhirnbrückenwinkels bieten eine Erklärung für die genannten Symptome. Der Kleinhirnbrückenwinkel ist ein flaches Dreieck, das durch das Cerebellum, den lateralen Pons und das innere Drittel des Margo superior der Pars petrosa gebildet wird. In diesem Bereich liegen nicht nur Arterien und Venen eng beieinander, sondern auch die Hirnnerven.

> Aufgrund der engen topographischen Beziehung der Hirnnerven Nn. trigeminus (V), facialis (VII), vestibulocochlearis (VIII), glossopharyngeus (IX) und vagus (X) und der Hirnarterien und -venen im Bereich des Kleinhirnbrückenwinkels können zahlreiche Symptome entstehen (➤ Abb. 3.9).

Als weitere Symptome werden Tinnitus, Trigeminusneuralgie, Tic douloureux, hemifacialer Spasmus, Cluster-Kopfschmerz, Dysphonie, Globusgefühl etc. genannt. Nochmals sei daran erinnert, dass die Konvergenz der Afferenzen aus C1–C3 aus den Augenmuskeln, aus den suboccipitalen Muskeln und aus den Hirnnerven VII, IX, X und XII alle im Nucleus (Tractus) spinalis des N. trigeminus verschaltet werden und dass von hier weitere Verschaltungen zum Thalamus, zum limbischen System und sogar absteigend bis zur Cauda equina existieren (➤ Abb. 2.62).

Okklusionsstörungen

> Okklusionsstörungen verursachen zahlreiche Symptome. Diese Symptomenvielfalt erschwert die Diagnostik der CMD.

Wenn die genannte Vielzahl an Symptomen durch eine Irritation der suboccipitalen Region und der Kerngebiete des N. trigeminus entstehen kann, liegt der Umkehrschluss nahe, dass Okklusionsstörungen über eine Beeinflussung des Ganglion trigeminale, der Kerngebiete des N. trigeminus und der suboccipitalen Region die in ➤ Tabelle 3.1 aufgeführten Symptome verursachen können. Dies würde die Problematik der CMD hinreichend erklären.

Kommt es bei einer Okklusionsstörung zu einer **unterschiedlichen Belastung der beiden Kiefergelenke,** entsteht in fast allen Fällen eine Rotationsfehlstellung des Os temporale. Dies führt über die Verbindung zum Os occipitale zu einer Rotationsstörung desselben und damit auch zu Fehlstellungen der oberen HWS von C1 bis C3 (➤ Abb. 3.10, ➤ Abb. 3.11). Damit einher gehen deutliche Verspannungen der kurzen suboccipitalen Muskeln, die die Fehlstellung in der oberen HWS verstärken. Zusätzlich wird häufig der N. accessorius im Foramen jugulare ebenfalls irritiert, was zu Verspannungen (meist einseitig) des M. sternocleidomastoideus führt und Kopffehlhaltungen weiter verstärkt. Dies führt

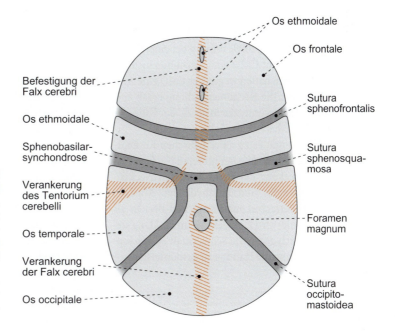

Abb. 3.10 Boden der Schädelkapsel und knöcherne Verankerung der Falx cerebri und cerebelli sowie des Tentorium cerebelli. Bei Verschiebung des Os temporale kommt es zu einer Rotationsfehlstellung des Os occipitale. Durch die anatomische Verbindung von Occiput (C0) und Atlas (C1) entsteht auch eine Fehlstellung des Atlas.
Mit freundlicher Genehmigung von Eastland Press; aus: Upledger JE. Lehrbuch der Kraniosakral-Therapie, Haug Verlag, Heidelberg 1994.

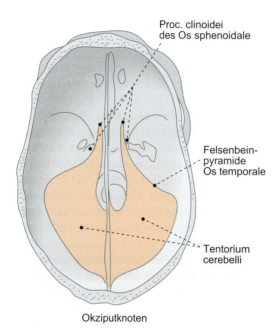

Abb. 3.11 Verankerung des Tentorium cerebelli. Auch durch Spannungszustände des Tentorium cerebelli können Fehlstellungen des Os temporale und des Occiputs entstehen.
Mit freundlicher Genehmigung von Eastland Press; aus: Upledger JE. Lehrbuch der Kraniosakral-Therapie, Haug Verlag, Heidelberg 1994.

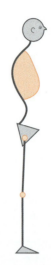

Abb. 3.12 Typische Haltung bei CMD mit Kopfvorhalteposition, Hyperkyphose der BWS, Hyperlordose der LWS, Beckenkippung nach vorn und veränderter Stellung des Thorax. [12]

in der Folge wiederum zu Irritationen der Nn. occipitales minor et major.

Diese Zusammenhängen sind eine hinreichende Erklärung für die bei der CMD oft auftretenden tiefsitzenden, bohrenden suboccipitalen Schmerzen mit Ausstrahlungen in die hintere Kopfregion und retroaurikulär.

Steinmetz und Ridder (2009) führten bei einer Gruppe von 80 Patienten mit CMD eine Nachuntersuchung durch. Diese Patienten hatten wegen der CMD eine Aufbissschiene erhalten. Die Nachuntersuchung ergab eine Reduktion der Nackenschmerzen in 49,2% der Fälle, der Schmerzen im Kieferbereich in 52,3%.

Bei der CMD kommt es zu einer typischen Kopfvorhalteposition mit Verkürzung der hinteren Nackenmuskeln und Überstreckung der tiefen vorderen Nackenbeuger und der supra- und infrahyoidalen Muskeln (> Kap. 2.7.1). Betrachtet man Kopf und Becken als Pole der Wirbelsäule, wird klar, dass sie im Einklang stehen müssen, um sich gegen die Schwerkraft zu behaupten und eine harmonische Haltung zu gewährleisten.

Haltungsstörungen bei CMD-Patienten

Bei der CMD ist das Gegenteil einer harmonischen Haltung (s.o.) der Fall: Kopf und Becken stehen nicht mehr im Einklang, die Haltung wird disharmonisch (> Abb. 3.12). Diese Haltung ist gekennzeichnet durch:
- Kopfvorhalteposition
- Aufgehobene HWS-Lordose
- Verstärkte BWS-Kyphose
- Beckenkippung nach vorn, meist mit Hyperlordose der LWS
- Protraktion der Schultern
- Verlagerung des Körperschwerpunktes nach dorsal
- Leichte Flexionshaltung der Knie
- Bei der a.p. Betrachtung oft skoliotische Fehlhaltungen oder echte Skoliosen der Wirbelsäule mit Beckenschiefstellung
- Funktionelle Beinlängendifferenz und Valgusstellung der Rückfüße bei Senk-Spreiz-Füßen.

Das in > Abbildung 3.13 gezeigte Haltungsmuster ist häufig mit einer CMD vergesellschaftet oder kann umgekehrt eine CMD auslösen, indem die oberflächliche Frontallinie (OFL) auf der Vorderseite nach caudal gezogen wird, während die oberflächliche Rückenlinie (ORL) auf der Rückseite nach cranial rutscht. Das daraus resultierende Ungleichgewicht zwischen den korrespondierenden Kräften der Vorder- und Rückseite des Körpers würde dann eine Reihe von Haltungsproblemen verursachen.

Thomas Myers hat in seinem Buch „Anatomy Trains: Myofasciale Leitbahnen" in exzellenter Weise die anato-

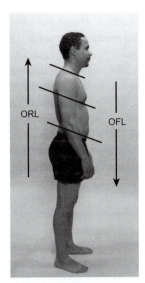

Abb. 3.13 Die oberflächliche Frontallinie (OFL) ist auf der Ventralseite nach caudal gezogen, während auf der dorsalen Seite die oberflächliche Rückenlinie (ORL) nach cranial zieht. Daraus resultiert ein ähnliches Haltungsmuster wie bei der CMD. [12]

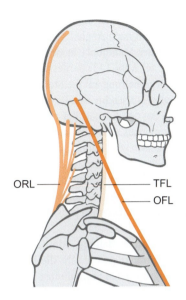

Abb. 3.14 Sowohl die oberflächliche Frontallinie (OFL) als auch die oberflächliche Rückenlinie (ORL) sind an der Hyperextension der unteren Halswirbel beteiligt. Die tiefe Frontallinie (TFL) bildet den Gegenspieler. [12]

mischen Zusammenhänge im Körper erklärt. Sein Buch sollte die Grundlage für alle manualtherapeutischen Überlegungen sein. In diesem Kapitel wird auf seine Betrachtungsweise der myofascialen Linien Bezug genommen.

Fehlhaltung des Kopfes

Die **oberflächliche Rückenlinie (ORL)** hat die übergeordnete Funktion, den Körper in der Extension zu unterstützen und der Tendenz zur flektierten Haltung entgegenzuwirken. Im Bereich der HWS und des Schädels allerdings besitzt die ORL bei Anspannung keine aufrichtende Funktion, sondern führt zu einer Hyperextension des Nackens. Auch die **oberflächliche Frontallinie (OFL)** mit dem M. rectus abdominus und seiner Fortsetzung in den M. sternocleidomastoideus, der oft einseitig verspannt ist (➤ Kap. 2.7.2), führt eher zu einer Hyperextension der oberen Halswirbel.

Die Muskeln, die dieser Fehlhaltung entgegenwirken können, sind die **Mm. infrahyoidei,** die jedoch primär beim Sprechen und Schlucken benutzt werden und im Vergleich zur ORL und OFL viel zu schwach sind. Damit bleibt nur noch eine Muskelgruppe, die für die korrekte aufrechte Haltung von Kopf, Nacken und oberem Rücken zuständig sind: Die **Mm. longus capitis und colli.** Diese Muskeln sind Teil der tiefen Frontallinie (TFL) (➤ Abb. 3.14, ➤ Abb. 3.15). Im Funktionsschema in ➤ Abbildung 3.14 sieht man deutlich das Zusammenspiel dieser drei Linien, in ➤ Abbildung 3.15 erkennt

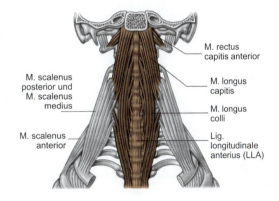

Abb. 3.15 Darstellung des Lig. longitudinale anterius entlang der Vorderseite der Wirbelkörper bis hinauf zur Basis des Occiputs. Der obere posteriore Abschnitt der tiefen Frontallinie (TFL) umfasst dabei auch den M. longus capitis, den M. longus colli und den kleinen M. rectus capitis anterior. [12]

man eindrucksvoll den Verlauf des M. longus colli und des M. longus capitis mit ihrem Ansatz am Occiput unmittelbar vor dem Foramen magnum und dem Atlas sowie die extrem wichtige Beziehung zum Lig. longitudinale anterius, das myofasciale Spannungen von cranial nach caudal weiterleiten kann. Der in ➤ Abbildung 3.15 zusätzlich dargestellte M. rectus capitis anterior unterstützt die Mm. longus colli und capitis in ihrer Wirkung, der M. scalenus anterior hingegen ist als Gegenspieler an der Protraktion des Kopfes beteiligt und bringt die unteren Halswirbel in Flexion.

In ➤ Abbildung 3.16 ist die normale Zahnstellung in der Klassifikation nach Angle I sowie die prognathe retrale Stellung der Mandibula in der Angle-Klasse II (➤ Kap. 2.3.4, ➤ Abb. 2.13) dargestellt. Sie zeigt den Einfluss der Körperhaltung auf die Stellung der Mandibula bzw. ebenso umgekehrt den Einfluss der Stellung der Mandibula auf den Körper. Bei diesen Zusammenhängen gibt es niemals eine „Einbahnstraße". Je weiter die Kopfhaltung nach vorn kommt, desto mehr geht der Unterkiefer nach hinten. Pro 1 cm Kopfvorhaltung kann die Mandibula bis zu 1 mm nach retral gehen und umgekehrt. Den primären Auslöser kann man häufig nicht mehr feststellen. Letztlich muss beides behandelt werden.

Betrachtet man die Haltung von CMD-Patienten, springt geradezu ins Auge, wie sehr die Körperhaltung durch den Bezug zur tiefen Frontallinie (TFL) charakterisiert wird (➤ Abb. 3.16). Daher wird im Folgenden immer wieder der Bezug zwischen CMD und TFL hergestellt.

Bei einer CMD besteht pathognomomisch eine **Schwäche der tiefen Nackenbeuger,** sodass der Patient mehr die Brustmuskeln und weniger die Halsflexoren als Hilfsmuskeln aktiviert. Dies kann man mit folgendem Test herausfinden (➤ Abb. 3.17, ➤ Abb. 3.18):

- Der Patient (in Rückenlage) wird aufgefordert, seinen Kopf zu beugen.
- Erfolgt die Beugung harmonisch in einer Art Rollbewegung des Kopfes, besteht zunächst kein Verdacht auf eine Schwächung der Flexoren.
- Hebt der Patient aber eher den Kopf mit vorgereckter Kinnspitze, bedeutet dies, dass er mehr die Brustmuskeln als Hilfsmuskeln aktiviert und weniger die Halsflexoren, was für abgeschwächte Muskeln spricht.

Man kann den Test auch mittels AK (➤ Kap. 2.5) durchführen.

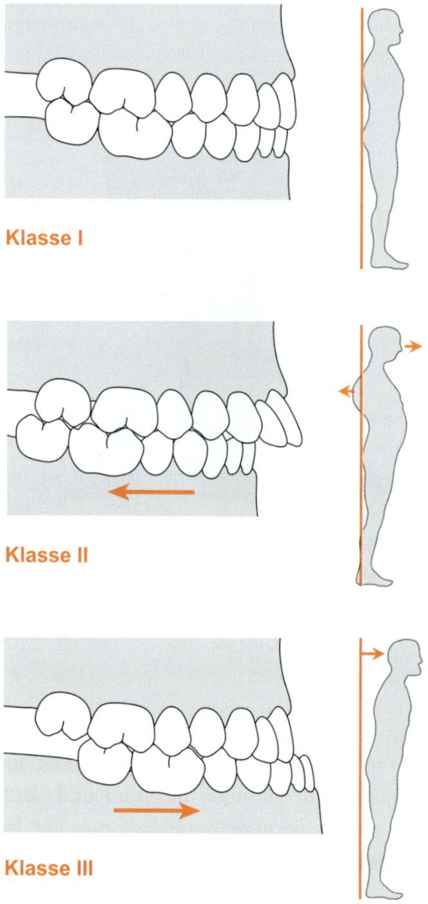

Abb. 3.16 Korrelation zwischen Körperhaltung und Mandibulaposition. Eine Körperfehlhaltung kann sowohl eine Fehlstellung der Mandibula verursachen als auch umgekehrt eine Fehlstellung der Mandibula in den verschiedenen Angle-Klassen eine Körperfehlhaltung. [1]

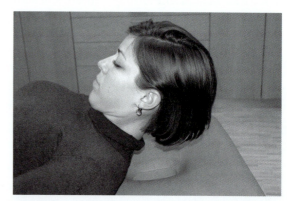

Abb. 3.17 Test Nackenbeuger: Bei normaler Reaktivität der Nackenbeuger rollt die Patientin beim Anheben des Kopfes ihre HWS ein. [6]

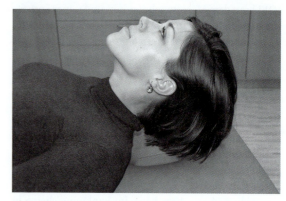

Abb. 3.18 Bei Schwäche der Nackenbeuger muss die Patientin die Pectoralismuskeln als Ersatzmuskeln einsetzen und hebt dabei den Kopf, statt ihn einzurollen. [6]

Die Abschwächung der Nackenbeuger ist immer gekoppelt mit einer Hyperflexion der unteren und Streckung der oberen HWS bei Hypertonizität der Nackenstrecker.

Die muskuläre Dysbalance zwischen Beugern und Streckern führt zwangsläufig zu schmerzhaften Verspannungen im Nackenbereich und ventral zu Ansatzreizungen am Sternoclaviculargelenk.

Ein weiterer wichtiger Nerv mit Bezug zur CMD ist der elfte Hirnnerv, der **N. accessorius,** der ein rein motorischer Nerv ist. Er versorgt den M. sternocleidomastoideus und den oberen Teil des M. trapezius. Der craniale Teil des N. accessorius wird von Fasern des N. vagus (aus dem Nucleus ambiguus) begleitet. Der motorische Anteil stammt hauptsächlich aus dem Spinalbereich. Die Spinalwurzeln kommen aus dem ventrolateralen Anteil des Vorderhorns im Bereich C2–C5/C6 und steigen nach cranial durch das Foramen magnum, verlaufen zusammen mit dem N. vagus und ziehen dann durch das Foramen jugulare wieder aus dem Schädel heraus.

Die Lage des N. accessorius im Foramen jugulare macht ihn so anfällig für Probleme im Zusammenhang mit der CMD.

Bei **Spannungszuständen der Dura** kommt es zu vermehrtem Zug an den Austrittsstellen der Hirnnerven oder Spinalnerven, da diese von der Dura begleitet werden. Wenn die Spannung im Foramen jugulare zunimmt, kommt es zu vermehrtem Zug oder Druck u.a. des N. accessorius, der dadurch irritiert oder sogar geschädigt werden kann. Fallen im Test mittels AK beide Muskeln (M. sternocleidomastoideus und M. trapezius) auf einer Seite schwach aus (sind sie hyporeaktiv [➤ Kap. 2.5.1]), sollten sowohl der N. vagus als auch der N. glossopharyngeus überprüft werden, da diese ebenfalls durch das Foramen jugulare hindurchziehen.

➤ Abbildung 3.19 zeigt die Versorgung des M. trapezius durch den N. accessorius und den begleitenden Verlauf von Fasern des N. vagus. Sehr oft zeigt sich bei Patienten, die über plötzlich einsetzenden Schwindel oder leichte Kopfschmerzen klagen, einseitig eine Veränderung des zehnten und elften Hirnnervs. Hier ist es sehr hilfreich, die genauere Lokalisierung und Ursache sowie deren Beseitigung herauszufinden. Ursachen

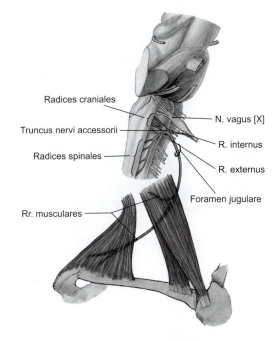

Abb. 3.19 Verlauf des N. accessorius mit Versorgung des M. sternocleidomastoideus und des oberen M. trapezius, der zusätzlich aus den spinalen Wurzeln von C2–C4 versorgt wird. [2]

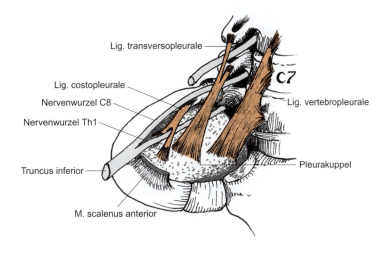

Abb. 3.20 Aufhängungsapparat der Pleura. [9]

einer Schädigung des N. accessorius können neben einer CMD auch Traumata mit oder ohne Schädelbasisfrakturen, Polyneuritiden, eine amyotrophische Lateralsklerose und Tumoren der Schädelbasis sein.

Weitere bei CMD betroffene Strukturen sind die **Ligg. vertebropulmonalia**, die als Aufhängeapparat der Pleurakuppel dienen (➤ Abb. 3.20). Da im Pleuraspalt ein negativer Druck herrscht, muss die Lunge an den benachbarten knöchernen Strukturen fixiert sein. Im cranialen Bereich besteht die Fixierung aus Muskelfasern des M. scalenus minimus – teilweise ergänzt durch Fasern aus den Mm. scalenus medius und anterior – und aus fibrösen Strängen, die zwischen der Pleurakuppel und den unteren Halswirbeln aufgespannt sind: das Lig. vertebropleurale, das von den Wirbelkörpern entspringt, das Lig. transversopleurale, das von den Querfortsätzen kommt, und das Lig. costopleurale von der ersten Rippe.

Dieser Aufhängeapparat setzt nicht direkt an der Pleura, sondern an der Fascia endothoracica an. Anatomisch stellt er das Verbindungsglied zwischen oberem Lungenlappen und dem cervicothorakalen Übergang (CTÜ) dar. Da die Scalenusmuskeln, die erste Rippe, der M. sternocleidomastoideus und die HWS bei einer CMD immer mit betroffen sind, setzen sich dort vorhandene Spannungen auch in den Aufhängeapparat der Pleurakuppel fort und können zu Irritationen des cervicalen Plexus, des Lymphflusses und anderer Strukturen führen. Daher sind diese Bänder jedes Mal mit zu tasten und bei Spannungen zu behandeln.

3.1.2 BWS-LWS-Region

BWS-Hyperkyphose

Fast immer findet man bei einer CMD eine Hyperlordose im cervicothorakalen Übergangsbereich (CTÜ) und eine deutlich verstärkte BWS-Kyphose, die zusätzlich in ihrer Rotationsfähigkeit erheblich eingeschränkt ist. Normalerweise sollte die BWS zu jeder Seite eine Rotation um ca. 60° aufweisen. Bei den meisten CMD-Patienten liegt sie bei nur 20–30° (➤ Abb. 3.21, ➤ Abb. 3.22).

Die Behandlung der verstärkten BWS-Kyphose ist für den Therapieerfolg bei CMD-Patienten wichtig, da sich durch die Aufrichtung und die Dehnung der Muskeln anterior sowie die Stärkung der Muskeln posterior auch eine Streckung im CTÜ-Bereich ergibt. Dadurch kann die Mandibula aus der meist retralen Position heraus wieder nach anterior kommen.

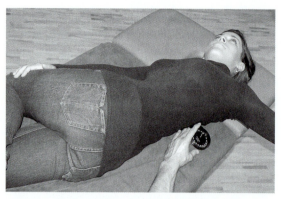

Abb. 3.21 Normale Rotation der BWS bis 60°. [6]

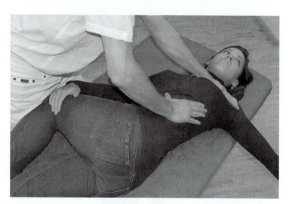

Abb. 3.22 Bei herabgesetzter BWS-Rotationsfähigkeit sollte sich der Patient bei jeder Ausatmung vorstellen, dass der Arm einen Zentimeter länger wird, damit die BWS weiter rotieren kann. [6]

Lumbalgien

Lumbalgien sind ein häufiges Schmerzsyndrom in Zusammenhang mit einer CMD. Verschiedene Ursachen werden diskutiert, u.a.:
- Direkte Fortleitung von Schmerzsensationen aus der Duraspannung in die lumbalen Spinalwurzeln
- Fehlende muskuläre Stabilisierung
- Segmentale Funktionsstörungen im Bereich der LWS.

Meist liegt jedoch nicht eine einzige Ursache zugrunde, sondern die Lumbalgie entsteht durch ein Zusammenwirken mehrerer Faktoren:
- Bei einer CMD sind immer segmentale Funktionsstörungen in der LWS mit gekoppelten Blockierungen im Becken vorhanden. Dies allein genügt bekanntermaßen, um lumbale Schmerzen auszulösen.
- Aufgrund der Duraspannung gibt es einen direkten Zug an den Spinalwurzeln mit Auslösung von Schmerzsyndromen.

3.1.2 BWS-LWS-Region

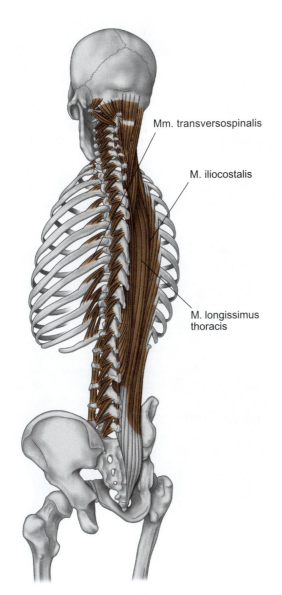

Abb. 3.23 Verlauf des M. erector spinae vom Os sacrum bis zum Occiput. Pathologische Spannungen werden vom Becken bis zum Cranium fortgeleitet und vice versa. [12]

- Mm. transversospinalis
- M. iliocostalis
- M. longissimus thoracis

- Die bei der CMD vorliegenden cranialen Störungen mit der daraus resultierenden Kopfvorhalteposition, der aufgehobenen HWS-Lordose und der verstärkten BWS-Kyphose verursachen eine unphysiologische Spannung im M. erector spinae, der mit seinen Fasern vom Occiput bis zum Becken läuft (➤ Abb. 3.23).
- Bei einer CMD findet sich fast immer eine funktionelle Schwäche der rückwärtigen Beinmuskulatur, was zu einer Instabilität im LWS-Bereich führt und dadurch zu einer Hyperlordose und zu einem Überlastungsschmerz.

In der bereits erwähnten Studie von Steinmetz und Ridder (2009) (➤ Kap. 3.1.1) kam es bei den Studienteilnehmern **nach osteopathischer Behandlung und Schienenversorgung** zu folgenden Schmerzreduzierungen:

- In der Gruppe mit Lumbalgien ohne Ausstrahlung in die Beine in 70,9% der Fälle (➤ Abb. 3.24)
- In der Gruppe mit Parästhesien in den Beinen in 67,4% der Fälle.

Skoliose

In vielen Studien, die Zusammenhänge zwischen CMD und orthopädischen Störungen untersuchten, sind bei den Probanden mit einem hohen Prozentsatz (meist über 70%) Haltungsauffälligkeiten zu beobachten (Bahnemann 1993, Dapprich 2005, Fink 2004, Haberfellner 1981, Klemm 2009, Kobayashi und Hansson 1988, De Laat und Meulemann 1998, Lippold und van den Bos 2000, Lotzmann 2002, Naber 2007, Nicolakis et al. 1998, Ohlendorf et al. 2008a, Plato 2008, Ridder 1998, Rocabado 1983, Schupp 2005, Schupp und Säckler 2005, Slavicek 2000, Valentin 1998, Wagner et al. 2009). Probleme wie Kopfvorhalteposition, thorakale Hyperkyphosierung, Beckenschiefstand oder funktionelle Beinlängendifferenzen mit Beinachsenverände-

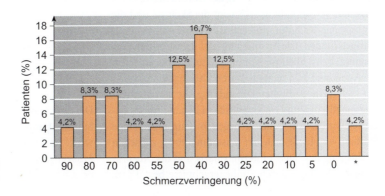

Abb. 3.24 Schmerzverringerung bei Lumbalgien bei CMD-Patienten ohne Ausstrahlung nach Schienenversorgung. [7]

rung und Valgusstellung der Rückfüße wurden bereits erwähnt (> Kap. 3.1.1).

Bei den meisten Probanden waren **mehrere Asymmetrien** gleichzeitig vorhanden. Dieser Sachverhalt erscheint logisch, da die CMD den ganzen Körper beeinflusst. Auch eine Skoliose kommt häufig vor. Nach Erfahrung des Autors verbergen sich hinter dem Begriff „idiopathische Skoliose" nicht selten CMD-Störungen. Um den genauen Prozentsatz zu ermitteln, bedarf es jedoch größer angelegter klinischer Studien. Fakt ist, dass in der Praxis des Autors in den vergangenen zehn Jahren nicht einmal 10% der Patienten mit Skoliose **keine** CMD-Störung hatten. Ob nun die CMD der Auslöser für die Skoliose war oder umgekehrt die Skoliose die CMD auslögest hat, kann an dieser Stelle nicht beantwortet werden, da diesbezügliche breit angelegte prospektive Studien fehlen. Der Zusammenhang zwischen beiden Störungen ist jedoch mehr als auffällig.

Auch Lippold und van den Bos (2000) diagnostizierten bei der Hälfte ihrer Probanden eine Skoliose und fanden diese häufig bei Patienten mit **Angle-Klasse II** (> Kap. 2.3.4) und **Kieferasymmetrien.** Auch andere Autoren fanden bei kieferorthopädischen Gruppen gehäuft Skoliosen (Pecina et al. 1991, Prager 1980, Treuenfels 1989, Lotzmann 2002, Ridder 1998). Nach Aussage von Lippold und van den Bos (2000) konnte allerdings keine signifikante Korrelation zwischen einer Skoliose und bestimmten Dysgnathiegruppen festgestellt werden, jedoch zwischen den Merkmalen **Beckenschiefstand** und Skoliose. Da bei einer CMD jedoch fast immer ein Beckenschiefstand mit funktioneller Beinlängendifferenz vorliegt und diese, über längere Zeit gesehen, zu einer CMD führen kann, sollten auch zu diesem Thema weitere klinische Studien durchgeführt werden, um den Zusammenhang zu bestätigen oder zu relativieren (> Kap. 5).

Ein weiterer interessanter Aspekt im Zusammenhang von Skoliose und CMD stellt die **Verbiegung der Skoliose in Relation zur Verbiegung der Sutura intermaxillaris** dar. > Abbildung 3.25 zeigt die Skoliose und die Verbiegung der Sutura intermaxillaris bei einem neunjährigen Jungen. Die Ausprägung und Richtung der Verbiegung bzw. Skoliose stimmen annähernd überein. > Abbildung 3.26 zeigt die Wirbelsäule nach Abschluss der kieferorthopädischen Behandlung, die von manualtherapeutischen und osteopathischen Behandlungen begleitet wurde. Auch hierzu liegen bislang noch keine Studien vor. Ließe sich der Zusammenhang zwischen Verbiegung der Sutura intermaxillaris und der Ausprägung der Skoliose durch Studienergebnisse bestätigen,

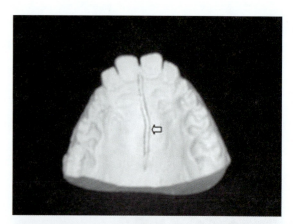

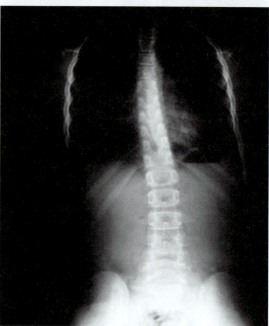

Abb. 3.25 Die Skoliose des Patienten entspricht der Verbiegung der Sutura intermaxillaris. [5]

könnten Therapieansätze oder Korrekturen deutlich schneller erfolgen.

3.1.3 Becken

Absteigende Läsionskette

Die **tiefe Frontallinie (TFL)** (Myers 2004) spielt für die Stützfunktion des Körpers eine bedeutende Rolle. Sie wird v.a. von langsam kontrahierenden tonischen Muskelfasern durchzogen, die die Stabilität des Körpers gewährleisten. Am Fuß beginnt diese Linie zu-

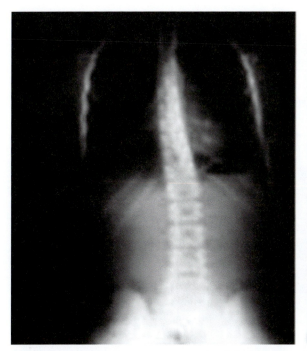
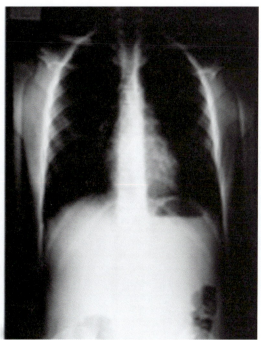

Abb. 3.26 Skoliose bei einem Patienten vor und nach der kieferorthopädischen Behandlung. [5]

nächst mit dem M. tibialis posterior, dem M. flexor hallucis longus und dem M. flexor digitorum longus, die für die Stabilisierung des Fußes und v.a. für die Stabilisierung des Längsgewölbes verantwortlich sind. Diese Muskeln verlaufen in einer tiefen Schicht an der Rückseite der Membrana interossea, sind nur sehr schwer zu palpieren und oft äußerst schmerzhaft angespannt (> Abb. 3.27).

Nach cranial setzen sie sich in die Adduktoren fort, die durch ihre Muskelkraft beide Beine stabilisieren. Vom M. adductor magnus verlaufen die Faszienzüge in den M. obturatorius internus, der wiederum Kontakt mit dem Beckenboden aufnimmt. Der nächste große Abschnitt wird vom M. psoas gebildet, womit caudal der Kontakt zum Hüftgelenk und cranial der Kontakt zum Diaphragma und damit zum Atemrhythmus gegeben ist.

> Die tiefe Frontallinie zwischen Becken und Occiput kann als innere myofasciale Hülle betrachtet werden. Sie bildet die innere Auskleidung des Thorax und des Beckens und eine Art Dach rund um die Wirbelsäule herum.

Häufig zu beobachten sind Beckenfunktionsstörungen mit **funktionellen Beinlängendifferenzen** und **einseitigen Verspannungen** bzw. **Überdehnungen der Muskeln** im Beckenbereich. Dabei findet sich oft die Kombination eines nach rechts rotierten LWK 5 in ERS-Stellung (Extension-Rotation-Seitneigung nach rechts) befindlichen Wirbels mit einer Sacrumfehlstellung nach links anterior über die linke diagonale Achse. Durch die Lage der Hüftpfanne wird bei Rotation des Ileums der Femur entweder nach caudal geschoben (anteriores Ileum) oder nach cranial gezogen (posteriores Ileum). Dadurch entsteht eine funktionelle Beinlängendifferenz (> Abb. 3.28).

Durch die funktionelle Beinlängendifferenz werden wiederum einige Muskeln der tiefen Frontallinie beeinflusst: M. psoas, M. pectineus und M. obturatorius internus. Auch der M. quadratus lumborum wird in dieses Geschehen einbezogen und reagiert häufig mit einer Verkürzung oder aufgrund der ständigen Fehlhaltung mit einem Triggerpunkt. Nicht selten finden sich als Folge dieser Fehlhaltung und Beckenverwringung einseitige Verspannungen und Verkürzungen des Lig. sacrotuberale, das durch spondylogene Reflexe nach Dvorak ipsilaterale Verspannungen im Bereich der mittleren BWS verursacht (> Abb. 3.29). Diese Verspannungen können sehr gut durch eine Dehnung des Ligaments behandelt werden. Für den Patienten ist es eine Wohltat, wenn die Schmerzen und muskulären Verspannungen zwischen den Scapulae endlich therapiert werden können.

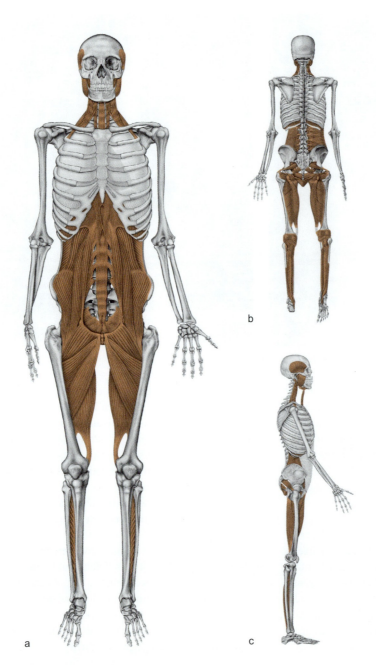

Abb. 3.27 a–c Die tiefen Frontallinien. [12]

Der Schmerz, der durch Palpation der verspannten Muskeln ausgelöst wird, lässt in seiner Intensität sofort nach, wenn ipsilateral das verkürzte Lig. sacrotuberale gedehnt wird. Wenn auch das Lig. sacrospinale mit betroffen ist, führt dies über die spondylogenen Reflexe zu einer muskulären Verspannung im HWS-Bereich.

In der Häufigkeit der Beckenfunktionsstörungen stehen die **Torsionsfehlstellungen,** meist L/L, neben den ileosacralen Störungen (Ileum anterior oder posterior) an erster Stelle (> Abb. 3.30). Der Begriff L/L stammt aus der MET-Technik der Osteopathie und meint eine Abkippung des Sacrums nach links anterior über die linke diagonale Achse.

Meist ist mit der Torsionsstörung des Beckens eine entgegengesetzte Fehlstellung des LWK 5 verbunden, die oft mitbehandelt werden muss.

3.1.3 Becken

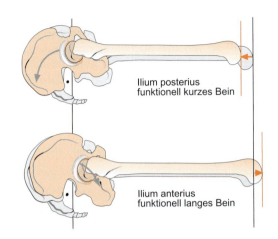

Abb. 3.28 Auswirkungen der Stellung des Ileums auf die funktionelle Beinlängendifferenz. [3]

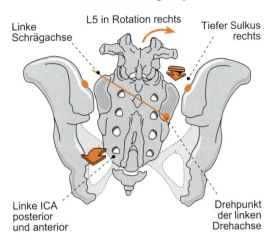

Abb. 3.30 Torsionsfehlstellung des Sacrums mit Abkippung der Sacrumbasis nach links anterior über die linke diagonale Achse. Der rechte Sulcus ist tief, der linke ILA (inferior-lateral-angle) steht posterior und L5 rotiert entgegengesetzt zum Sacrum nach rechts (L5 = LWK 5, Rr = Rotation rechts). [16]

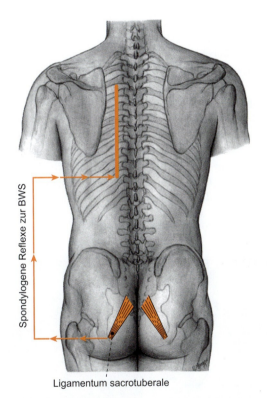

Abb. 3.29 Spondylogene Reflexe nach Dvorak aus dem Lig. sacrotuberale in die BWS. [15]

Dysfunktion des M. psoas

Aus einer Beckenfehlstellung resultieren – wie bereits ausgeführt – muskuläre Dysbalancen (> Kap. 3.1.1, > Abb. 3.17, > Abb. 3.18). In diesem Abschnitt wird genauer auf den M. psoas eingegangen, der von allen LWK, teilweise auch noch von BWK 12, entspringt.

Der M. psoas zieht von der Wirbelsäule nach caudal mit Ansatz am Trochanter minor. Auf seinem caudalen Weg verläuft er direkt vor dem Hüftgelenk und umrundet die Eminentia ileopubica. Die einzelnen Faserzüge des Muskels kommen dabei in unterschiedlichen Schichten zu liegen:

- Die am caudalsten entspringende Faserschicht liegt am weitesten dorsal.
- Die am höchsten entspringende Faserschicht, oftmals bereits an den Procc. transversi des 12. BWK beginnend, liegt am weitesten ventral.

Jeder Faseranteil des M. psoas füllt die vor der Wirbelsäule verlaufende Rinne zwischen den Wirbelkörpern und den Procc. transversi aus. Die Faserzüge des M. psoas gehören zur tiefen Frontallinie, auch hier besteht wieder die Verbindung zwischen Schädel und Fuß, über die CMD-Störungen weitergeleitet werden.

Die Aussage, dass ein verspannter M. psoas zu einer Hyperlordose führt, kann nicht aufrechterhalten werden. Betrachtet man den Verlauf der Fasern des M. psoas genauer, kann bei gleichzeitiger Kontraktion aller Faseranteile nur Folgendes geschehen: Die am ventralsten liegenden und gleichzeitig längsten Muskelfasern des M. psoas komprimieren die tieferen Schichten und benutzen die Eminentia ileopubica als Hypomochlion. Damit drücken sie das Becken in eine Aufrichtung hinein und ziehen die oberen LWS-Anteile nach anterior, während die unteren nach posterior gedrückt werden (> Abb. 3.31). Eine Verspannung des M. psoas führt demnach zu einer **Beckenaufrichtung und Abflachung der LWS-Lordose,** nicht aber zu einer Hyperlordose. Das Laufmuster des Patienten ist allerdings sehr wohl gestört, da der verkürzte M. psoas zu einer Beugung im Hüftgelenk und gleichzeitig zu einer Außenrotation des Oberschenkels führt. Die Patienten knicken in der Leiste ein und laufen mit dem Oberkörper leicht nach vorne gebeugt.

Nierenaffektion

Beim Muskeltest des M. psoas (> Abb. 3.32) findet man häufig eine einseitige Schwäche, oft verbunden mit einer **Nierenptose** leichten Grades (> Kap. 3.7.3). Durch den Muskelzug des funktionell stärkeren M. psoas kommt es zu einer Rotationsfehlstellung der LWS mit einseitigem paravertebralem Muskelhartspann. Damit erfolgt eine Streckung im lumbalen Abschnitt mit konsekutiven Schmerzen. Nach erfolgreicher Behandlung des Beckens und der Niere sind diese Probleme behoben, kehren aber wieder zurück, wenn die zugrunde liegende CMD nicht behandelt wird.

> Abbildung 3.32 zeigt den **Psoas-Test**, wie er in der Applied Kinesiology durchgeführt wird. Bei einer leichten Schwäche des Muskels kann der Patient kaum noch Widerstand gegen den Druck des Therapeuten entgegensetzen, bei einer stärkeren Schwäche des Muskels ist der Patient nicht einmal mehr fähig, das Bein in der Luft zu halten. Die kontralaterale Seite des Beckens kippt zur testenden Muskelseite ab, und das Bein fällt herunter. Gleichzeitig äußert der Patient stärkere Schmerzsymptome im LWS-Bereich. Dies ist ein eindeutiger Hinweis

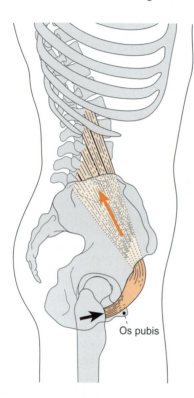

Abb. 3.31 Darstellung des M. psoas von anterior. Man sieht eindeutig den Ramus pubis als Hypomochlion und den Verlauf des M. psoas bis zum Trochanter minor. Der hypertone Psoas flektiert in der Hüfte und hebt die LWS-Lordose auf. [7]

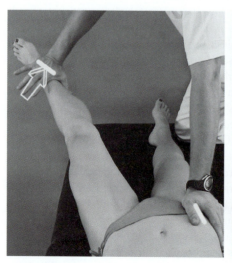
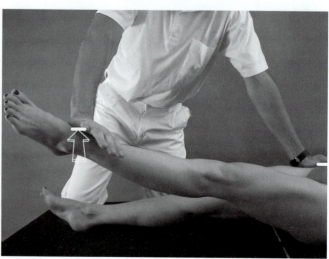

Test des M. psoas in Rückenlage

Abb. 3.32 Psoas-Test mittels AK. [3]

auf die Entstehung von lumbalen Schmerzsyndromen aufgrund eines meist **einseitig hyporeaktiven (schwachen) M. psoas** (> Kap. 2.5.1), der in über 80% der Fälle bei CMD-Patienten gefunden wird.

Coccygodynien

Immer wieder hört man von Patienten, dass sie sich eine Fraktur des Os coccygis zugezogen haben, was von ihrem Orthopäden oder dem behandelnden Arzt einer anderen Fachrichtung als kaum von Bedeutung abgetan wurde. Es stellt sich die Frage, warum so viele Patienten über Beschwerden im Bereich des Os coccygis bzw. über eine Schmerzausstrahlung in andere Regionen klagen, die durch pathologische Veränderungen am Os coccygis hervorgerufen werden können. Erwähnenswert ist dabei insbesondere die Schmerzausstrahlung in die Leisten und in die Genitalregion, in die LWS und Iliosacralregion sowie in die Bereiche Hüfte und Trochanter.

Es muss unterschieden werden zwischen Pathologien, die unmittelbar vom Os coccygis ausgehen und solchen, die in Kombination mit anderen anatomischen Strukturen auftreten.

Als lokale Ursachen sind zu nennen: Fraktur des Os coccygis durch direkte traumatische Einwirkung, Schiefstand durch Geburtstrauma oder während der Schwangerschaft, Zysten und Tumoren. **Knochenzysten** (aneurysmatische Knochenzysten) und **Tumoren** sind relativ häufig zu finden und bleiben lange Zeit unentdeckt. Diese Störungen im Bereich des Os coccygis können durch aufsteigende Faszienketten und muskuläre Züge eine Fortleitung bis zum Schädel erfahren und dort eine CMD auslösen.

Schmerzausstrahlung in den Bereich des Os coccygis in Kombination mit anderen pathologischen Ursachen wie Muskelhypertonie, Spannungszustände der Dura mater, internistische und gynäkologische Erkrankungen werden an dieser Stelle nicht besprochen. Näher dargestellt werden die **Zusammenhänge zwischen einer CMD und dem Os coccygis**. Die Zusammenhänge zwischen Störungen im Bereich des craniomandibulären Systems und der Wirbelsäule und weiteren Körperstrukturen in der Peripherie sind bereits ausführlich dargestellt worden (> Kap. 2.2). Dabei verursacht die CMD Pathologien auf verschiedenen Ebenen, z.B. eine Änderung des craniosacralen Rhythmus und damit eine Änderung der Beweglichkeit der Schädelknochen. Dies führt unmittelbar zu einer Änderung der Sacrumbeweglichkeit, setzt sich bis in das Coccygis fort und kann zu dumpfen Schmerzzuständen führen. In diesem Zusammenhang sei auf die Regel von De Jarnette verwiesen, aus der ersichtlich wird, dass das Occiput mit dem Sacrum und das Sphenoid mit dem Os coccygis gekoppelt sind.

Störungen der CMD setzen sich auch über das **Fasziennetz** bis zum Os coccygis fort. Das Fasziennetz überträgt mechanische Informationen durch das Wechselspiel von Zugspannung und Kompression (entsprechend dem Tensegrity-Modell) entlang der überwiegend aus Kollagen bestehenden Fasern des Netzes.

Der Begriff „**Tensegrity**" wurde von Buckminster-Fuller (Krausse und Lichtenstein 2000) geprägt, um eine Struktur- und Funktionsbeziehung von Materialien zu beschreiben. Seine Vorstellungen können folgendermaßen auf die medizinische Betrachtungsweise des Körpers übertragen werden: Festere Strukturen wie das Skelett oder die parenchymatösen Organe nehmen Kompression auf, andere Strukturen wie Faszien, Ligamente, Muskeln und Hohlorgane verteilen die Spannung. In einem **balancierten System** werden alle Kräfte gleichmäßig an alle Partner weitergegeben. Ein Ziehen an einem Punkt des Fasziennetzes wirkt sich auf das ganze Netz aus (wie z.B. das Ziehen an einer Ecke des Tischtuches). Dabei werden Zug und Druck entlang der Richtung der Faszien und der Grundsubstanz direkt von Faser zu Faser und von Zelle zu Zelle weitergegeben (> Kap. 2.7.1).

Die Fasziensysteme des Körpers hängen auf diese Weise zusammen, können untereinander Informationen austauschen und haben darüber hinaus eine enge Verbindung zu den Diaphragmen. Dabei ist besonders das **Diaphragma pelvis** hervorzuheben. Der wichtigste Muskel des Diaphragma pelvis ist der **M. levator ani,** der mit seinen Faseranteilen vom M. coccygeus entspringt, wobei sich beide gegenseitig beeinflussen können. Die Membrana obturatoria fungiert mit den Mm. obturatorius internus und externus als Bindeglied zwischen Bein, Hüfte und Beckenboden.

Nach der Vorstellung der Craniosacraltherapeuten bewegen sich Sacrum und Os coccygis in ihrer gelenkigen Verbindung einander entgegengesetzt. Wenn das Sacrum in Flexion geht, dreht das Coccygis in Extension und umgekehrt. Daher kann man bei der gleichzeitigen Palpation der beiden Knochen gut feststellen, ob die Bewegung des Os coccygis richtig funktioniert (> Abb. 3.33, > Abb. 3.34). Andernfalls muss dieses therapiert werden (Ridder 2006).

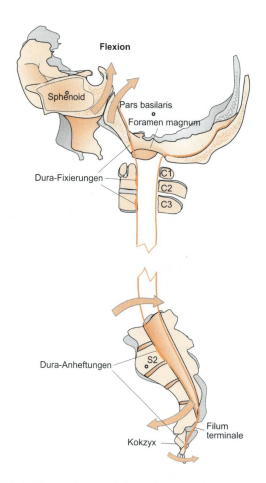

Abb. 3.33 Koppelung von Flexion und Extension der sphenobasilären Synchondorse und des sacrococcygealen Komplexes über die Dura mater. [3]

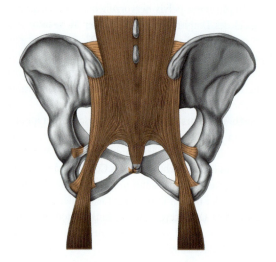

Abb. 3.34 Das Lig. sacrotuberale setzt sich nach cranial in die Fascia sacralis und den M. erector spinae fort, nach caudal in den M. biceps femoris. Damit stellt es eine Verbindungskette zwischen den unteren Extremitäten und der Wirbelsäule bis zum Schädel dar. [12]

Übertragungsorte der Tendopathien

Die Fortleitung absteigender Dysfunktionen vom craniomandibulären Bereich über den Rücken und das Becken in die Beine hinein findet im Bereich des **Tuber ischiadicum** statt. Myers spricht von **„Bahnhöfen"** (in Analogie zum Titel seines Buches „Anatomy Trains" [2004]). Bahnhöfe sind diejenigen Muskelansatzstellen, an denen eine tiefer liegende Faser oder Sehne eines Muskels mit dem Periost des entsprechenden Knochens verbunden ist. Diese Fasern setzen sich weiter fort in darunter oder darüber liegende Faserzüge der myofascialen Spannungsketten bis in andere Körperteile hinein. Diese geniale Idee und Erklärung von Myers von Spannungsübertragungen im Körper wird an dieser Stelle auf die ischiocruralen Muskeln bezogen. Sie setzen eindeutig an der posterioren Seite des Tuber ischiadicum an, wobei sich etliche Fasern bis in das Lig. sacrotuberale und hinauf bis zum Os sacrum und dann weiter in das Lig. longitudinale posterius erstrecken, das bis zur Schädelbasis zieht (➤ Abb. 3.35). Meist werden im Bereich dieser „Bahnhöfe" die Fortleitungen eher in den oberflächlichen Faszienschichten gesehen, da hier die langen Muskelketten liegen, die weitstreckige Informationen im Körper vermitteln (Myers 2004).

Hüftschmerz

Für Hüftschmerzen gibt es zahlreiche Ursachen (Ridder 2000A). Die CMD kann sekundär über den ausgelösten Beckenschiefstand zu Faszienspannungen, funktionelle Beinlängendifferenzen, Muskeldysfunktionen und Hüftschmerzen führen, obwohl röntgenologisch keine Pathologien erkennbar sind.

Grundsätzlich sollten folgende Muskeln getestet und behandelt werden, da sie bei einer CMD immer mit betroffen sind:
- M. piriformis
- M. obturatorius internus.

3.1.4 Untere Extremität

Ohlendorf und Mitarbeiter konnten den Zusammenhang zwischen Okklusion und Beinlänge nachweisen. In zwei Arbeiten konnte gezeigt werden, dass einerseits experimentell herbeigeführte Veränderungen der Okklusion Gleichgewicht und Beinlänge beeinflussen können (Ohlendorf et al. 2008A) und umgekehrt künstlich herbeigeführte Beinlängendifferenzen die zentrische Lage des Unterkiefers verändern (Ohlendorf et al. 2008B). Bei

3.1.4 Untere Extremität

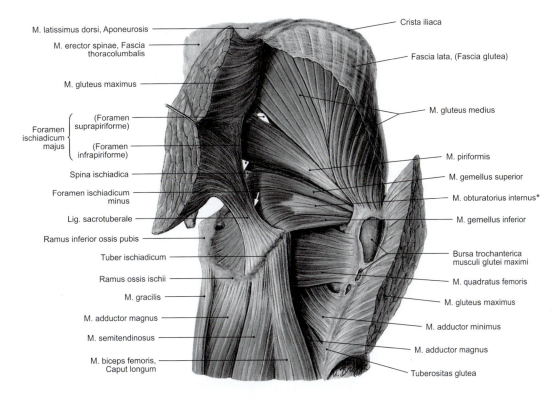

Abb. 3.35 Darstellung der Verbindung zwischen Lig. sacrotuberale und Ischiocruralmuskulatur, die über die Kniekehle bis zum Unterschenkel zieht. [2]

der künstlich herbeigeführten Beinlängendifferenz konnte sogar eine veränderte Mundöffnung nachgewiesen werden. Hiermit sind die aufsteigenden Störungen, die aus der unteren Extremität langfristig zu einer CMD führen können, hinlänglich bewiesen. Aber auch der umgekehrte Weg (Verursachung einer CMD durch periphere Störungen) wurde in Studien nachgewiesen (Ohlendorf et al. 2008B).

Schwäche der ischiocruralen Muskeln

Der Autor hat in den vergangenen zehn Jahren beobachtet, dass bei über 80% der Patienten mit CMD die Kraft der ischiocruralen Muskeln erheblich beeinträchtigt ist. Diese Muskeln zeigen zu über 90% eine **Hyporeaktivität (funktionelle Muskelschwäche),** die in fast 100% der Fälle beidseits vorhanden ist. Um die Frage zu beantworten, welcher Mechanismus diesem Symptom zugrunde liegt, sind weitere Forschungen erforderlich. Eine denkbare Erklärung sind myofasciale Strukturen gekoppelt mit neurogenen Ursachen, z.B. mit Spannungszuständen in den spinalen Wurzeln im Bereich des LWS-Sacrum-Komplexes.

Die in ➤ Abbildung 3.36 und ➤ Abbildung 3.37 dargestellten Messungen der ischiocruralen Muskeln wurden mit dem Digimax®-Gerät durchgeführt, das auch in der Sportmedizin für Muskeltestungen verwendet wird. Mit diesem Gerät kann man entweder über Druck direkt gegen den Drucksensor pressen oder über angebrachte Zugschlaufen per Zug die Kraft der Muskeln messen. Die ischiocruralen Muskeln werden in Bauchlage gemessen. Das Bein wird im Knie 45° flektiert und das Becken mit der Hand oder dem Unterarm des Untersuchers fixiert, um die Aktivierung von Ersatzmuskeln auszuschalten. Zwischen der Hand des Untersuchers und der Ferse des Patienten wird der Kraftsensor eingebracht. Dann wird der Patient aufgefordert, mit maximaler Kraft seine Ferse Richtung Gesäß zu ziehen. Es erfolgte eine isometrische Messung.

Nach erfolgter Messung wird die **Duraspannung** mittels craniosacraler Technik behandelt und danach eine erneute Messung der ischiocruralen Muskeln durchgeführt. Die gesamte Zeit über wird der Biss mit Watterollen gesperrt. Bei Patienten mit CMD konnten zwei Arten von Muskeldysfunktionen bei Hyporeaktivität des Muskels unterschieden werden. Diese Messungen wurden in

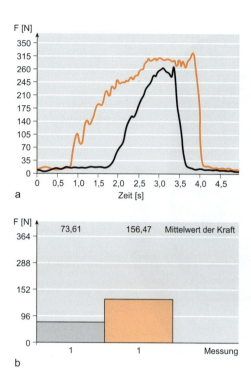

Abb. 3.36 Isometrischer Muskeltest Gruppe A: Sportlich aktive Personen. [7]

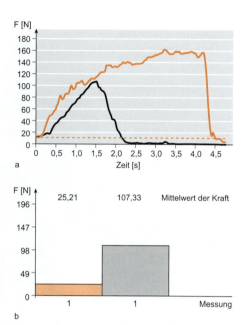

Abb. 3.37 Isometrischer Muskeltest Gruppe B: Kraftlinien und Kraftvergleich. [7]

der Praxis des Autors mittlerweile bei weit über 1.000 Patienten durchgeführt.

Eine Schwäche der ischiocruralen Muskeln ist bei CMD grundsätzlich vorhanden ist, sie fällt aber in der Gruppe der sportlich aktiven Patienten anders aus als in der Gruppe der weniger aktiven Personen.

> Sportlich aktive Patienten können negative Auswirkungen und Symptome der CMD längere Zeit kompensieren (wahrscheinlich muskulär bedingt), während sie bei weniger sportlichen Personen, die eine sitzende Tätigkeit ausüben, wesentlich schneller zutage treten.

Der mit maximaler Kraft des Patienten durchgeführte isometrische Muskeltest ergab in der Gruppe A (sportliche Patienten) einen – bezogen auf die Maximalkraft – nur unwesentlich schwächeren Muskel, der aber die Kraft maximal zwei Sekunden halten konnte im Vergleich zu dem nach der Behandlung getesteten Muskel, der die Maximalkraft eine deutlich längere Zeit halten konnte (> Abb. 3.36).

Die weniger sportlichen Patienten der Gruppe B hatten nicht nur vor der Behandlung ein deutlich kürzeres Intervall der Muskelkraft (ein bis zwei Sekunden), sondern zeigten darüber hinaus auch im Test eine deutliche Reduzierung der Muskelkraft von teilweise über 50% im Vergleich zu der Kraft, die nach der Behandlung erreicht werden konnte (> Abb. 3.37).

Mit Behandlung ist hier lediglich die **craniosacrale Therapie der erhöhten Duraspannung** gemeint. Danach wurde der Muskeltest erneut durchgeführt. Dies (Therapie der erhöhten Duraspannung mittels OSS-Technik) war der einzige Parameter, der jeweils geändert wurde, ansonsten wären die Tests nicht vergleichbar gewesen. Nach kompletter Behandlung (> Kap. 4) ergaben sich meist noch bessere Kraftverhältnisse. Dies konnte aber nicht bewertet werden, da bei diesen Patienten andere Symptome vorhanden waren und dementsprechend andere Therapien zur Anwendung kamen.

Fehlstellung der Fibula

Über die ischiocruralen Muskeln setzen sich die myofascialen Ketten vom Tuber weiter über den Unterschenkel bis zum Fuß hinab fort. An dieser Stelle werden nur zwei Muskeln näher betrachtet und ihre nicht unerhebliche Auswirkung auf die Statik beschrieben – ein Phänomen, das bei fast allen CMD-Patienten zu finden ist.

Zunächst setzt der M. biceps femoris als Teil der ischiocruralen Muskulatur am Hinterrand des Caput fibulae an. In den meisten CMD-Fällen liegt eine Hyporeaktivität (Muskelschwäche) vor. Durch den Zug des

3.1.4 Untere Extremität

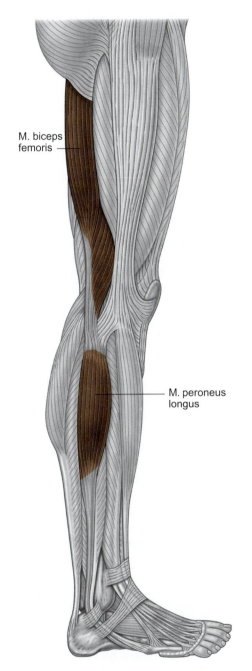

Abb. 3.38 Fortsetzung der myofascialen Kette vom M. biceps femoris in den M. peroneus longus hinein. [12]

M. peronaeus longus und M. tibialis anterior kommt es zu einer Verlagerung des Caput fibulae nach anterior mit schmerzhaften Ansatztendinosen der Muskulatur in diesem Bereich und gleichzeitiger Einschränkung der Rotation des Caput fibulae. Dies kann zur Schmerzausstrahlung bis zum Knöchel hinunter führen (➤ Abb. 3.38). Die Abkippung der Fibula im cranialen Bereich

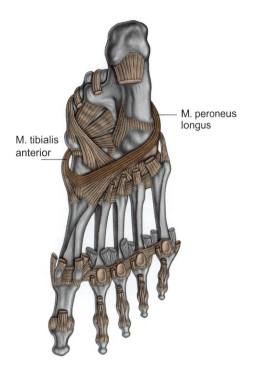

Abb. 3.39 Bildung des Steigbügels unter dem Tarsusgewölbe des Fußes durch den M. tibialis anterior und den M. peroneus longus. [12]

führt zu einer Dorsalverlagerung der Tibia im caudalen Bereich, was wiederum die Beweglichkeit im oberen Sprunggelenk einschränkt, das eine verminderte Extension aufweist. Nach längeren Gehstrecken klagt der Patient über **Schmerzen im Bereich des oberen Sprunggelenks.**

Der **M. peronaeus longus** zieht dann hinter dem Malleolus lateralis an die Unterseite der Fußfläche und bildet hier zusammen mit der Ansatzstelle des M. tibialis anterior den sogenannten Steigbügel, d.h. eine optimale Stellung des Rückfußes, wenn beide Muskeln im Gleichgewicht sind (➤ Abb. 3.39).

Bei der CMD ist in fast allen Fällen folgendes Muster zu beobachten:
- Rückfuß in Valgusstellung
- Verstärkte Pronation des gesamten Fußes
- Aufhebung des Längsgewölbes
- Verlust des Quergewölbes (C-Bogen).

Diese Fußstellung bedeutet, dass der M. peronaeus konzentrisch fixiert, der M. tibialis anterior hingegen exzentrisch verlängert ist. Neben der Behandlung der CMD, die hier das zugrunde liegende pathogene Muster darstellt, muss in der Therapie der M. peronaeus verlängert, der M. tibialis anterior hingegen gestärkt und verkürzt werden (➤ Abb. 3.39).

Fehlstellung des Fußes

Extreme Fußfehlstellungen können über die aufsteigenden dysfunktionellen Ketten eine CMD auslösen. Die mit der Valgusstellung des Rückfußes und dem Verlust des Längs- und Quergewölbes einhergehende Fußdeformität (s.o.) führt auf Dauer zu einem **Hallux valgus,** als spätere Folge tritt ein Hallux rigidus mit Krallenzehen, Hammerzehen und der vermehrten Beschwielung im Vorfußbereich auf, ggf. sogar eine Morton-Neuralgie (> Abb. 3.40).

Die **Morton-Neuralgie,** auch **Morton-Metatarsalgie** genannt, ist eine schmerzhafte Erkrankung im Bereich des Vorfußes, die mit einer kolbenförmigen Verdickung, manchmal auch Ausdünnung der Plantarnerven zwischen den Köpfchen der distalen Mittelfußknochen einhergeht. Meist ist sie zwischen dem Metatarsale III und IV, seltener zwischen II und III lokalisiert. Ursache ist eine ständige Reizung der kleinen Nervenenden, die zwischen den Köpfchen der Mittelfußknochen laufen. Das sich daraus entwickelnde Neurom ist somit eine Reaktion der Plantarnerven auf die chronisch-mechanische Reizung, z.B. beim Spreizfuß. Histologisch findet sich eine Fibrosierung im Bereich des Nerven bei chronischer Ischämie.

Diese Fehlstellungen sind über lange Zeit reversibel, selbst wenn bereits ein Hallux rigidus vorliegt. Man sollte zunächst sämtliche konservativen Behandlungsmöglichkeiten ausschöpfen. Dabei ist der Spiraldynamik der Vorzug zu geben, bevor operative Maßnahmen durchgeführt werden, die meist nur punktuell in die Statik eingreifen und diese nur kurzfristig verändern. Langfristig werden nach einer Operation aufgrund der Fehlstellung im gesamten Körper und der zugrunde liegenden CMD die Probleme im Fuß wieder auftreten.

Die **Spiraldynamik** ist ein anatomisch begründetes Bewegungs- und Therapiekonzept, eine Art Gebrauchsanweisung für den eigenen Körper von Kopf bis Fuß; sie bedeutet Kunst und Wissenschaft menschlicher Bewegung gleichzeitig. So wie in der Natur die Spirale ein wiederkehrendes Bauprinzip darstellt, das äußerst stabil ist, zieht sich die Spirale als roter Faden auch durch das menschliche Bewegungssystem. Dies ist an der dreidimensionalen Torsion im Fußskelett, der Verschraubung der Kreuzbänder im Knie, an der diagonal-gekreuzten Rumpfmuskulatur und der Links-rechts-Verschraubung der Wirbelsäule zu erkennen, um nur einige Beispiele zu nennen.

Da bei vielen Erkrankungen – und eben gerade auch bei der CMD – diese spiraligen Strukturen im Körper verloren gehen, was dazu führt, dass der Patient unter einer Vielzahl gesundheitlicher Probleme leidet, ist es das Ziel der Spiraldynamik, diese Dysfunktionen zu erkennen und mit speziellen Methoden zu behandeln (Larsen 2004, 2007, weitere Informationen zur Methode: www.spiraldynamik.com).

Fersensporn

Auch die häufig durch Fehlstatik und Verspannungen der kurzen Fußmuskeln bzw. der Plantarfaszie ausgelösten Zugkräfte im Bereich des Calcaneus dorsal wie plantar, die möglicherweise zu einem Fersensporn führen, können suffizient durch eine Behandlung der CMD und der absteigenden Ketten therapiert werden (> Abb. 3.41). Nicht selten führt bei Sportlern ein Fersensporn zum ersten Kontakt mit dem Arzt, der sich nicht mit der monokausalen Diagnose zufriedengeben, sondern nach übergeordneten Problemen wie z.B. einer CMD suchen sollte.

Die **Plantarfaszie** ist die erste Station der oberflächlichen Rückenlinie (ORL [> Kap. 2.7.2]), die sich über

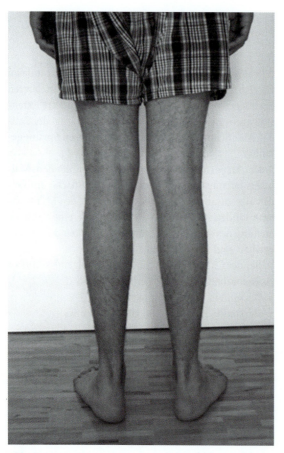

Abb. 3.40 Deutliche Valgusstellung des Rückfußes, Verlust des Längsgewölbes und Genua valga bei einem Patienten mit CMD. [6]

das Periost der Ferse weiter in die Achillessehne fortsetzt (> Abb. 3.41). Einschränkungen der plantaren Beweglichkeit, die bei Patienten mit CMD immer vorhanden sind, gehen oft über die Fortleitung innerhalb der ORL mit Störmustern in der ischiocruralen Muskulatur, der thorakolumbalen Faszie bis hin zu den oberen Halswirbeln einher. Da die Faszie nicht unmittelbar am Calcaneus knöchern ansetzt, sondern mit dem Periost darüber verbunden ist, wird dieses bei Spannungszuständen der Plantarfaszie vom Knochen weggezogen. Dadurch werden die darunterliegenden Osteoblasten gereizt, die vermehrt Knochen bilden, wodurch in der Folge der Fersensporn entsteht. Hebt sich das Periost nicht ab, kann es auch zu einer sehr schmerzhaften **Fasciitis plantaris** kommen, die das Abrollen des Fußes schmerzbedingt fast unmöglich macht.

3.1.5 Obere Extremität

Bei der therapeutischen Arbeit mit Musikern konnte der Autor immer wieder feststellen, dass speziell die hohen Streicher (Violine und Viola) und die Bläser unter rezidivierenden **Tendovaginitiden** der Fingerbeuger und Fingerstrecker sowie unter **Epicondylopathien** überwiegend auf der linken Seite leiden. Die Beschäftigung mit der CMD lieferte den Schlüssel für eine ursächliche Behandlung dieser Funktionsstörungen. 90% der hohen Streicher haben bereits in jungen Jahren und während des Studiums derartige Probleme, bei den Bläsern entwickeln sich diese meist erst nach dem 35. bis 40. Lebensjahr. Die unterschiedlichen Zeitpunkte des Auftretens der Beschwerden sind dadurch zu erklären, dass bei den hohen Streichern über den Anpressdruck des Kinnhalters der Violine und Viola häufig unphysiologische Druckverhältnisse im Bereich des linken Kiefergelenks entstehen, was schließlich zu einer CMD führt. Bei den Bläsern entwickelt sich die Zahnfehlstellung und damit die CMD über einen langen Zeitraum durch den erhöhten Anpressdruck der Lippen gegen die Zähne. Die Auswirkungen der CMD werden deshalb bei dieser Berufsgruppe erst im höheren Alter diagnostiziert (Steinmetz und Ridder 2003).

Schulter-Arm-Beschwerden

Tendinosen und Engpasssyndrome

Die CMD führt zu Muskeldysfunktionen im gesamten Körper. Im Bereich der Arme ergibt sich häufig eine hyperreaktive Muskelkette (> Kap. 2.5.1) im Bereich des M. biceps, des M. brachioradialis und der Handgelenkflexoren. Die Muskeln verlieren die Fähigkeit, sich in kurzen Ruhepausen zu entspannen und stehen damit unter ständiger Anspannung. Aus Tierstudien an Hamstern und Mäusen ist bekannt, dass eine dauernde Überbeanspruchung der Muskeln ohne Ruhephasen zu Ausschüttungen von Entzündungsmediatoren in die extrazelluläre Matrix und in der Folge zu Entzündungen im Bereich der Kollagenfasern mit anschließenden Entzündungen im Bereich der Sehnenansätze führt (Pischinger 1998). Der Mensch (Musiker) entwickelt bei Überbeanspruchung der Muskeln **Ansatztendinosen, Epicondylopathien** und **Tendovaginitiden**. In ca. 90% der Fälle ist dies bei Streichern an der Greifhand der Fall, in nur ca. 10% der Fälle an der den Bogen führenden Hand. Die folgende Abbildung aus der Studie von Steinmetz und Ridder soll dies weiter verdeutlichen (> Abb. 3.42) (Steinmetz und Ridder 2009). 50,1% der Patienten reagierten auf die manuelle Therapie mit anschließender Versorgung mittels einer Aufbissschiene mit Schmerzverringerung um mehr als 30%. Bei den Dorsalgien gaben ebenfalls 50% eine Schmerzverringerung um mehr als 30% an.

Der Zusammenhang zwischen Dorsalgien und Schulter-Arm-Beschwerden zeigt die Verbindung zwischen

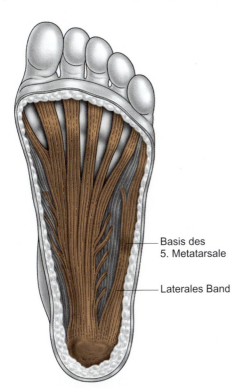

Abb. 3.41 Die Fascia plantaris als erste Station der oberflächlichen Rückenlinie. [12]

Rumpf und Armen auf. Bei einer CMD liegen häufig eine Kopfvorhalteposition, eine vermehrte BWS-Kyphose und damit eine verstärkte Protraktion der Schultern vor. Die **Protraktion der Schultern** führt zunächst zu einer Verkürzung des M. pectoralis minor, der vom Proc. coracoideus entspringt und zur dritten, vierten und fünften Rippe zieht.

Myers sieht im **Proc. coracoideus** einen „Bahnhof" (> Kap. 3.1.3) mit vom M. pectoralis minor ausgehenden „Zügen" in den M. biceps brachii und den M. coracobrachialis. Normalerweise würde das einer Abknickung der Zuglinie der myofaszialen Ketten entsprechen. Berücksichtigt man jedoch die Haltefunktion des Arms, bildet sich wieder eine Linie, die vom M. biceps über die radiale Seite des Unterarms bis zur Daumenspitze zieht. Nach cranial würde sie sich im oberen Teil des M. trapezius und damit bis zum Occiput fortsetzen (Myers 2001).

Der **M. pectoralis minor** ist häufig an Engpasssyndromen (thoracic outlet) beteiligt (> Abb. 3.43, > Kap. 3.7.5). Karpaltunnelähnliche Syndrome, Parästhesien im Bereich der Arme, supraclaviculäre Schwellungen, kalte Hände und andere Symptome können von diesen Engpässen ausgehen.

Embryonale Entwicklung der Extremitäten

Ein kurzer Rückblick auf die embryonale Entwicklung der Armmuskulatur fördert das Verständnis der Zusammenhänge zwischen der CMD und Problemen im Bereich des Arms: Die Muskulatur entwickelt sich nicht – wie lange Zeit angenommen – aus dem embryonalen Bindegewebe der Extremitätenknospen, sondern aus **Somitenzellen**. Die Bildung der Somiten (Ursegmente) beginnt in der dritten Embryonalwoche beidseits des primitiven Achsenskeletts, der Chorda dorsalis, im mittleren Keimblatt und dem Mesoderm (Rohen und Lütjen-Drecoll 2006).

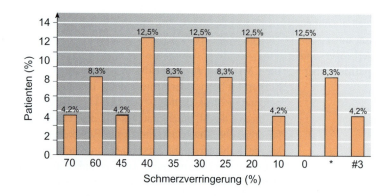

Abb. 3.42 Schmerzverringerung bei CMD-Patienten mit Dorsalgien nach Anfertigung einer Aufbissschiene. [7]

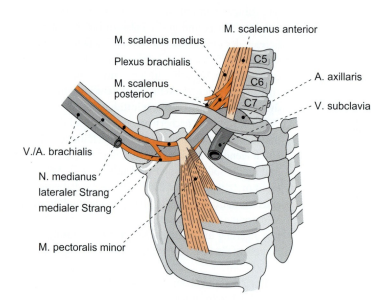

Abb. 3.43 Verlauf des M. pectoralis minor und der Mm. scaleni mit möglicher Engpassproblematik im Bereich der A. axillaris und des Plexus brachialis. [17]

Von den Somiten wandern Myoblastenströme in die Extremitäten ein. Sekundär kommt es zu einer Verschiebung von Blastemen, wodurch spino-humerale und thorako-humerale Extremitätenmuskulatur auf den Rumpf gelangt. Dies ist in Zusammenhang mit den myofascialen Ketten eine mögliche Erklärung für den engen Zusammenhang von Rumpf und Arm und für die Auswirkungen, welche die CMD über diese Ketten vom Kopf über den Hals bis in die Arme und Beine hat.

Die streng **segmentale Anordnung des Körpers** (Wancura 2009) zeigt eine Unterbrechung in den Abschnitten C5–Th1. Diese Spinalnerven projizieren sich nicht auf den Stamm, sondern lediglich auf die obere Extremität. Dabei kommt es durch die Verschiebungen in der Embryonalentwicklung zu einem Nebeneinanderliegen von nicht metamer aufeinanderfolgenden Dermatomen (> Abb. 3.44).

Das Überspringen der segmentalen Anordnung **(Segmentsprung)** bedeutet, dass in diese Rückenmarksegmente keine sensiblen Fasern innerer Organe einstrahlen. Es gibt daher keine Projektionsschmerzen in die Arme bei Erkrankungen innerer Organe. Entlang der **Hiatus-Linie** (axiale Linie; > Abb. 3.44) liegt eine Reihe wichtiger Akupunkturpunkte (z.B. 3E 5 und KS 6), über die das Ganglion stellatum und das Ganglion cervicale medium beeinflusst werden können. Auf diese Weise werden die Verbindungen zwischen den Rückenmarksegmenten C6–Th1 und den Armen wiederhergestellt.

Auch wenn es keine Projektionsschmerzen direkt aus den inneren Organen in die Arme gibt, sind die Arme – zumindest im oberen Anteil – durchaus in die Projektionszonen mit einbezogen. Der Grund hierfür liegt in der Tatsache, dass die auf den Thorax zurückgewanderte, **cervical innervierte Extremitätenmuskulatur** in weiten Arealen die Schulter und den Oberarm mit einbezieht (> Abb. 3.45).

Auch bei Brügger und Mackenzie werden reflektorische **Tendomyosen** bei inneren Erkrankungen beschrieben (> Abb. 3.46). Die Thoraxorgane projizieren dabei hauptsächlich in die cervical innervierte oberflächliche Muskelschicht, die zum größten Teil aus Muskeln besteht, die von der Extremität auf die Rumpfwand zurück gewandert sind. Auch der N. phrenicus spielt bei der reflektorischen Beziehung zwischen Oberbauchorganen und Muskeln eine vermittelnde Rolle.

Myofasciale Armlinien (Meridiane im Armbereich)

Myers unterscheidet vier myofasciale „Meridiane" im Armbereich, die jeweils vom Achsenskelett aus zum Daumen, zum Kleinfinger, zur Palmarseite der Hand

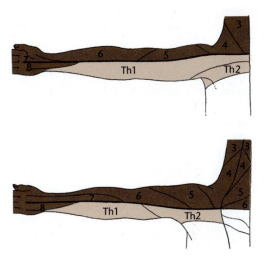

Abb. 3.44 Hiatus-Linien zwischen cervicalen (dunkle Farbe) und thorakalen (helle Farbe) Dermatomen, ventral und dorsal an der oberen Extremität. [13]

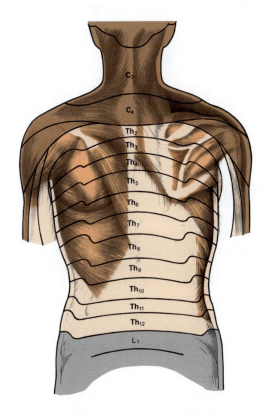

Abb. 3.45 Deckungsgleiche Anordnung der cervicalen Dermatome und Myotome auf der Schulterhöhe C2, C3, C4 (dunkle Farbe). Nicht deckungsgleiche Anordnung der thorakalen Dermatome (helle Farbe) und der darunter liegenden, vom Arm auf den Rumpf „eingewanderten", cervical innervierten Muskeln. [13]

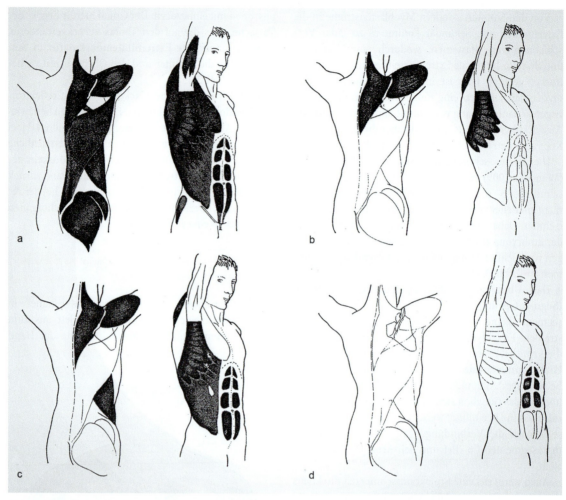

Abb. 3.46 Häufig zu beobachtende, reflektorische Tendomyosen bei inneren Erkrankungen (nach Brügger, in Wancura 2009). [13]

und zur Dorsalseite der Hand führen (> Abb. 3.47) (Myers 2004).

Eine weitere myofasciale Spannungskette, die häufig bei der CMD betroffen ist, geht vom oberflächlich gelegenen M. pectoralis major aus, der mit seinen Faseranteilen in das Septum intermusculare brachii mediale einstrahlt. Sie zieht über den Epicondylus medialis humeri auf die Innenseite und umfasst die meisten Hand- und Handgelenkflexoren. Diese myofasciale Linie verläuft auch unterhalb des Carpaltunnels, sodass Engpasssyndrome und Tendovaginitiden nicht nur im Bereich des Epicondylus medialis und des Sulcus ulnaris, sondern auch im Bereich des Handgelenks im Gebiet des Retinaculum flexorum auftreten können, wie dies häufig bei den hyperreaktiven Muskeln bei CMD-Patienten der Fall ist.

Eine besondere Rolle bei der Fortleitung von Schmerzsyndromen spielt bei CMD-Patienten die **Fascia clavipectoralis**. Bei jeder CMD entstehen (meist einseitige) Verspannungen der Nackenbeuger Mm. scaleni und M. sternocleidomastoideus. Damit entstehen im Bereich der Clavicula und der ersten, ggf. auch der zweiten Rippe Fehlstellungen, durch die die Fascia clavipectoralis unter Zug gerät. Die von der HWS hinabziehende Fascia superficialis geht im Schulterbereich unmittelbar über in die Faszie des M. deltoideus, in die Faszie der oberen Extremität und dorsal in die Faszie des M. supra- und M. infraspinatus. In > Abbildung 3.48 im Frontal- und Längsschnitt ist zu erkennen, dass sich hinter dem M. pectoralis major die Fascia clavipectoralis abspaltet. Sie umhüllt den M. subclavius, der eine große Bedeutung für die Beweglichkeit der Clavicula hat, und zieht dann vom Unterrand des M. subclavius mit einer weiteren Schicht zum M. pectoralis minor, den sie umhüllt, um sich dann in zwei weitere Blätter aufzuteilen.

Ein vorderes Blatt verbindet sich caudal mit der Faszie des M. pectoralis major und heftet sich an der Haut

3.1.5 Obere Extremität

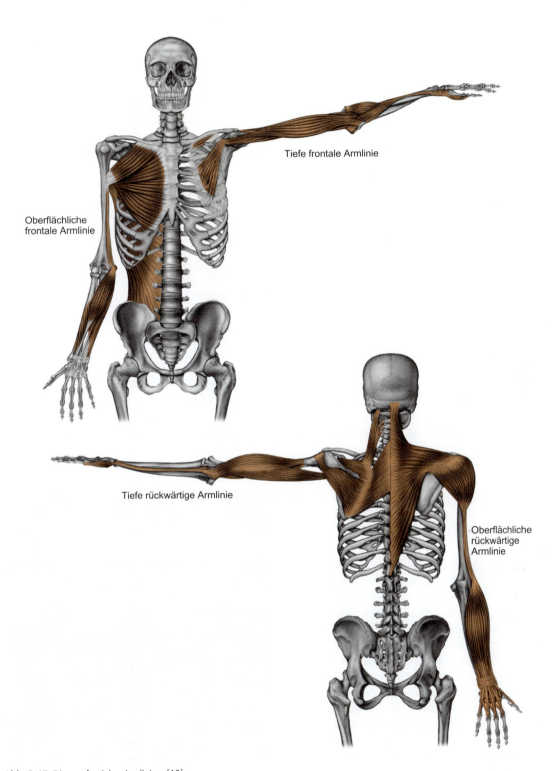

Abb. 3.47 Die myofascialen Armlinien. [12]

in der Tiefe der Axilla an, ein hinteres Blatt erstreckt sich bis zum M. latissimus dorsi und M. teres major. Über diese Anteile werden Spannungszustände vom craniomandibulären Bereich über die Fascia clavipectoralis bis in den Arm und die dorsalen Schulteranteile weitergeleitet. Diese Spannungszustände können über den M. latissimus dorsi bis zum Becken (oder umgekehrt) führen.

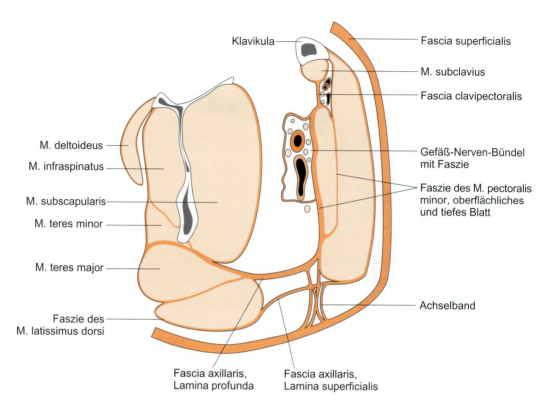

Abb. 3.48 Längsschnitt (anterior-posterior) durch die Achselregion. Fascia clavipectoralis mit Einschluss der Clavicula und des M. pectoralis minor. [9]

3.1.6 Systemische Erkrankungen

Rheumatische Erkrankungen

Zu den häufigsten Arthritisformen am Kiefergelenk gehört die **rheumatische Arthritis.** Die Intensität der Symptome muss dabei nicht in Beziehung zum Schweregrad der pathologischen Gelenkveränderungen stehen, die sogar asymptomatisch sein können. Schmerzen und Krepitation bei der Untersuchung sind die häufigsten Befunde. Während der akuten Phase kann das Kiefergelenk äußerst druckschmerzhaft sein. Auf den radiologischen Untersuchungsbefunden sieht man neben Knochenanbauarealen auch Aufhellungsareale als Symptom für den Knochenabbau, teilweise mit erheblichen Destruktionen des Knochens. Diese knöchernen Veränderungen führen zu Störungen der Okklusion und damit zu einer CMD (> Abb. 3.49).

Intraartikuläre Gelenkinjektionen (z.B. Cortison) haben in der Vergangenheit keine befriedigende Wirkung gezeigt. Auch von chirurgischen Maßnahmen sollte Abstand gehalten werden, da diese eine Arthrose nach Meinung vieler Zahnärzte eher noch beschleunigen. Dagegen kann eine okklusale Schienentherapie – auch unabhängig von einer vorliegenden CMD – zu einem langsamen Abklingen der Schmerzen führen und sollte u.U. über Monate eingesetzt werden.

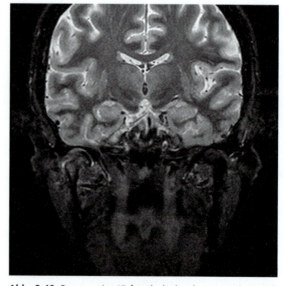

Abb. 3.49 Degenerative Kiefergelenkerkrankung re. mit Kapselödem bei einem rheumatischen Patienten. [4]

38% der Patienten mit rheumatoider Arthritis zeigen innerhalb eines Jahres nach dem Ausbruch der Erkrankung Kiefergelenksymptome. Auch bei 7–10% der Patienten mit Psoriasis sind Symptome des Kiefergelenkes in Form von Bewegungseinschränkungen und Schmerz zu finden.

Bei systemischem **Lupus erythematodes** weist das Kiefergelenk ebenfalls Blockierungen, Druckschmerzhaftigkeit und Dislokation auf. Neben der medikamentös-systemischen Behandlung durch den Rheumatologen und Orthopäden sollte als palliative Therapie die okklusale Schienenversorgung durchgeführt werden.

Fibromyalgie

Die Fibromyalgie wird zu den extraartikulären rheumatischen Erkrankungen gezählt, obwohl der Status der Fibromyalgie als eigenständiges Krankheitsbild ebenso wie die ätiologisch zugrunde liegende Pathophysiologie immer noch kontrovers diskutiert werden.

Diagnosekriterien des ACR

1990 wurden vom ACR (American College of Rheumatology) folgende Kriterien für die Diagnose einer Fibromyalgie vorgeschlagen: Neben der räumlich weit ausgedehnten Schmerzempfindung sollte ein Druckschmerz an 11 (oder mehr) von 18 bestimmten Druckpunkten (Tenderpoints) vorhanden sein (➤ Abb. 3.50).

Die Anwendung der ACR-Kriterien und insbesondere der **Tenderpoints (Druckpunkte)** ist jedoch problematisch. Einerseits ist die Druckstärke schwer zu objektivieren, andererseits muss sich der Arzt auf die Angaben der Patienten über die Schmerzstärke verlassen. Sieht man sich die Lokalisation der Tenderpoints genau an, stellt man fest, dass sie fast alle an den Ansatzstellen der Muskeln liegen, die bei einer CMD besonders betroffen sind und zwar entweder durch funktionelle Schwäche oder ständige Überlastung, z.B. die Mm. sternocleidomastoideus, trapezius, levator scapulae, piriformis und Pes anserinus.

18% der Patienten mit CMD weisen auch Merkmale einer Fibromyalgie auf. 74% der Patienten mit Fibromyalgie entsprechen diagnostisch den Kriterien einer CMD vom myofascialen Typ.

Folgende Symptome werden sowohl bei der Fibromyalgie wie auch bei der CMD gefunden:
- Diffuse Schmerzen an verschiedenen Druckpunkten ohne Entzündungszeichen
- Schlafstörungen
- Kopfschmerzen
- Erschöpfung
- Merkstörungen
- Rückenschmerzen
- Colon irritabile.

Die druckschmerzhaften Körperregionen bei CMD befinden sich fast immer an den Übergängen von der

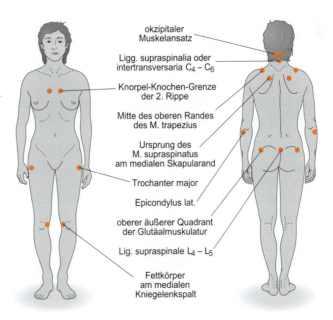

Abb. 3.50 Tenderpoints bei Fibromyalgie. [18]

Sehne zum Periost, seltener an den Kreuzungsstellen von myofascialen Spannungsketten. Bei CMD weisen so gut wie alle Muskeln im Körper eine Dysfunktion auf, indem sie entweder hyperreaktiv oder hyporeaktiv sind (> Kap. 2.5.1). Hyperreaktivität und Hyporeaktivität führen letztlich zu einem erhöhten Spannungszustand im Bereich des Ansatzes der kollagenen Fasern der Sehne am Periost mit entsprechenden Veränderungen in der extrazellulären Matrix (> Kap. 2.7.1). Auch die Kreuzungsstellen der myofascialen Ketten sind bei der CMD ständigen Belastungen ausgesetzt. Dies führt zu Irritationen der Faszien und ebenfalls zu Veränderungen in der extrazellulären Matrix, woraus wiederum die druckschmerzhaften Punkte (> Abb. 3.50) resultieren. Nach Pischinger (1998) kommt es in diesen Arealen zur Ausschüttung von Entzündungsmediatoren und zum Übergang der extrazellulären Matrix vom Sol- zum Gelzustand.

Es ist daher nicht verwunderlich, dass nach Behandlung des Patienten und Versorgung mit einer Aufbissschiene in interdisziplinärer Zusammenarbeit mit einem Zahnarzt die schmerzhaften Punkte (und damit auch die Diagnose der Fibromyalgie) verschwinden.

3.2 Zahnmedizin

---- **Fallbeschreibung** ----

Anamnese

Erste Konsultation am 7.2.2002. Knapp 15 Jahre altes Mädchen mit wiederholten Schmerzen in der rechten Gesichtshälfte seit Februar 2001. Die Vorstellung bei einem HNO-Arzt zeigte keine signifikanten pathologischen Befunde. Bis Mai 2001 gab es einige schmerzfreie Intervalle, dann erneut starker Schmerz im rechten Gesichtsbereich. Die Vorstellung in der HNO-Abteilung einer Universitätsklinik ergab ebenfalls keine pathologischen Befunde im HNO-Bereich, aber die Diagnose eines inkorrekten Bisses. Die Patientin wurde zum Zahnarzt überwiesen, der eine Aufbissschiene für den Unterkiefer anfertigte. Danach einige kurze Perioden mit Schmerzlinderung, ab Mai 2001 wieder erhebliche Schmerzattacken.

Der konsultierte Kieferorthopäde veranlasste eine MRT des Kiefergelenks, die als Diagnose einen dislozierten Discus im rechten Kiefergelenk ergab. Er überwies die Patientin daraufhin in die zahnmedizinische Abteilung der Universitätsklinik. Dort wurde die Diagnose des dislozierten Discus bestätigt. Die Patientin erhielt eine physiotherapeutische Behandlung, die jedoch keine Besserung der Symptome brachte, sodass die Patientin wieder in die zahnärztliche Abteilung der Universitätsklinik zurücküberwiesen wurde. Dort schlug man eine Operation des Unterkiefers mit Extraktion der Weisheitszähne vor, jedoch sollte die Patientin zunächst das 16. Lebensjahr vollenden. Schließlich erfolgte wegen der anhaltenden Schmerzen die Vorstellung bei einem Schmerzspezialisten, der ebenfalls die Extraktion der Weisheitszähne befürwortete. Diese Operation führte zur Schmerzfreiheit für insgesamt drei Wochen. Danach kam dieselbe Symptomatik zurück. Nach der Extraktion von 18 und 48 verblieb jedoch eine extreme Schwellung im Bereich der rechten Kiefergelenkregion und des Unterkiefers mit schmerzhaften Attacken in diese Region hinein. Der Hausarzt der Familie schickte die Patientin schließlich in die Praxis des Autors.

Erstkonsultation

Die Untersuchung bei der ersten Konsultation am 7.2.2002 ergab folgende Befunde: Die linke Schulter stand 2 cm höher als die rechte, verstärkte Kyphose der BWS, rechtes Ileum nach anterior gedreht, Rotation der LWS nach rechts, segmentale Funktionsstörungen der oberen HWS.

Der Patientin war es fast unmöglich, aufrecht zu sitzen. Es bestand eine erhebliche Spannung in der Dura mater. Restriktion der Mundöffnung (max. 1 cm). Sie konnte nur noch mit einem Strohhalm trinken, eine Kaubewegung war unmöglich. Ein Zahnkontakt bestand lediglich auf den hinteren Molaren, in der Front bestand eine Öffnung von 3 mm. Massive Schwellung des rechten Kiefergelenks und der gesamten Mandibularegion. Im Bereich des Schädels bestand neben der Duraspannung eine Fehlstellung des Os temporale rechts nach posterior, eine Rotation des gesamten Schädels nach rechts und Faszienspannung in das rechte Os temporale hinein. Insgesamt fanden sich abnorme Schädelbewegungen, die nicht zuzuordnen waren. Röntgenbilder der vorher konsultierten Ärzte standen leider nicht zur Verfügung, nach Aussage der Eltern waren aber in allen drei Universitätskliniken bis auf die Diagnose des dislozierten Discus keine Auffälligkeiten gefunden worden. Die Augenbewegung war normal. Blutsenkung 32/54. Alle Muskeln mit AK getestet und hyporeaktiv.

Therapie

Craniale Therapie, Osteopathie der gesamten Wirbelsäule, Ohrakupunktur, myofasciale Release-Techniken im Bereich der Kieferregion, Verordnung von Antibiotika (Sobelin® als knochengängiges Mittel), da angesichts der erhöhten Blutsenkung und der anhaltenden Schwellung drei Monate postoperativ der Verdacht auf eine Knocheninfektion bestand.

Zweite Vorstellung nach einer Woche

Die Patientin erklärte am 14.2.2002, dass sie durch die Antibiotikatherapie zwei Tage ohne Schmerzen gewesen sei, die Schwellung wäre rückgängig gewesen, die Mundöffnung hätte sich verbessert. Leider waren die Röntgenbilder der Universitätsklinik nach wie vor nicht vorhanden.

Bei der Untersuchung ergaben sich deutlich weniger segmentale Dysfunktionen im Bereich der HWS und BWS, das Becken war unauffällig. Allerdings bestanden dieselben merkwürdigen cranialen Bewegungen mit erhöhter Duraspannung.

Es wurde erneut eine craniosacrale Behandlung durchgeführt und eine Fortsetzung der Antibiotikatherapie empfohlen.

Dramatische Verschlechterung

Die nächste Vorstellung war nach einer Woche terminiert. Der Vater rief aber bereits nach einigen Tagen an und berichtete, dass die Blutsenkung (beim Hausarzt bestimmt) auf 48/65 angestiegen sei, die Schmerzen wieder zugenommen hätten und nun auch Sehstörungen aufgetreten seien. Auf die Frage, ob Unregelmäßigkeiten der Regelblutung bei der Tochter vorhanden wären, gab er an, dass diese ihre Regel seit mehr als einem Jahr nicht mehr gehabt hätte, davor aber ein Jahre lang fast regelmäßig.

Am nächsten Tag wurde eine MRT des Schädels durchgeführt. Dabei wurde ein Ewing-Sarkom im Bereich der rechten Fossa infratemporalis und im mittleren Bereich der Schädelbasis mit Infiltration in die Maxilla und in Teile des Os sphenoidale rechts sowie des Kiefergelenks diagnostiziert.

Die Therapie wurde nach dem Europrotokoll E.W.I.N.G. 99 durchgeführt (Bestrahlung mit 52 Gy GD). Danach erfolgte die Operation mit kompletter Exstirpation des Tumors, subtotaler Resektion der rechten Maxilla, partieller Resektion der Mandibula und partieller Sphenoidektomie des lateralen Teils im Oktober 2002. Danach Chemotherapie bis Dezember 2002.

Röntgenaufnahmen und Arztbefunde bzw. Operationsberichte liegen dem Autor vor, können aber aus rechtlichen Gründen hier nicht veröffentlicht werden.

Therapieerfolg

Die Patientin wurde danach begleitend osteopathisch und kieferorthopädisch behandelt, um die Deformität des Schädels in Grenzen zu halten, die sich durch die massive Entfernung der Knochen und Weichteile definitiv eingestellt hätte. Diese Verformung konnte Dank der Therapiemaßnahmen so gering wie möglich gehalten werden. Die Patientin ist heute beschwerdefrei und treibt wieder Sport.

Anmerkungen

Dieser den Abschnitt zur Zahnmedizin einleitende Fallbericht führt vor Augen, wie sehr man sich als Arzt in die Richtung einer falschen Diagnose leiten lassen kann und wie wichtig es unter Umständen sein kann, vorangegange Befunde infrage zu stellen.

Die massive CMD der Patientin und der frontal offene Biss von 3 mm wurden durch den in das Kiefergelenk hineinwachsenden Tumor verursacht. Bei der ersten radiologischen Untersuchung des Kiefergelenks in der Universitätsklinik konnte man den Tumor bereits erkennen, was aber nicht diagnostiziert wurde. Stattdessen wurde der dislozierte Discus diagnostiziert. Diese Aufnahmen lagen dem Autor zum Zeitpunkt der Untersuchung leider noch nicht vor.

Durch die Extraktion von 18 und 48 auf der rechten Seite und die nachfolgende Weichteilschwellung wurde die Diagnose des Tumors weiterhin verzögert. Die massiven cranialen Störungen, die keiner eindeutigen Fehlstellung zuzuordnen waren, und die Tatsache, dass es zu Sehstörungen kam sowie zu einem Ausbleiben der Periode ergaben allerdings den starken Verdacht auf einen intracraniellen Prozess, der mittels MRT auch bestätigt werden konnte.

➤ Abbildung 3.51 zeigt die Verbindung des Os temporale mit den angrenzenden Strukturen, die in diesem Fall ebenfalls betroffen waren und generell bei allen CMD-Problemen – unabhängig von der Genese – in Mitleidenschaft gezogen werden können.

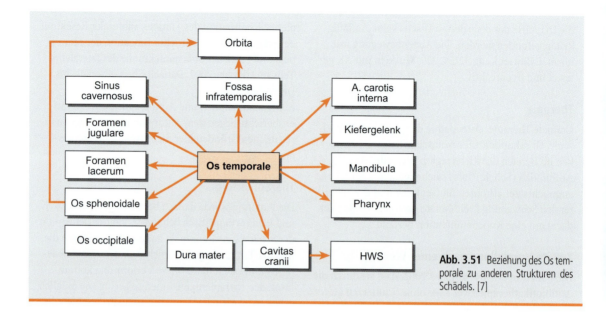

Abb. 3.51 Beziehung des Os temporale zu anderen Strukturen des Schädels. [7]

3.2.1 Ohr und Kiefergelenk

Anatomie und Physiologie

Die Spannungsmuskeln des Trommelfells waren ursprünglich Kaumuskeln. Die entwicklungsgeschichtlichen Grundlagen hierzu werden ausführlich im HNO-Kapitel besprochen (> Kap. 3.5). **Kaumuskeln** und **Trommelfell** besitzen demnach eine gemeinsame Nervenversorgung durch den N. trigeminus.

Auch folgende Bandstrukturen müssen bei der CMD näher betrachtet werden: das mediale Ligament, das Malleolus und Lig. sphenomandibulare verbindet, und das laterale Ligament, das den Malleolus mit dem retrodiscalen Kapselbereich verbindet. Diese Bandstrukturen ziehen vom Malleolus durch die Fissura petrotympanica hindurch (> Abb. 3.52). Einige Faseranteile setzen dabei am Discus-Kapsel-Komplex an oder strahlen in die Faseranteile des M. pterygoideus lateralis ein. Das mediale Ligament folgt dabei der Chorda tympani durch die Fissura petrotympanica und wird als **Lig. tympanomandibulare** bezeichnet. Damit ist die Beziehung zwischen Kiefergelenk und Ohren gegeben. Allerdings wird noch immer diskutiert, inwieweit die genannten Ligamente die Fähigkeit besitzen, den Malleus (Hammer) zu bewegen und damit Kiefergelenkdysfunktionen in das Ohr hinein zu projizieren.

Ohrsymptome

Neben den geschilderten (Ohr-)Symptomen (Schmerzen im rechten Gesichtsbereich mit Schwellung der Kiefergelenkregion und Reduzierung der Mundöffnung) werden von Patienten Schmerzen und Brennen im Rachenbereich und auf der Zunge sowie Affektionen der Nasennebenhöhlen beschrieben, die mit der Affektion der **Chorda tympani** und mit dem **N. auriculotemporalis** in Verbindung gebracht werden. Dabei kann es sich nicht um eine unmittelbare anatomische Schädigung durch Druck des Kondylus bei einem Tiefbiss handeln, da die anatomischen Beziehungen dies nicht zulassen. Trotzdem können bei Provokation des Unterkiefers bei vielen Patienten die beschriebenen Schmerzen und Sensationen ausgelöst werden. Auch die Veränderung von Ohrgeräuschen durch Kiefergelenkbewegungen und Mobilisationen im cranialen System lassen einen Kausalzusammenhang zwischen der Unterkieferposition (z.B. Tiefbiss) und Ohr-, Rachen- und Zungensymptomen vermuten. Dies sollte Gegenstand weiterer Studien sein.

Die von CMD-Patienten häufig geschilderten Ohrsymptome lassen Rückschlüsse auf einen (un)mittelbaren Zusammenhang **zwischen N. auriculotemporalis und N. trigeminus** zu. So finden sich Anastomosen zwischen N. alveolaris inferior und N. auriculotemporalis, die eine gegenseitige Beeinflussung von Zahn und Ohr ermöglichen, sodass Zahnprobleme für Ohrenschmerzen und umgekehrt Ohrprobleme für Zahnschmerzen verantwortlich sein können.

3.2.1 Ohr und Kiefergelenk

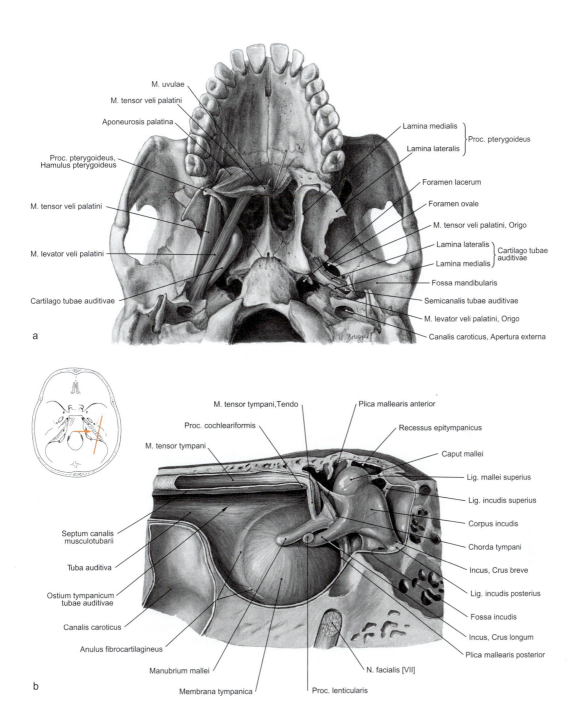

Abb. 3.52 a) Verbindung zwischen dem Malleolus und dem Discus-Kapsel-Komplex über das laterale Ligament. b) Das mediale Ligament folgt der Chorda tympani durch die Fissura petrotympanica und wird als Lig. tympanomandibulare bezeichnet. [2]

Darüber hinaus erfolgt über den N. auriculotemporalis die sensible Versorgung der **Kopfschwarte** und der **Schläfe**. Irritationen dieser Areale, teils mit Schmerzen verbunden, können durch eine Affektion des Nervs ausgelöst werden, die ursächlich wiederum mit Kieferproblemen zusammenhängen kann.

Vegetative Symptome

Häufig berichten CMD-Patienten über Ohrsymptome, die in unterschiedlichen Publikationen mit Druck auf die Nervenenden im Gelenkbereich in Verbindung gebracht werden. Insbesondere die **distale Verlagerung** der Mandibula (> Kap. 2.2) und ein **tiefer Deckbiss** scheinen eine negative Auswirkung auf den Gehörapparat und die Nerven zu besitzen, v.a. auf die Chorda tympani und den N. auriculotemporalis.

Die **Chorda tympani,** ein Ast des N. facialis (VII), verlässt diesen an der Hinterwand des Mittelohrs und verläuft nach vorn und medial zum Rand des Trommelfells. Sie tritt an der Fissura petrotympani nahe der medialen Seite des Kiefergelenks aus (> Abb. 3.52). Nahe dem Unterrand des M. pterygoideus lateralis schließt sie sich dem N. lingualis an. Letzterer kann bei chirurgischen Eingriffen oder Injektionen im Bereich der Mandibula leicht beschädigt werden. Auch Geschmacksstörungen durch Verletzung der sensorischen Anteile des N. facialis sind möglich.

Der **N. auriculotemporalis** ist ein sensibler Ast des N. mandibularis und steht mit dem Ganglion oticum in Verbindung. Dies ergibt eine unmittelbare Verbindung mit dem N. glossopharyngeus, der bei CMD-Patientin ebenfalls betroffen ist. Kleine Äste des N. auriculotemporalis versorgen die Gelenkkapsel des Kiefergelenks und stehen mit dem N. facialis über sekretorische Fasern aus dem Ganglion oticum in Verbindung. Über die Beeinflussung sekretorischer Fasern aus dem Ganglion oticum kann die nicht selten bei CMD-Patienten auftretende Mundtrockenheit oder der übermäßige Speichelfluss erklärt werden.

3.2.2 Kiefergelenk

In Verbindung mit einer CMD treten häufig Probleme im Kiefergelenk auf wie z.B. Kiefergelenkrestriktionen über Discuszerreißungen sowie Schmerzen und Verformungen. Die Symptome können vielfältig sein. Bei lang dauernder (Mikro-)Traumatisierung entstehen schließlich Schäden am Discus und an der bilaminären Zone, die zu einer Arthrose im Gelenk führen. Diese Probleme können mit einem Oberbegriff als **innere Kiefergelenkstörung** bezeichnet werden. Einige Probleme werden im Folgenden näher erläutert.

Kiefergelenkrestriktionen

> Eine Kiefergelenkstörung mit innerer Beeinträchtigung ist eine lokale mechanische Beeinträchtigung des kontinuierlichen Gleitvorgangs im Gelenk.

Diese Kiefergelenkstörungen können außer einer Discusverlagerung (s.u.) verschiedene andere Ursachen haben, z.B. Arthritis, Arthrose, Synovialitis, rheumatische Grunderkrankung und pathologische muskuläre und ligamentäre Zugspannungen.

Der genaue pathophysiologische Mechanismus einer **Kieferklemme** ist noch nicht bekannt. Sie kann sowohl als Folge eines dislozierten Discus auftreten als auch bei normal geformten Discusverhältnissen, die nicht disluxieren. Diskutiert wird eine muskuläre Genese, v.a. bei Verspannung des M. pterygoideus lateralis (> Kap. 2.2.1, > Abb. 2.4), der bei einseitiger Verspannung zu einer Abweichung der Mandibula und damit u.U. zu einer Kieferklemme führen kann.

Auch die Ursachen für das **Kiefergelenkknacken** sind bislang nicht geklärt. Es wird diskutiert, dass Discus und Kondylus gegen die Gelenkfläche des Os temporale gedrückt und eingeklemmt werden. Andererseits wird der Vergleich mit den Knackphänomenen bei anderen Gelenken gezogen, z.B. bei chirotherapeutischen Manipulationen oder idiopathischem Fingergelenkknacken. Durch den im Gelenk vorhandenen Unterdruck scheint es bei der Manipulation des Gelenks zu einem Knackphänomen zu kommen. Daher ist die Frage nach einem pathologischen Faktor des Kiefergelenkknackens noch nicht geklärt. Im Bereich des Kiefergelenks kann es auch durch Verspannungen des Lig. laterale zu einem Knackphänomen kommen (Ash 2006).

Discusdislokation

Die physiologische Variationsbreite der Discuspositionen im Gelenk wurde bereits beschrieben (> Kap. 2.2.1). Es kann schwierig sein, eine leichte Discusverlagerung von einer normalen Discusposition zu unterscheiden. Der Discus unterliegt einem physiologischen Alterungsprozess, d.h., die Pufferfunktion des Discus nimmt im Lauf des Lebens ab. Allerdings kann eine chronische Traumatisierung wie z.B. bei einer CMD den Discus bereits relativ früh degenerativ verändern und zu einer Einklemmungserscheinung mit Schmerz und Bewegungsstörungen im Kiefergelenk führen. Im fortgeschrittenen Stadium können Krepitationen (Reibegeräusche) und Knackgeräusche zu hören sein. Das geeignete Verfahren für die Diagnose des Alterungszustandes und der Position des Discus ist die Magnetresonanztomographie (MRT) (> Abb. 3.53). Die unterschiedlichen Formen der Discusverlagerung und die therapeutischen Anforderungen sind in der einschlägigen Fachliteratur nachzulesen (z.B. Ash 2006, Ahlers und Jakstat 2000). Mit Zurückhaltung sind jedoch operative Eingriffe am Discus zu bewerten, die häufig zu einer frühen Arthrose führen.

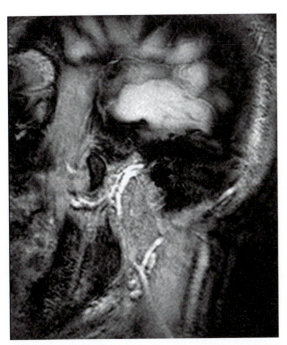

Abb. 3.53 Bei Mundschluss nach posterior dislozierter Discus. [4]

Tumoren

Im Vergleich zu den häufig vorliegenden funktionellen Myoarthropathien des Kiefergelenks sind Tumoren in dieser Region eher selten, können jedoch eine CMD mit allen Symptomen vortäuschen. Nicht selten wird zunächst konservativ (inkl. Schienentherapie) behandelt. In persistierenden, therapierefraktären Fällen sollte daher frühzeitig die radiologische Abklärung mittels MRT erfolgen. Bei Tumoren im Kiefergelenk, die CMD-Beschwerden auslösen können, handelt es sich meist um langsam wachsende **Osteochondrome, Osteome, Myxome, Riesenzellgranulome** und **Hämangiome**. Bei Osteomen und Chondromen zeigen sich eher knochendichte Appositionen auf Collum und Caput mandibulae, während sich bei den nicht knochenbildenden Tumoren umschriebene Aufhellungen als Ausdruck einer Osteolyse finden.

Auch seltene Tumoren wie die pigmentierte villonoduläre Synovitis des Kiefergelenks oder Neoplasien im Schädelbereich, die in das Kiefergelenk einbrechen (s.o. Fallbeschreibung) müssen in die Überlegungen einbezogen werden.

Degenerative Veränderungen des Gelenks

Die arthrotischen Veränderungen des Kiefergelenks wurden bereits an anderer Stelle besprochen (➤ Kap. 3.1.6).

Die Fähigkeit des Kiefergelenks, sich neuen Verhältnissen anzupassen, wird als **Remodelling** bezeichnet. Ein häufiges orthopädisches Problem sind die postoperativen muskulären und nervalen Schmerzen nach Implantation einer Totalendoprothese der Hüfte. Sie entstehen durch die Dehnung der Muskeln, Ligamente und neurovasculären Strukturen, die sich präoperativ durch den jahrelangen arthrotischen Prozess verkürzt haben und postoperativ wieder verlängern müssen. Ein ähnlicher Anpassungsmechanismus findet auch bei der Behandlung mit Aufbissschienen oder bei einer kieferorthopädischen Behandlung statt.

Bei Jugendlichen ist die Fähigkeit zur Adaptation der Strukturen noch gegeben. Das bedeutet, dass sich die Beziehungen zwischen Knochen und Sehnen, Weichteilgewebe und Muskeln im Wachstumsprozess ändern. Damit kommt es v.a. zu Längenveränderungen von Muskeln und Ligamenten. Auch die vektorielle Richtung der Kaukraft wird teilweise modifiziert. Die Ligamente, die vom Schädel zum Unterkiefer ziehen, stellen dabei einen nicht zu vernachlässigen Faktor dar, da sie über erhebliche retrale Zugkräfte verfügen und mitbehandelt werden müssen. Ohne die Fähigkeit zur Adaptation könnte eine kieferorthopädische Behandlung bei Jugendlichen nicht durchgeführt werden. Inwieweit diese Veränderungen (Remodelling) auch noch beim Erwachsenen möglich sind, kann nicht eindeutig beantwortet werden. In Tierversuchen konnten Adaptationsveränderungen in den Kiefergelenken in der Wachstumsphase festgestellt werden, wenn die Mandibula durch okklusale Maßnahmen verschoben wurde. Bei ausgewachsenen Affen hingegen konnte eine derartige adaptive morphologische Veränderung nicht beobachtet werden.

> Radiologische Untersuchungen haben ergeben, dass auch das Kiefergelenk des Erwachsenen zu erheblichen morphologischen Veränderungen fähig ist und sich im Lauf des Alterungsprozesses deutlich verändern kann (Ash 2006).

Unproblematisch sind kleinere Anpassungsveränderungen bis zu ca. 1 mm. Die Behandlung einer Malokklusion in der Angle-Klasse II mit Vorverlagerung der Mandibula (➤ Kap. 2.3.4) mit einer Aufbissschiene oder durch einen chirurgischen Eingriff bedeutet jedoch eine erhebliche Anpassung der einzelnen Gewebestrukturen im Bereich des Kauapparates. Hierbei kann es – wie bei der Implantation einer Hüft-TEP (s.o.) – zu erheblichen muskulären und kapsulären Schmerzen kommen. Darüber muss der Patient im Vorfeld der Behandlung aufgeklärt werden. Erforderlich ist eine langsame Gewöhnung an die Schiene, indem sie zunächst nur über kürzere Zeiträume am Tag getragen wird, sodass sich der Kauapparat anpassen kann.

Nach Auffassung von Bumann (2000) kann die Umformung oder Neubildung von Strukturen immer nur über einen Reiz bzw. eine Entzündung geschehen, da sonst kein Wachstum entsteht. Damit ist auch der osteopathische Grundsatz erfüllt, dass die Funktion die Form bestimmt.

> Eine funktionelle Anpassung an die neue Okklusion ist umso wahrscheinlicher, je geringer die strukturelle Veränderung ist, die vorgenommen wird.

Beim Jugendlichen sind diese adaptiven Veränderungen noch stark ausgeprägt, beim Erwachsenen ist eine Anpassung des Kauapparates an die veränderten strukturellen Reaktionen nur bedingt vorhersehbar.

3.2.3 Das Trigeminussystem aus zahnärztlicher Sicht

Neurophysiologie

Seit Jahren wird eine stärkere interdisziplinäre Zusammenarbeitet zwischen Orthopäden und Zahnärzten sowie Kieferorthopäden gefordert. Georg Meyer, der Direktor des Zentrums für Zahn-, Mund- und Kieferheilkunde an der Universität Greifswald und Verfechter der interdisziplinären Zusammenarbeit, brachte vor einigen Jahren diese Problematik in der Überschrift eines Vortrags auf dem Greifswalder „Curriculum für Anatomie und Schmerz" auf den Punkt: „Das Kiefergelenk – nur die Spielwiese der Kieferorthopäden?" (Meyer 2002).

Alle Abläufe im menschlichen Körper funktionieren nach den Prinzipien von Regelkreisen (Meyer 2002). Dies gilt nicht nur für den muskulären, sondern auch für den hormonellen Bereich und kann auch auf die Bewegungen der Mandibula übertragen werden, da sämtliche Rezeptoren des Kiefergelenks, der Kaumuskulatur und des Zahnhalteapparates über **afferente Nervenbahnen** Informationen in das zentrale Nervensystem schicken. Dem Desmodontium mit seinen sensiblen Nerven kommt bei der Weiterleitung der Inkongruenzen bei der Okklusion eine besondere Rolle zu. Die feinen Ligg. periodontalia registrieren die geringsten Unterschiede beim Zahnkontakt und leiten diese afferent in die Kerngebiete des N. trigeminus weiter (> Abb. 3.54).

Die afferenten Nervenimpulse werden im ZNS koordiniert und in Steuerungssignale umgesetzt, um über **efferente Nervenbahnen** an die Erfolgsorgane wie z.B.

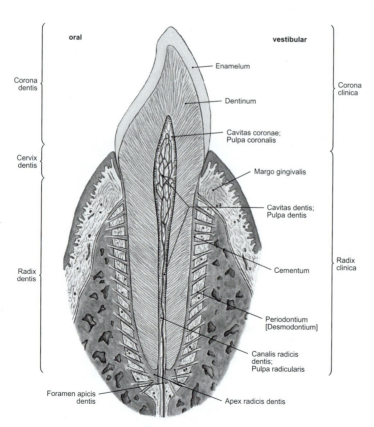

Abb. 3.54 Zahnalveole, Nerven und Ligamente des Periodontium mit den feinen Ligg. periodontalia, die die geringsten Unterschiede beim Zahnkontakt registrieren und diese afferent in die Kerngebiete des N. trigeminus weiterleiten. [2]

die Muskulatur weitergeleitet zu werden (> Abb. 3.55). Damit steuern primär die Impulse aus den afferenten Nervenbahnen harmonische Bewegungen im gesamten Kauapparat, die bei Bewegungen der Mandibula beim Kauen, Sprechen und Schlucken sowie bei weiteren Aktivitäten im Kopf-Hals-Bereich erforderlich sind. Der reibungslose Ablauf dieser Bewegungen setzt eine ungestörte Situation im gesamten craniomandibulären Bereich voraus.

Bei CMD kommt es zu einer unkoordinierten Muskelaktivität, die langfristig zur Traumatisierung und Degeneration der Gewebe im gesamten Kauapparat und insbesondere im Kiefergelenkbereich zu (Myo-)Arthropathien führen kann. Die unkoordinierte Muskelaktivität führt zu veränderten Gelenkbahnen und zu Überlastungen in bestimmten Arealen des Kauapparates. Bei der häufig zugrunde liegenden Okklusionsstörung liegt nach Meyer (2002) in 73% der Fälle eine zu niedrige Okklusion, in 27% eine zu hohe Okklusion vor.

Da sich die Symptome bzw. Schmerzen meist nicht im Kiefergelenk, sondern weiter entfernt in der Peripherie manifestieren, wird die Diagnose der CMD häufig erst spät gestellt. Das bedeutet, dass die einzelnen strukturellen Elemente des Kauapparates über längere Zeit einer **chronischen Traumatisierung** ausgesetzt sind, bevor eine suffiziente Therapie durchgeführt wird. Als verstärkender Faktor kommt hinzu, dass der Discus keine Nozizeptoren besitzt, die eine Rückmeldung über seine Belastung geben würden. Daher führt eine länger andauernde CMD häufig zu irreversiblen Abflachungen, Rissen, Perforationen und zur Dislokation im Discusbereich.

Im Verlauf eines Tages summieren sich die maximalen Zahnkontakte (maximale Intercuspidation) auf einen Zeitraum von lediglich 10 bis 15 Minuten. Diese kurze Zeit ist jedoch bei falscher Okklusion ein wichtiger Faktor bei der Entstehung einer CMD, wenn man sich vergegenwärtigt, dass durch die pathologischen Kaubewegungen im Bereich der Zähne im Verlauf von einigen Jahren mehrere Tonnen zermalmt werden. Dieser Effekt wird bei Parafunktionen durch Knirschen und Pressen noch potenziert.

Die Störungen und Schmerzerkrankungen des Trigeminussystems werden an verschiedenen Stellen dieses Buches näher beschrieben (> Kap. 3.2.3, > Kap. 3.3.3, > Kap. 3.3.4). In diesem Kapitel werden deshalb nur

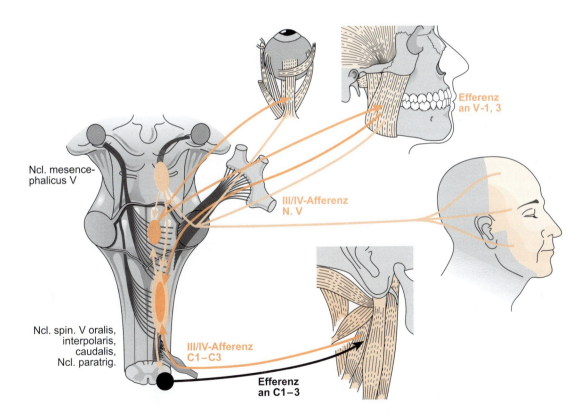

Abb. 3.55 Schema der trigeminospinalen Konvergenz der Typ-III-/IV-Afferenzen aus der Kaumuskulatur, den Augenmuskeln, den mimischen Muskeln und dem Bereich C1–3 in den Trigeminuskernkomplex.
Aus: Lanz T, Wachsmuth W. Praktische Anatomie. Kopf – Übergeordnete Systeme. Springer, Berlin 2003

einige Zusammenhänge herausgegriffen, die unmittelbar mit der CMD und dem Zahnapparat zusammenhängen.

Musculoskelettale Erkrankungen

Bei der CMD treten muskuläre Schmerzen und andere Symptome im Bereich des musculoskelettalen Systems auf, die teilweise deckungsgleich sind mit Erkrankungen aus dem rheumatischen Formenkreis, Fibromyalgie und chronischem Müdigkeitssyndrom. Auch Patienten mit Lyme-Borreliose klagen über CMD-ähnliche Symptome. Daher müssen diese Erkrankungen differenzialdiagnostisch immer von einer CMD abgegrenzt werden. Die bei rheumatischen Erkrankungen oder anderen zugrunde liegenden Erkrankungen bestehenden **Myalgien** können zu ausgeprägten Funktionsstörungen der Bewegungen des Kiefergelenks und in der Folge zu Fehlstellungen und Belastungen im Gelenk führen. Vor allem bei Patienten mit **rheumatoider Arthritis** und degenerativen Veränderungen der HWS oder Fehlstellungen im Kopf-Hals-Bereich kann sich auf Dauer eine CMD entwickeln. Dies gilt auch für Kollagenosen, v.a. für den **Lupus erythematodes,** der zu Veränderungen der Faszien und des Bindegewebes im Mund-Kopf-Bereich führen kann. Auch hier entwickelt sich auf Dauer eine CMD.

Myofascialer Schmerz

Myofasciale Schmerzen im engeren Sinn sind im Rahmen der CMD Schmerzen im Bereich der Kaumuskulatur. Im weitesten Sinn ist der myofasciale Schmerz eine Funktionsstörung im Muskel- bzw. Faszienbereich, dessen Kennzeichen primär der Triggerpunkt ist.

Myofasciale Schmerzen sind bei CMD-Patienten häufig. Sie äußern sich durch heftigen Schmerz unter Palpation der Kaumuskulatur. Als mögliche Ursachen abzugrenzen sind Triggerpunkte und Tenderpoints. Die charakteristischen **Triggerpunkte** treten bei CMD-Störungen im Bereich der Kaumuskulatur häufig auf (➤ Abb. 3.56). Andererseits finden sich gerade im Bereich der Sehnen und Faszien sogenannte **Tenderpoints**, die – anders als Triggerpunkte, die v.a. im Muskel liegen – keine Schmerzausstrahlung im Sinne eines „referred pain" zeigen, sondern lokal empfindlich bleiben.

Triggerpunkte können zum Teil erhebliche Zahnschmerzen auslösen, die zu umfangreichen zahnmedizinischen Untersuchungen und Therapien führen, bevor an das Vorliegen eines Triggerpunktes gedacht und dieser entsprechend behandelt wird.

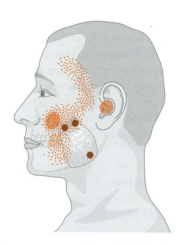

Abb. 3.56 Triggerpunkt im M. masseter mit Schmerzausstrahlung in den gesamten Molarbereich bzw. auch in den Gehörgang. [19]

Triggerpunkte können latent symptomatisch oder klinisch asymptomatisch sein. Bei CMD sollte nach Triggerpunkten gesucht werden, da sie eine Hyperalgesie im Bereich der Zähne auslösen können. Dies wird häufig als „neurologischer" Zahn fehlgedeutet. Nicht selten führt dies zu umfangreichen zahnärztlichen Maßnahmen bis hin zur Extraktion.

> Die Untersuchung der Kaumuskulatur mit der Suche nach Triggerpunkten und die Behandlung derselben gehören zum Standardrepertoire der CMD-Behandlung.

Faciale Migräne (Migräne im Gesichtsbereich)

Eine Gesichtsmigräne ist gekennzeichnet durch Beschwerden und Schmerzen im Mandibulabereich und in den Zahnregionen und unterscheidet sich damit von den typischen Migränelokalisationen oder anderen Kopfschmerztypen wie z.B. Spannungskopfschmerz oder Cluster-Kopfschmerz. Eine faciale Migräne sollte in die diagnostischen Überlegungen mit einbezogen werden, wenn klopfende Schmerzen im Kieferbereich oder an den Zähnen bestehen und diese anfallartig auftreten. Während des Anfalls wird von den Patienten außerdem über Muskelschmerzen oder myofasciale Schmerzen berichtet. Neurogene Entzündungen sind auszuschließen.

Neuropathische Schmerzen

Auf die enorme Bandbreite der Aspekte und Klassifizierungen neuropathischer Schmerzen wird hier nicht nä-

her eingegangen. Im Folgenden werden drei Symptome herausgegriffen, die in Zusammenhang mit einer CMD zu beobachten sind:
- Trigeminusneuralgie,
- Orofacialer Schmerz
- Burning-mouth-Syndrom.

Wesentliche Kennzeichen dieser neuropathischen Schmerzen sind Sympathikusmitbeteiligung, Verstärkung der Schmerzen durch Provokationen (z.B. Kälte und Wärme) und sensible Ausfälle.

Trigeminusneuralgie

Die Trigeminusneuralgie wurde bereits ausführlich besprochen (> Kap. 3.2.3, > Kap. 3.3.4).

Orofaciale Syndrome

Unter dem Begriff „orofacialer Schmerz" werden verschiedene Syndrome subsumiert, u.a. der **neurologische Zahn, Phantomschmerzen** und **atypische Gesichtsschmerzen.** Die Schmerzen treten nach Nervenverletzungen bei Zahnextraktionen oder Injektionen auf. Sie sind charakterisiert durch brennende oder stechende Schmerzen im Verlauf des Nervs und durch vegetative Überfunktionen aufgrund der Sympathikusbeteiligung. Ash beschreibt orofaciale Schmerzen folgendermaßen: *Starke, stechende oder pochende Zahnschmerzen, mäßige bis starke Schmerzen im Kiefer- oder präaurikulären Bereich, brennendes Gefühl im Mund oder auf der Zunge, Gesichts- oder Wangenschmerzen, dumpfe Muskelschmerzen, stechende neuralgische Attacken, Wundschmerzen (auch bei Ulzerationen) oder Kopfschmerzen.* (Ash 2006)

Burning-mouth-Syndrom

In der Praxis des Autors gab es mehrere Patienten mit Burning-mouth-Syndrom, bei denen eine CMD zugrunde lag. Das Syndrom ist gekennzeichnet durch (teilweise schmerzhaftes) **Brennen der gesamten Mundschleimhaut,** gekoppelt mit **Mundtrockenheit.** Dieses Brennen kann auch auf die Halsregion außen und auf den inneren Rachen übergreifen. In der Regel gibt es weder Schleimhautveränderungen noch nachweisbare Grunderkrankungen. Meist sind Frauen im mittleren bis höheren Alter betroffen.

Die Versorgung mit einer Aufbissschiene, begleitend zur osteopathischen bzw. manualtherapeutischen Therapie, konnte zwar in den meisten Fällen andere körperliche Probleme beseitigen, das Burning-mouth-Syndrom hingegen nicht. Auch eine adjuvante orthomolekulare Therapie führte zu keiner Besserung. Ash verweist auf eine retrospektive Studie, in der als wirksamster Behandlungsansatz die Bewusstmachung von Angewohnheiten und die Verordnung von tricyclischen Antidepressiva aufgezeigt wird (Ash 2006).

3.2.4 Zahnhalteapparat

Fast immer ist eine CMD mit **Parodontose** oder/und einer entzündlichen **Parodontitis** und gleichzeitig bestehendem Knochenabbau vergesellschaftet, die begleitend zur Schienentherapie suffizient behandelt werden müssen. Wahrscheinlich sind Parodontose bzw. Parodontitis zum Teil auf Parafunktionen zurückzuführen (Knirschen, Pressen etc.), die bei den meisten CMD-Patienten zu beobachten sind, und zu einem Rückgang des Zahnfleisches führen (Ahlers und Jakstat 2000). In epidemiologischen Studien konnte gezeigt werden, dass Erkrankungen des Zahnhalteapparates weltweit zu den häufigsten Erkrankungen zählen (Olbertz 2006, Bruckmann et al. 2003, Taylor et al. 2003). Etwa 70 bis 75% der Bevölkerung leiden darunter.

Neben der Schienentherapie ist daher noch ein weiterer therapeutischer Aspekt von Bedeutung: die **orthomolekulare Behandlung der Parodontitis**. Laut Olbertz (2006) existiert im gesamten zahnärztlichen Schrifttum nur eine Fallstudie (Nebe 1997) zur Therapie von Patienten mit Symptomen einer CMD mittels Magnesiumsubstitution. In einem weiteren Übersichtsartikel von Umstadt und Mitarbeitern (2004) über Mikronährstofftherapie in der Zahnmedizin wird zur Herabsetzung der muskulären Hypertonizität die Einnahme von Magnesium, Kalium, Vitamin D_6, Mangan und Basissalz vorgeschlagen. Auch Kobau (1999) beschreibt den positiven Einfluss der Magnesiumsubstitution auf Nerven und Muskeln.

Olbertz zitiert in einem Vortrag die Göttinger Pilotstudie aus dem Jahr 2002 mit drei jeweils vierwöchigen, aufeinander aufbauenden, standardisierten Therapieregimen zur Verbesserung der Grundregulation sowie zur **orthomolekularen Dünndarm- und Dickdarmsanierung** (Olbertz 2006). Für die Studie wurden zwei Vergleichsgruppen gebildet: die Verum-Gruppe mit chronischer Parodontitis, die andere mit normalen Zahnfleischverhältnissen. In beiden Gruppen wurden Proben aus den Zahnfleischtaschen entnommen. Im Labor wurde die Zusammensetzung der Bakterien untersucht, da die Akkumulation der Bakterien auf der Zahnhartsubstanz die primäre Ursache der Parodontitis ist. Nach der dreimonatigen Darmsanierung zeigten beide Gruppen fast identische Verhältnisse: Die pathologischen Bakterienbefunde in der Gruppe mit chronischer Parodontitis hatten sich wieder normalisiert, das Zahnfleisch war wieder gesund. Neben den Untersuchungen des Zahnfleisches zu Beginn der Studie wurde auch eine Analyse der Okklusion vor und nach Beendigung der Therapie durchgeführt. Dabei konnte gezeigt werden, dass die eingangs vorhandenen Bissstörungen in der geprüften Kleingruppe innerhalb von drei Monaten durch die orthomolekulare Therapie völlig ausgeglichen werden konnten (Volkmann 2003), ohne dass in dieser Gruppe zwischenzeitlich eine zahnärztliche Behandlung stattgefunden hat. Das Ergebnis der Göttinger Pilotstudie zeigt den Zusammenhang zwischen innerer Medizin (Darmsanierung) und Zahnmedizin (Parodontose) (Volkmann 2003).

3.2.5 Craniosacrale Strukturen und Suturenpathologie

Skoliose

Ein bislang wenig beachteter Aspekt ist der mögliche Zusammenhang zwischen der **Verformung in der Sutura mediana** zwischen beiden Hälften der Maxilla (Sutura intermaxillaris) und der skoliotischen Verbiegung der Wirbelsäule. Es liegen nur wenige Abbildungen vor, die die Möglichkeit eines derartigen Zusammenhangs erahnen lassen. Die Anzahl der Patienten, die bislang untersucht und fotografiert (z.B. Archiv des Autors) wurde (➤ Kap. 3.1.2, ➤ Abb. 3.25, ➤ Abb. 3.26), lässt jedoch diesen Rückschluss zu. Dies würde bedeuten, dass der Zahnarzt und/oder der Kieferorthopäde bei einer Verbiegung der Sutur den Orthopäden frühzeitig zu Rate ziehen sollte, und dass umgekehrt bei einer beginnenden Wirbelsäulenskoliose der Orthopäde den Zahnarzt und/oder Kieferorthopäden um Rat fragen sollte um zu klären, ob möglicherweise Interferenzen zwischen den Fachbereichen auftreten. Eine Promotionsarbeit zu diesem Thema wird zurzeit erstellt.

Beide Maxillae sind durch die **Sutura palatina mediana** verbunden, die eine wichtige Funktion bei der craniosacralen Bewegung erfüllt: In der Flexionsphase weitet sich der Zahnbogen. Dies wird wiederum durch die Lateralbewegung der Procc. pterygoidei verursacht. Unterstützt wird diese Bewegung durch das Os zygomaticum, das die Maxilla an seiner lateralen Fläche nach außen schiebt. Zusätzliche Bewegung erfahren die beiden Teile des Oberkiefers durch die Bewegung des Vomers (s.u. ➤ Craniale Störungen).

Die Beweglichkeit von Maxillen und Sutura palatina mediana wird insbesondere dann behindert, wenn die Mittellinie durch Brücken und Spangen überbrückt wird. Dies hat eine negative Auswirkung auf die Beweglichkeit der anderen Schädelknochen und auf das gesamte craniosacrale System, da die Maxilla Kontakt zu einer Vielzahl von Knochen des Viscerocraniums und des parietalen Craniums besitzt und darüber hinaus einen Großteil der Augenhöhle bildet.

➤ Abbildung 3.57 und ➤ Abbildung 3.58 zeigen ebenfalls die Verbiegung der Sutura intermaxillaris im Vergleich zur Messung der Verbiegung mit einer MediMouse®, einer dreidimensionalen Darstellung der Wirbelsäule, die ohne Strahlenbelastung auskommt (➤ Kap. 4.3.3).

Ein gängiges System zur Registrierung der Kiefergelenkbeweglichkeit ist das Zebris®-Kiefer-Registriersystem

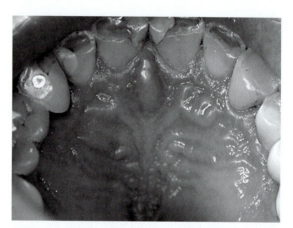

Abb. 3.57 Patient mit linkskonvexer Verbiegung der vorderen Sutura mediana mit Aufwerfungen der Schleimhaut. [6]

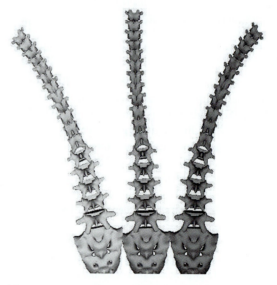

Abb. 3.58 Derselbe Patient ebenfalls mit einer linkskonvexen Seitverbiegung der Wirbelsäule, gemessen mit der MediMouse®. [6]

(> Kap. 4.3.2). Die Untersuchung mit diesem Gerät sollte den Zahnärzten überlassen werden, da nur dort die Abrechnung erbracht werden kann. Die Wirbelsäulenmessung mit der MediMouse® (> Kap. 4.3.3) kann von Orthopäden, Physiotherapeuten oder Ärzten anderer Fachrichtungen durchgeführt werden.

Obstruktive Schlafapnoe und Schnarchen

Scharchen ist ein häufiges (soziales) Problem, das in der Literatur mit einem 50% Anteil in der männlichen Bevölkerung angegeben wird (Ash 2006). Es entsteht beim Einatmen durch die Vibrationen des weichen Gaumens und der Uvula. Liegt gleichzeitig eine Erschlaffung des Gaumensegels vor oder in Rückenlage eine Dorsalverlagerung der Zunge, kann dies zu einem **partiellen Verschluss der oberen Atemwege** führen. Beim Schnarchen wird durch die Verengung der Atemwege der weiche Gaumen in Schwingungen versetzt.

> Beim Schnarchen liegt eine Dysfunktion der Atemwegs- und Zungenmuskulatur vor, sodass nicht genügend Luft angesaugt werden kann.

Durch zusätzliche Faktoren wie z.B. eine Retrognathie bei Angle-Klasse II (> Kap. 2.3.4), eine zu große Zunge, Übergewicht mit Zwerchfellhochstand, Alkoholgenuss, Polypen oder Septumdeviation können Dauer und Häufigkeit der Verlegung der Atemwege zunehmen und zu einer obstruktiven Schlafapnoe mit Sauerstoffmangel des Gehirns führen. CMD-Patienten berichten oft über eine Besserung ihres Schnarchens nach der Versorgung mit einer Aufbissschiene. Dies mag daran liegen, dass durch die Schiene mehrere Faktoren positiv beeinflusst werden: die Retrognathie, die Dysfunktion der Atemwegs- und Zungenmuskulatur sowie der gesamten Kaumuskulatur, die Spannungen der Dura mater und die cranialen Funktionen etc. Ein weiterer positiver Faktor kann über die Beeinflussung des N. glossopharyngeus erfolgen (> Abb. 3.59), indem es zu einer Reduktion des Würgereflexes kommt.

Die Nn. glossopharyngeus und vagus sind durch ihre Lage im Foramen jugulare häufig Irritationen ausgesetzt, was zu einer Hyperreaktivität der von ihnen versorgten Muskeln (M. constrictor pharyngeus, M. stylopharyngeus) über motorische wie visceromotorische Bahnen führt. Dies führt zu einem Zug der Mm. constrictor pharyngeus und stylopharyngeus nach retral und damit zu einer Verlegung des Atemtrakts.

Die beiden Nerven sind darüber hinaus für die sensible Versorgung der Schleimhaut des Rachentrakts und des Kehldeckels zuständig. Durch craniosacrale Behandlung und zusätzliche Versorgung mit einer Aufbiss-

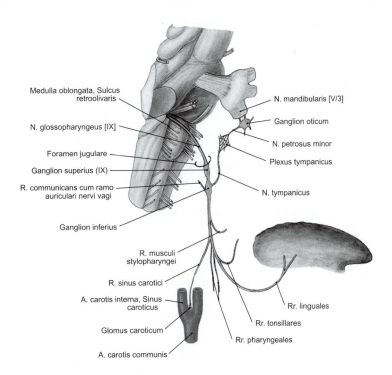

Abb. 3.59 Schema der zentralen Verbindung zwischen N. glossopharyngeus und N. vagus mit besonderem Augenmerk auf die Vorsorgung des M. constrictor pharyngis. [2]

schiene werden beide Nerven positiv beeinflusst und damit die Hyperreaktivität der Muskeln sowie die Überreizung der Schleimhaut herabgesetzt, was sich positiv auf das Schnarchen auswirken kann.

Die Aufbissschiene ist kein Allheilmittel für Patienten, die unter Schnarchen und obstruktiver Schlafapnoe leiden, aber sie kann bei gleichzeitig vorliegender CMD den Zustand deutlich verbessern.

Iatrogen ausgelöste negative Scher- und Druckkräfte

Craniale Störungen

In diesem Abschnitt werden craniale Störungen besprochen, die bei CMD oder kieferorthopädischer Behandlung auftreten können. Bumann und Mitarbeiter (1996) untersuchten in einer Studie die biomechanische **Auswirkung eines Headgears auf die Suturen des Viscerocraniums.** In allen Suturen, die die Maxilla und das Os zygomaticum begrenzen, wurden dabei **Druck-, Zug- oder Scherkräfte** gefunden. Am größten waren die Scherkräfte am Os zygomaticum im Bereich der Sutura sphenozygomatica und die Kompressionswerte im caudalen Bereich der Sutura sphenopalatina in der Maxilla.

Auch wenn das von Bumann und Mitarbeitern erfundene FEM-Modell nur eine grobe Anhaltslinie zeigt und es sich lediglich um eine Computersimulation handelt, die nicht zwingend auf In-vivo-Verhältnisse übertragen werden kann, gibt die Studie doch einen deutlichen Hinweis auf die am Schädel in den einzelnen Knochen und Suturen auftretenden Zug-, Druck- und Scherkräfte. Regelmäßig finden sich bei der Untersuchung von Patienten mit einer CMD craniale Störungen speziell im Os zygomaticum, Os temporale, Vomer und Os sphenoidale.

In verschiedenen Studien (Bumann et al. 1996, Tanne et al. 1988, Zentner et al. 1995) wurden Verlagerungen der Maxilla in einer rotationsähnlichen Bewegung um die horizontale Achse nach dorsal und caudal nachgewiesen.

> Maxilla, Vomer, Os ethmoidale und Os sphenoidale bilden eine Achse in der Beweglichkeit des Viscerocraniums und müssen bei kieferorthopädischen Behandlungen immer mit untersucht werden.

Der Aspekt der ungleichen Kraftverteilung im Rahmen einer kieferorthopädischen Behandlung lässt sich vom Headgear auf andere kieferorthopädische Maßnahmen übertragen. Der Fall eines zwölfjährigen Jungen (kein Einzelfall) sollte aufhorchen lassen: Der Vater, selbst Zahnarzt, fragte in der Sprechstunde, ob es sein könne, dass die kieferorthopädische Behandlung Auswirkungen auf das Denkvermögen habe, da sein Sohn, der sonst immer beste Noten schreibe, jedoch jedes Mal ein bis zwei Tage nach einer kieferorthopädischen Nachkorrektur (d.h. Erhöhung der Zug- und Druckkräfte auf den Zahnhalteapparat und die Schädelknochen) schlechte Noten in seinen Arbeiten schreibe. Er könne sich dann einfach nicht konzentrieren. Die Untersuchung des Jungen ergab deutliche craniale Störungen. Im weiteren Verlauf erfolgte jeweils am Tag der kieferorthopädischen Korrektur eine craniosacrale Behandlung mit dem Ergebnis, dass kein Einfluss mehr auf die schulischen Leistungen des Jungen festzustellen war. Dies ist kein Einzelfall, wie im Kapitel über die psychischen Zusammenhänge noch genauer beschrieben wird (➤ Kap. 3.8).

> Craniale Störungen, die durch eine kieferorthopädische Behandlung ausgelöst werden können, können zahlreiche Symptome bis hin zu einer skoliotischen Verformung der Wirbelsäule erzeugen. Daher sollte begleitend zu einer kieferorthopädischen Behandlung eine orthopädische (manualtherapeutische bzw. osteopathische) Behandlung erfolgen, um mögliche negative Folgen beherrschen zu können.

Auch Deppe (2008) weist darauf hin, dass Patienten mit einer verifizierten CMD manchmal kurz zuvor in kieferorthopädischer Behandlung waren.

> **Fazit**
> Nicht jede kieferorthopädische Therapie führt zu Dysfunktionen im Körper. Da dies aber trotzdem häufig der Fall ist, sollte während der Behandlung alle sechs Monate eine gründliche körperliche Untersuchung durch einen versierten Manualtherapeuten vorgenommen werden, der sich in der Untersuchung und Behandlung einer CMD auskennt.

Forcierte Gaumennahterweiterung

➤ Abbildung 3.60 zeigt das Röntgenbild eines Patienten nach forcierter Gaumennahterweiterung. Die Stellung des Vomers ist dabei besonders zu beachten. Die Beweglichkeit des Vomers ist von wesentlicher Bedeutung für die gesunde craniosacrale Bewegung (➤ Kap. 2.4.2). Auf ➤ Abbildung 3.60 ist erkennbar, wie sich der Vomer in die Sutura intermaxillaris (media-

3.2.5 Craniosacrale Strukturen und Suturenpathologie

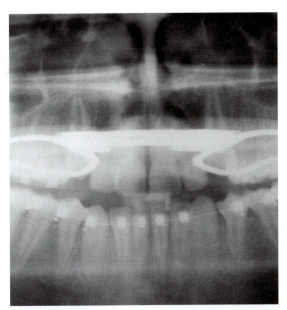

Abb. 3.60 Röntgenbild bei forcierter Gaumennahterweiterung. Man beachte die Stellung des Vomers in der Sutura mediana. [20]

na) einsenken und dort ggf. eingekeilt werden kann und damit schlecht beweglich bleibt.

Die > Abbildung 3.60 wurde freundlicherweise von dem kieferorthopädischen Kollegen Hans-Werner Schauer zur Verfügung gestellt: Die Patienten wurden nach Gaumennahterweiterung mit Multibandapparaturen (MB) behandelt. Da bei MB-Patienten häufiger CMD-Beschwerden auftreten, sollten die Patienten systematisch und schon bei den ersten auffälligen Symptomen der osteopathischen bzw. craniosacralen Therapie zugeführt werden. In Verdachtsfällen können die Bögen zusätzlich variiert werden, indem im Bereich der Sutura mediana ein Extraloop zur Kraftreduktion zu liegen kommt, oder es können zusätzlich thermoelastische Bögen zur Kraftreduktion verwendet werden.

3.3 Neurologie

Fallbeschreibung

Anamnese

Am 22.6.2005 stellt sich eine 40-jährige Musikerin vor, die seit 1997 unter einem Spasmus hemifacialis links leidet. Sie war in chiropraktischer Behandlung, die jedoch keinen Erfolg brachte.
Die neurologische Untersuchung ergibt keinen pathologischen Befund, bislang wurde kein Schädel-MRT oder -CT durchgeführt. Die Patientin berichtet, dass sich die Zähne verschoben hätten, sie leide v.a. an Schulter-Nacken-Problemen und Blähungen. Durch die Kopfhaltung beim Geigespielen kann sie den Spasmus verstärken. Sie sagt, dass sie viel Stress und Druck habe, da sie alleinerziehende Mutter ist.

Erstbefund und Therapie

Der **Befund** am 22.6.2005 zeigt einen massiven Fehlbiss, einen erheblichen Spasmus der vom N. facialis versorgten Muskeln links. Die ganze linke Schädelseite bewegt sich paradox und steht unter extremer Duraspannung. Bei der Palpation ist praktisch kein Platz im Meatus acusticus externus, deutlicher Kreuzbiss, teilweise Nonokklusion, der Unterkiefer ist nach rechts verschoben, die Zunge zeigt ebenfalls eine Deviation nach rechts (> Abb. 3.61). Alle Muskeln sind hyporeaktiv und erst nach cranialer Behandlung wieder normoreaktiv. Weitere Befunde: C1–C3-Blockierung, cervicothorakaler Übergang in Extension-Rotation-Seitneigung rechts, Blockierung rechtes Sacroiliacalgelenk (> Abb. 3.61).
Therapie mit Craniosacraltherapie, anderen osteopathischen Techniken, Akupunktur und danach Bissnahme und Anfertigung einer Aufbissschiene (> Abb. 3.62, > Abb. 3.63).

Wiedervorstellung

Bei der Wiedervorstellung am 19.7.2005 gibt die Patientin an, dass sie in den ersten Tagen nach der Behandlung sehr müde war. Sie sieht vom Aspekt her sehr gut aus. Der objektive Befund ist ebenfalls wesentlich besser, es findet sich nur noch das linke Os temporale in leichter Extension und eine Spannung am Inion (äußerster Vorsprung des Occiputs unterhalb des Lambda, Schnittpunkt der Sutura sagittalis und der Sutura lambdoidea) sonst cranial frei, Spasmus deutlich besser. Die Schiene passt ausgezeichnet. Sie trägt sie auch tagsüber (> Abb. 3.62, > Abb. 3.63).

Kontrolle

Bei der Kontrolle am 3.8.2005 geht es der Patientin sehr gut, sie hat keine Beschwerden mehr, kein Spas-

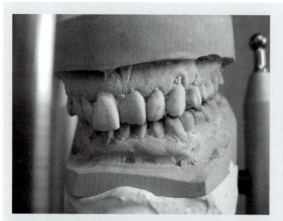

Abb. 3.61 Darstellung der Situation der Patientin von anterior mit sichtbarer Torquierung und Abkippung einzelner Zähne, rechts die endgültige Position nach Versorgung mittels Aufbissschiene. [6]

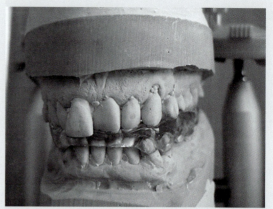

Abb. 3.62 Links, ohne Schiene, sieht man die Angle-Klasse II mit Nonokklusion bei 25 und retraler Zwangsführung, rechts die Versorgung mit der Aufbissschiene in Richtung Angle-Klasse I. [6]

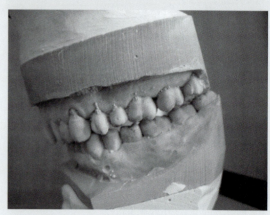

Abb. 3.63 Auch links keine optimale Verzahnung, eher singuläre Zahnstellung. Nach Therapie kommt der Unterkiefer deutlich weiter nach anterior, sodass die Schiene 2–3 mm im Seitenzahnbereich aufgebaut werden muss. [6]

mus in den vom N. facialis versorgten Muskeln. Der Befund ist sehr gut: HWS/BWS komplett frei, Occiput-Sacrum-Schaukel frei, Sphenoid beidseits in Extension; noch wenig Bewegung am Inion und Occiput; solange man am Sphenoid arbeitet, überhaupt kein Spasmus, sobald aber am Occiput therapiert wurde, geht der Spasmus gleich los.

Erneute Vorstellung nach symptomfreier Phase

Die Patientin stellt sich in den nächsten vier Jahren nicht mehr vor, da es ihr sehr gut geht. Dann teilt sie telefonisch mit, dass sie die Schiene verloren hat und alle Symptome wieder aufgetaucht seien. Bei der Vorstellung am 31.8.2009 sind wieder verschiedenste Blockierungen zu erkennen, C1–C4 in Rotation links mit Hartspann, Sacrum in Rückwärtstorsion über die rechte diagonale Achse, alle Muskeln dysreaktiv, Os zygomaticum links fest und Os temporale links paradox (d.h. statt in Flexion in Extension gehend), wieder Spasmus der vom N. facialis versorgten Muskeln links.
Die erneute Behandlung mit nachfolgender Schienenanfertigung führt sofort wieder zur Beschwerdefreiheit.

Mögliche Erklärung der Symptome

Bei dieser Patientin war es durch die CMD zu einer massiven Störung des cranialen Bewegungsmusters gekommen. Beide Ossa temporalia hatten sich verdreht und damit das Occiput und die Sutura occipitomastoidea unter Druck gesetzt. Vorstellbar ist die Irritierung des N. facialis mit Auslösung des Spasmus aufgrund seines Verlaufs im inneren Gehörgang, Canalis facialis des Os temporale. Der Hauptteil des N. facialis zieht dann durch das Foramen stylomastoideum, ist demnach Spannungszuständen im Bereich der Sutura occipitomastoidea ausgesetzt. Die Auslösung des Spasmus bei der Therapie des Occiputs spricht ebenfalls für diese These.

3.3.1 Komplexität des sensomotorischen Systems

Nach Rohen gliedert sich das sensomotorische System sowohl funktionell wie auch strukturell in verschiedene Teilsysteme (Rohen 2001). An oberster Stelle steht der **motorische** und der **sensorische Cortex**, der über die motorischen Endstrecken (Hinterstrangbahnen) afferent und efferent über die Pyramidenbahnen mit der Körperperipherie in Verbindung steht. Willkürliche Einzelbewegungen werden über diese Verbindungen ausgeführt.

Für die Ausführung von komplexeren Bewegungsprogrammen benötigt das sensomotorische System die **subcorticalen Kerne**, in denen die Bewegungsprogramme entwickelt, erlernt und umgesetzt werden. Die sub-

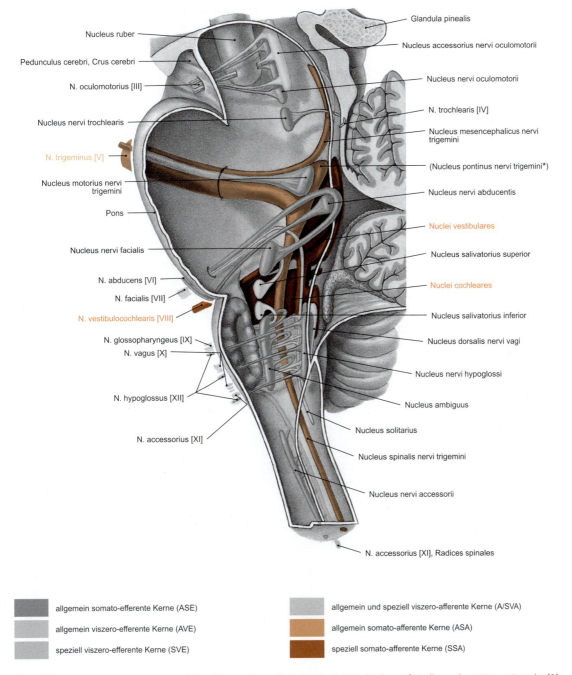

Abb. 3.64 Schema des Hirnstamms mit Lage der Hirnnervenkerne. Der trigeminale Komplex hat zu fast allen anderen Kernen Kontakt. [2]

corticalen Kerne (Striatum, Pallidum) wiederum sind mit dem Cortex direkt und indirekt verbunden und projizieren vom Thalamus aus in den Cortex und zurück. Die subcorticalen Kerne organisieren und stabilisieren die gesamten komplexen Bewegungsprogramme und sind daher für das Automatisieren dieser Programme zuständig. Die ausführenden Organe, die an letzter Stelle dieses sensomotorischen Systems stehen, sind die **Muskeln im Bereich des Stütz- und Bewegungssystems**. Sie werden über die absteigenden Rückenmarkbahnen und die Spinalnerven unter Mitwirkung der komplexen Neuronensysteme des Rückenmarks gesteuert.

Diese komplexen Bewegungen würden jedoch nicht funktionieren, wäre nicht eine weitere Steuerungs- und Kontrollfunktion im Gehirn vorhanden: das **Cerebellum**. Das Kleinhirn stimmt die komplexen Bewegungsprogramme mit der aktuellen Lage des Körpers im Raum ab, sodass alle Bewegungen unter Einwirkung der Schwerkraft im dreidimensionalen Raum stattfinden können (Haberfellner 1981). Diese Aufgabe kann das Kleinhirn nur erfüllen, indem es seine Informationen aus den großen Sinnesorganen erhält, v.a. aus dem **Auge,** dem **Ohr** und dem **Labyrinthorgan**. Weitere Informationen bekommt das Kleinhirn aus der Körperperipherie (spino-cerebelläre Bahn), aus der Muskulatur der Kopfgelenke (cuneo-cerebelläre Bahnen) und aus dem Kern des N. trigeminus (trigemino-cerebelläre Bahnen) (Kopp et al. 1989, Lotzmann und Steinberg 1993B). Durch die Verarbeitung dieser Inputs funktioniert das Cerebellum wie ein Computer, der über seine Efferenzen harmonisierend und korrigierend auf die komplexen Bewegungsprogramme des Cortex und der subcorticalen Kerne einwirken kann.

Aus dieser neurophysiologischen Einbindung des **N. trigeminus** in die Steuerung und Regelung des Kleinhirns im Bereich von Körperhaltung und Körperbewegung erklärt sich die **wechselseitige Beeinflussung von craniomandibulärem System und Körperperipherie.** Obwohl diese Wechselbeziehungen bereits in vielen Untersuchungen und Beobachtungen belegt sind (De Laat A et al. 1998, Lotzmann 1991, Ridder 1998; Seedorf et al. 1999), werden sie von einem Großteil der Mediziner noch abgelehnt oder negiert.

Die Querverbindungen zwischen den Hirnnerven wurden bereits mehrfach dargestellt (➤ Kap. 2.7.1, ➤ Kap. 2.7.3, ➤ Kap. 3.1.1) und werden im Augenheilkunde- und im HNO-Kapitel (➤ Kap. 3.4, ➤ Kap. 3.5) ausführlicher besprochen. Daher genügt an dieser Stelle eine Abbildung der Ursprünge der einzelnen Hirnnerven als Hinweis auf die enge Lagebeziehung mit den Querverbindungen untereinander (➤ Abb. 3.64).

3.3.2 Stressphänomene

Stressreaktionsprozess

Bei CMD-Patienten werden nachts durch die unphysiologischen Beiß- und Knirschvorgänge permanent Stresshormone wie Adrenalin, Noradrenalin und Cortison freigesetzt (➤ Kap. 2.7.3). Dies bedeutet für den Körper einen ständigen strukturellen Stress.

> **Stress-Definition nach Pischinger**
> Stress ist jede unspezifische Reaktion des Körpers auf jegliche Beanspruchung.

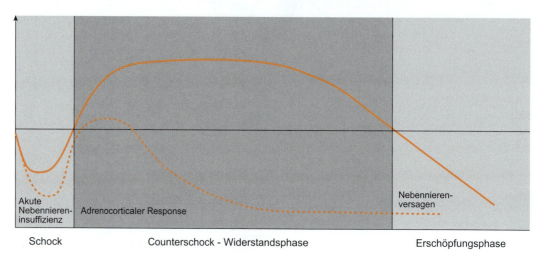

Abb. 3.65 Stressreaktionskurve nach Selye. [3]

> Abbildung 3.65 macht noch einmal die Stressreaktionsprozesse deutlich, die 1953 zuerst von Selye beschrieben wurden.

Dargestellt anhand der Reaktion der Nebenniere, zeigt > Abbildung 3.65, dass der Organismus auf Stress stereotyp und unspezifisch mit dem allgemeinen **Adaptationssyndrom** reagiert. Ein nur kurzfristig gestörter Rhythmus wird sich wieder auf den Normalpegel einpendeln, dauerhafter Stress führt hingegen zu einer Störung aller biologischer Rhythmen. Er kann vom Körper über Jahre und Jahrzehnte kompensiert werden (Widerstandsphase), bis schließlich die Erschöpfungsphase eintritt (Selye 1953).

Aus einer Fülle von Arbeiten über Stress und Stressbewältigung werden die folgenden herausgegriffen:
- Ursin und Olff (1992) sprechen von einem erhöhten Corticoidspiegel bei ausbleibender Stressbewältigung.
- Huether und Mitarbeiter (1997) bezeichnen die einzelnen Prozesse als Stress-Reaktions-Prozess (SRP).
- Greenough und Bailey beschreiben 1988 eine vermehrte neuronale Verschaltung aufgrund sich vergrößernder Dendritenbäume der Pyramidenzellen, Vermehrung von Gliazellen und höherer Synapsendichte in den involvierten neuralen Gebieten bei Versuchstieren. Sie beschreiben den kontrollierbaren Stressreaktionsprozess (kSRP). Dieser Prozess kann vom Individuum aus eigener Kraft kontrolliert und beendet werden.

Im Gegensatz zum kontrollierbaren Stressreaktionsprozess steht der **unkontrollierbare Stressreaktionsprozess** (uSRP), der bei den strukturellen Okklusionsstörungen und Stressphänomenen bei CMD-Patienten zu finden ist. Der uSRP zeichnet sich dadurch aus, dass er vom betroffenen Individuum nicht aus eigener Kraft bewältigt werden kann, weil die vorhandenen Bewertungs- und Bewältigungsstrategien nicht situationsgerecht angewendet werden können bzw. ungeeignet sind. Die beim uSRP auftretenden neuroendokrinen Vorgänge führen über plastische Veränderungen zu überwiegend degenerativen neuronalen Verschaltungen. Ein derartiger Destabilisierungsprozess birgt die Gefahr der Dekompensation, wie sie in Form stressinduzierter Erkrankungen hinlänglich bekannt ist (u.a. Allergien, Herzinfarkt, Bauchfett, Arteriosklerose, Psychosen) (Bauer 2002).

Körperwahrnehmung und Stressbereitschaft

Drei Fähigkeiten sind im präfrontalen Cortex hauptsächlich lokalisiert:

- Zielorientiertes Denken
- Entscheidungsfindung
- Körperwahrnehmung.

Dort ist auch die Wahrnehmung von Stress lokalisiert, die neue wie alte Sinneswahrnehmungen als angenehm oder unangenehm markiert (somatische Marker) (Damasio 1995). Wie bedeutsam derartige **somatische Marker** sind, wird am Verhalten von Stirnverletzten deutlich, bei denen weitgehend die Fähigkeit verloren gegangen ist, Gefühle zu empfinden. Gleichzeitig erlischt damit auch die Fähigkeit, Entscheidungen zu treffen (Damasio 1995).

Piet Vroon beschreibt in seinem fantastischen Buch „Drei Hirne im Kopf" die Evolutionsgeschichte des Gehirns, in deren Verlauf die komplexeren Strukturen wie abstraktes Denken und Selbstbewusstsein zuletzt entwickelt wurden. Diese jüngeren Fähigkeiten sind von evolutionsgeschichtlich früheren Strukturen durchdrungen, die die biologischen Überlebensinteressen des Organismus vertreten. Damit können auch teilweise irrati-

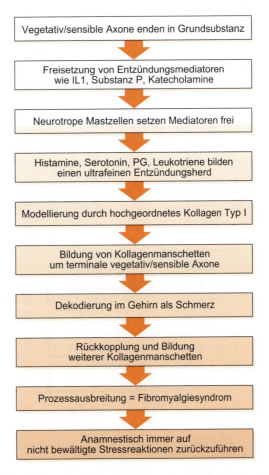

Abb. 3.66 Kaskade der aufgetretenen Pathologien bei chronischem Stress. [7]

onale Verhaltensmuster erklärt werden. Ebenfalls erklärbar werden damit auch die unkontrollierbaren Stressreaktionsprozesse, die von älteren Hirnarealen und nicht vom frontalen Cortex gesteuert werden. Unkontrollierbare Stressreaktionsprozesse sind bei CMD-Patienten zu beobachten, die nachts in den REM-Phasen wegen der Okklusionsstörung mit den Zähnen knirschen und pressen und damit Stressphänomene auslösen und Stresshormone ausschütten. Diese Reaktionen können von ihnen nicht bewusst kontrolliert werden (Vroon 1993). ➤ Abbildung 3.66 zeigt auf, welche Folgen lang anhaltender, nicht kontrollierter Stress (in einer Kaskade) haben kann.

Nach Pischinger sind die in ➤ Abbildung 3.67 aufgelisteten Prozesse immer auf **nicht bewältigte Stressreaktionen** zurückzuführen (Pischinger 1990).

Nach Goodheart ist in der Applied Kinesiology (➤ Kap. 2.5) der **M. gastrocnemius** neben den Mm. tibialis posterior, gracilis und sartorius den Nebennieren zugeordnet. Diese Muskeln zeigen bei chronischen Stressreaktionsprozessen zunächst eine Hyperreaktivität, im späteren chronischen Verlaufprozess dann eine Hyporeaktivität, was zu Muskeldysfunktionen im Be-

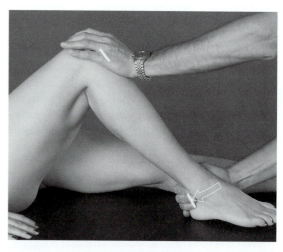

Test des M. gastrocnemius (beide Köpfe)

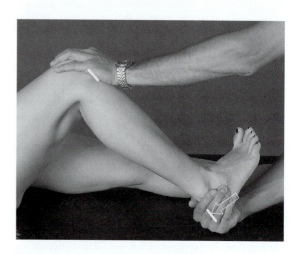

Test des Caput mediale des M. gastrocnemius

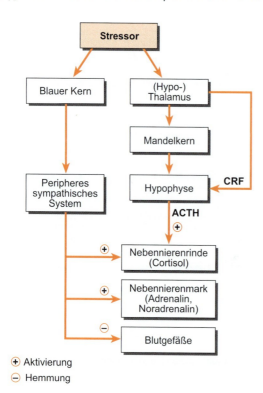

Abb. 3.67 Übersicht über die wichtigsten am Stressreaktionsprozess beteiligten zentralen wie auch peripheren Systeme (nach Hüther). Man beachte die Achse Hypothalamus-Hypophyse-Nebennierenrinde. [7]

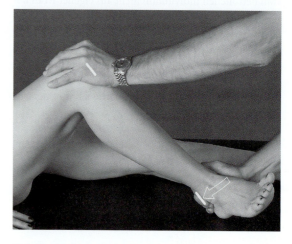

Test des Caput laterale des M. gastrocnemius

Abb. 3.68 Test des M. gastrocnemius mittels AK. [3]

reich des gesamten Beins führt (Goddheart 1965). Vor allem die **Instabilität der Füße** mit Verlust von Längs- und Quergewölbe sowie die **Valgusstellung der Rückfüße** mit Ansatztendinosen sind hier zu nennen (> Kap. 3.1.4). > Abbildung 3.68 zeigt die Testung eines der vier Muskeln (M. gastrocnemius). Nochmals sei erwähnt, dass dieses Buch keinen Kurs in Applied Kinesiology ersetzen kann. Die Muskeltests sind relativ schwierig in der Durchführung und nur in entsprechenden Kursen suffizient zu erlernen.

3.3.3 Kopfschmerz und Migräne

Spannungszustand der Meningen

In diesem Kapitel steht nicht die Darstellung der verschiedenen Kopfschmerzarten im Vordergrund, sondern die zugrunde liegenden Muster. In den Anfängen der craniosacralen Untersuchung und Therapie wurde die Ursache für Migräne und Kopfschmerzen den Meningen und ihren Spannungszuständen zugeschrieben. Untersuchungen der vergangenen Jahre haben gezeigt, dass diese These in dieser Ausschließlichkeit nicht stimmt (Piekartz 2000). Trotzdem sollten die Spannungszustände der Meningen nicht außer Acht gelassen werden, da sie den Funktionskreislauf der Gefäße und die Axone der Nerven behindern bzw. auf längere Sicht schädigen können (> Abb. 3.69).

In der Internationalen **Klassifikation der Kopfschmerzen** (ICHD-II) aus dem Jahr 2004 werden drei Hauptgruppen von Kopfschmerzen unterschieden (Ash 2006):

- **Primäre Kopfschmerzen,** nicht assoziiert mit strukturellen Störungen
  - Migräne ohne Aura
  - Migräne mit Aura
  - Spannungskopfschmerz
  - Cluster-Kopfschmerz
  - Neu aufgetretener persistierender Kopfschmerz: chronischer, täglicher Kopfschmerz, beginnend mit Schmerz oder rasch aufbauend zu ununterbrochenem und nicht-remittierendem Schmerz
- **Sekundäre Kopfschmerzen:** Kopfschmerz aufgrund organischer Ursachen, z.B. Kopf- oder Gesichtsschmerz aufgrund von temporomandibulärer Gelenkstörung
- Kraniale **Neuralgien,** zentraler und primärer facialer **Gesichtsschmerz** und anderer Kopfschmerz

In der Kategorie 11.7 gibt es in der ICHD-II den Titel „TMD-bezogener Kopfschmerz" (TMD = CMD). Dort werden z.B. Symptome wie Discusverlagerung, Arthriti-

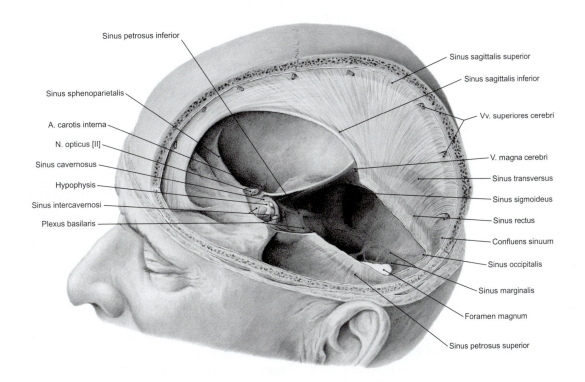

Abb. 3.69 Meningen im Cranium. Man beachte die Lage des Sinus rectus, des Sinus sagittalis und des Sinus transversus. [2]

den und Kapsulitis aufgeführt. In der Kategorie „Kaumuskulatur" werden u.a. Spasmen und myofascialer Schmerz erwähnt.

> Unter dem neu eingeführten Begriff der OMD (oromandibular dysfunction) versteht man Funktionsstörungen des Kiefergelenks, der Kaumuskulatur und des gesamten craniomandibulären Systems.

In der ICHD wird darauf hingewiesen, dass es enge Beziehungen zwischen oromandibulärer Dysfunktion und Spannungskopfschmerz gibt. Auch auf den trigeminoautonomen Reflexbogen wird verwiesen, der möglicherweise beim Cluster-Kopfschmerz und bei der Migräne aktiv ist (Ash 2006).

Neurodynamik der Hirnnerven

Für die Entwicklung von Kopfschmerzen und Migräne sind die gestörte Neurodynamik der Hirnnerven und das trigeminovasculäre System verantwortlich (> Kap. 3.1.1). Bei Präparationen am knöchernen Schädel ist es immer wieder erstaunlich zu sehen, wie sehr die Dura mater die einzelnen Hirnnerven an Knochenvorsprüngen gegen den Knochen presst und wie stark der Zug der Dura an den Austrittsstellen der Hirnnerven sein kann, wenn pathologische Zustände vorliegen.

Störung des neurovasculären Systems

Spannungszustände der Dura und der Meningen beeinflussen das neurovasculäre System in den Sinus im Schädel, führen zu Affektionen des trigeminovasculären Systems und damit zur Ausschüttung von Entzündungsmediatoren im Gehirn. Dies führt – global gesprochen – zu einer Reizung der Axone und löst unterschiedliche Arten von Kopfschmerzen aus, je nachdem, wo die Prozesse im Schädel stattfinden.

Die Auswirkungen von **erhöhten Druckverhältnissen** und nachfolgenden Kopfschmerzen haben fast alle Menschen einmal an sich selbst beobachten können, z.B. bei einer starken Grippe, nach Lumbalpunktion, bei Hirnhautentzündung, im Rahmen einer Borreliose und bei anderen intracraniellen Prozessen.

Neben dem trigeminovasculären System spielt auch der **Kleinhirnbrückenwinkel** eine wichtige Rolle bei der Entstehung von Kopfschmerzen. Dort liegen Arterien, Venen und Hirnnerven in einem engen Verbund beieinander und können auf geänderte Druckverhältnisse extrem schnell mit Kopfschmerzen bis hin zum Cluster-Kopfschmerz reagieren (> Kap. 3.1.1, > Abb. 3.9).

> In Deutschland leiden ca. acht Millionen Menschen an Migräne und Kopfschmerzen (Flöter 1998), 95% davon an Spannungskopfschmerzen, Migräne oder medikamenteninduzierten Kopfschmerzen.

Bei der Entstehung einer **Migräne** spielen neben Erbfaktoren weitere Ursachen wie der Hormonzyklus, Alkoholkonsum und die regelmäßige Einnahme bestimmter Medikamente (wie z.B. Barbiturate, Opiate) eine Rolle. Verschiedene Faktoren wie z.B. bestimmte Nahrungsmittel, Stress oder eine CMD können einen Migräneanfall auslösen. Bis heute ist jedoch nicht eindeutig geklärt, wie eine Migräne entsteht. Bislang stand die These eines Gendefektes im Bereich der Steuerung des Kalziumkanals im Vordergrund der Diskussion (Flöter 1998). Mittlerweile ist die Theorie der neurovasculären Ursache in den Mittelpunkt der Forschung getreten. Es wird vermutet, dass die Fasern des **N. trigeminus (V) mechanisch, elektrisch oder chemisch gereizt** werden. Dies führt zur **Freisetzung von Entzündungsbotenstoffen** in der Dura, die nicht nur eine Erweiterung der arteriellen Blutgefäße bewirken, sondern auch deren Wanddurchlässigkeit erhöhen. Dadurch kommt es zu einer weiteren Freisetzung von Entzündungsmediatoren, worauf der Migränekopfschmerz teilweise zurückgeführt werden kann. Die migränetypischen Schmerzen werden jedoch v.a. durch die **Gefäßdehnung** verursacht.

Die Befunde bildgebender Verfahren (MRT, PET) lassen vermuten, dass bei der Migräneattacke die Modulation des trigeminovasculären Systems durch z.B. den dorsalen Raphe-Kern und den Locus coeruleus sowie das Ganglion pterygopalatinum eine große Rolle spielt. Das trigeminovasculäre System und das Ganglion pterygopalatinum sind bei einer CMD fast immer (stark) betroffen, sodass die **CMD auch eine Migräne auslösen kann,** v.a. wenn unter Stressbedingungen nicht nur vermehrt zugebissen wird, sondern weitere Stresshormone freigesetzt werden (Alastair et al. 2002, Bogduk 1986, Markowitz et al. 1987, Moskowitz 1990, Wörz 2001).

Symptome und Zeichen einer Migräne sind: pulsierend, einseitig, mit Übelkeit und teils Erbrechen einhergehend, Foto- und Phonophobie, Dauer: 4–72 Stunden, Verschlimmerung durch körperliche Belastungen. Bei **Spannungskopfschmerzen** hingegen kommt es durch körperliche Anstrengung zu einer Besserung der Beschwerden. Bei Patienten mit Migräne und gleichzeitiger CMD ist neben der medikamentösen Therapie die Versorgung mit einer okklusalen Schiene eine hervorragende Methode, um Häufigkeit, Dauer und Intensität der Migränebeschwerden zu reduzieren.

Extensions- bzw. Flexionsstörungen des Schädels

In den meisten Lehrbüchern zur Craniosacraltherapie wird im Zusammenhang mit craniosacralen Störungen über Kopfschmerzen und Migräne berichtet. Nach Upledger (1994) haben viele Patienten mit **Extensionsläsionen** im Bereich des Schädels (d.h., der Schädel kann nicht in Flexionsbewegung gehen, da er in Extension fixiert ist) starke Migräneanfälle, die nicht selten mit Funktionsstörungen der Ossa temporalia in Verbindung stehen. Seiner Erfahrung nach haben diese Patienten zwar Probleme im musculoskelettalen Bereich, können diese aber besser kompensieren und klagen daher weniger darüber. Wahrscheinlich neigt diese Gruppe von Kopfschmerzpatienten dazu, diese Leiden (Migräne) und Schwächen (der Muskeln) durch körperliche Aktionen in Schach zu halten (Upledger 1994).

Patienten mit **Flexionsläsionen** im Bereich des Schädels klagen häufiger über Instabilität im Becken- und im Lumbosacralbereich mit unangenehmen Schmerzen sowie über bis zur Arbeitsunfähigkeit führende Kopfschmerzen und leiden häufig unter Funktionsstörungen im endokrinen System (z.B. Dysmenorrhö, Bluthochdruck). ➤ Abbildung 3.70 zeigt, wie sich die Anfertigung einer Aufbissschiene in korrekter Position beim CMD-Patienten positiv auswirken kann (Studie von Steinmetz und Ridder 2009):

- Bei über 58,5% der Patienten, die unter Migräne litten, zeigte sich mit der Schienenbehandlung eine Verringerung der Schmerzen um ≥ 40%.
- Bei 54,6% ergab sich eine Verminderung der Kopfschmerzen um > 30%.
- Bei 6,1% ergab sich zwar keine Minderung der Schmerzstärke, aber eine deutliche Verringerung der Häufigkeit der Episoden.

> Eine alleinige Schienenherstellung und -therapie ohne vorangehende Behandlung (➤ Kap. 4.2) ist nicht ausreichend.

Ähnliche Erfahrungen wie bei der Musikerin im Fallbeispiel am Kapitelanfang (➤ Kasten, S. 117) konnten in der Praxis des Autors auch bei anderen Patienten gesammelt werden: Bei CMD-Patienten verschwanden Kopfschmerzen bzw. Migräne entweder ganz oder es kam zu einer deutlichen Reduzierung der Schmerzintensität und/oder der Häufigkeit der Schmerzattacken (Steinmetz und Ridder 2003).

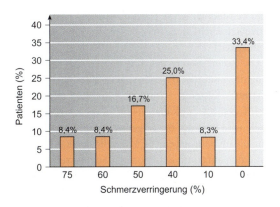

Abb. 3.70 Schmerzverringerung bei CMD-Patienten mit Migräne nach Versorgung mit einer Aufbissschiene. [7]

Ein Zitat aus dem Buch „Schienentherapie" von Major M. Ash soll die Überlegungen zu Kopfschmerz und Migräne abschließen: *Chronischer Schmerz kann zu lang anhaltenden Veränderungen im Zentralnervensystem führen, die den Schmerz und das Leiden der Patienten aufrechterhalten. Die persönlichen und sozialen Auswirkungen chronischer orofacialer Schmerzen zeigen sich bei manchen Patienten in Form von Depression, Angst, vielfältigen körperlichen Symptomen, übermäßiger Inanspruchnahme des Gesundheitssystems, zu starkem Vertrauen in Medikamentenwirkstoffe und der Vermeidung persönlicher, sozialer und beruflicher Verantwortlichkeiten.* Wie chronische Schmerzen Gene steuern und das Gehirn verändern können, wird auch im Buch von Joachim Bauer „Das Gedächtnis des Körpers" (Bauer 2002) erklärt. Länger andauernde Schmerzerfahrungen lassen im Gehirn ein **Schmerzgedächtnis** entstehen. Dies kann auch bei Patienten mit einer CMD beobachtet werden, wo trotz suffizienter Therapie und objektiver Befundbesserung die Schmerzen kaum beeinflusst werden können. Und zur CMD führt Ash weiter aus: *Deshalb setzt der Ansatz zur Behandlung von CMD-Patienten eine Diagnose voraus, die – sofern indiziert – eine geeignete reversible Behandlung ermöglicht.* (Ash 2006)

3.3.4 Trigeminusneuralgie

Die alte Bezeichnung „Tic douloureux" trifft den Charakter der Erkrankung am besten, da es sich um **blitzartig einsetzende, heftige, brennende Schmerzen im Versorgungsgebiet eines Trigeminusastes** handelt. Während dieses nur wenige Minuten anhaltenden Schmerzes kontrahiert sich die mimische Muskulatur in dem betroffenen Areal. Nach dem Anfall erfolgen vegetative Reizerscheinungen (z.B. Brechreiz, Geräuschempfindlichkeit).

Die Beeinflussung des Trigeminus und die Bedeutung des gesamten trigeminalen und des trigeminovasculären Systems wurden bereits besprochen (➤ Kap. 3.2.3, ➤ Kap. 3.3.4, ➤ Kap. 3.3.3). An dieser Stelle wird kurz auf die Trigeminusneuralgie eingegangen, die im Rahmen einer CMD auftreten kann und den Patienten aufgrund der enormen Schmerzen erheblich beeinträchtigt.

Meist wird bei diesen Patienten zunächst eine medikamentöse Therapie mit **Carbamazepin** als Mittel der Wahl versucht. Konventionelle Analgetika oder Vitaminpräparate sind wirkungslos. Erst bei frustranen Verläufen werden in zweiter Linie operative Maßnahmen ergriffen (neurovasculäre Dekompression nach Janetta oder Thermokoagulation des Ganglion Gasseri).

Die leidgeplagten Patienten suchen oft zahlreiche Ärzte und Therapeuten auf und nehmen hohe Kosten für meist sinnlose Therapien auf sich. Auch wenn die Operation zu Schmerzfreiheit führt, ist die Ursache – sollte sie in einer CMD liegen – nicht behoben und es können weitere Symptome auftreten, in manchen Fällen sogar eine neue Trigeminusneuralgie kontralateral. Die medikamentöse Schmerztherapie kann begleitend fortgesetzt werden, bis der Reizzustand und die Affektion des Trigeminus aufgehoben sind.

> Bei jeder Trigeminusneuralgie ist nach einer CMD zu fahnden. Liegt eine CMD vor, ist sofort mit der Therapie zu beginnen (➤ Kap. 4.2).

Der **N. mandibularis** (dritter Ast des N. trigeminus [➤ Abb. 3.71]) muss sich bei Kopfflexionen und Extensionen mehrere Millimeter bewegen können.

Kommt es zu mechanischen Irritationen im Verlauf dieses Nervs, kann eine Trigeminusneuralgie ausgelöst werden. Die Lokalisation der Irritation kann dabei im gesamten Verlauf des Nervs liegen und negative Auswirkungen auf das Ganglion trigeminale im Bereich des Foramen ovale haben (➤ Abb. 3.72):
- In der Mandibula selbst
- In den Kaumuskeln und suprahyoidalen Muskeln
- In cranialen Störungen der Gesichtsschädelknochen, hier v.a. der Orbita, des Os zygomaticum und des Os temporale.

Im Bereich der **Fissura orbitalis superior** kann der erste Ast des N. trigeminus (Ramus ophthalmicus) ge-

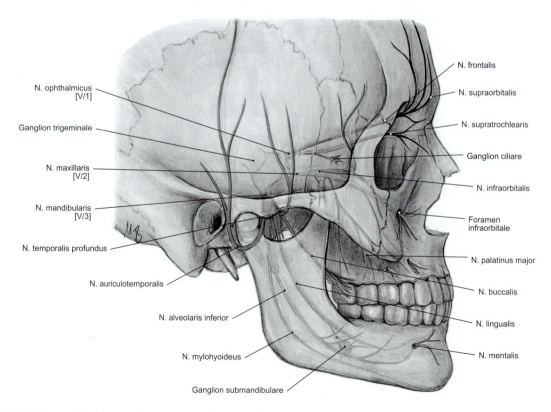

Abb. 3.71 Darstellung der Verzweigungen des N. trigeminus. [2]

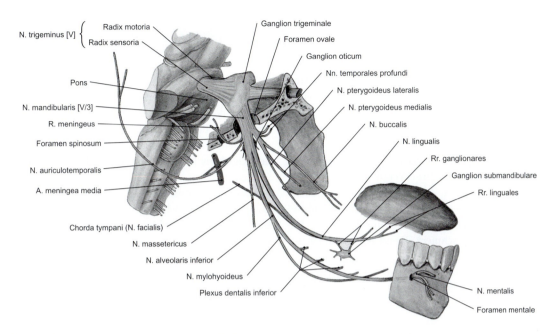

Abb. 3.72 Foramen ovale mit Durchtritt des N. mandibularis, des dritten Astes des N. trigeminus. [2]

schädigt werden, im Foramen rotundum der Ramus mandibularis des N. trigeminus und im Foramen ovale der N. mandibularis als Unterkieferast des N. trigeminus.

Die Lokalisation im Mandibulabereich führt leicht zur Fehldiagnose einer Zahn- oder Kieferhöhlenaffektion, sodass nicht selten umfangreiche Zahnbehandlungen und sogar Zahnextraktionen vorgenommen werden, bevor die richtige Diagnose einer Trigeminusneuralgie gestellt wird.

3.3.5 Andere Gesichtsneuralgien

Zu den Neuralgien im Bereich des Gesichts zählen außer der Trigeminusneuralgie folgende Schmerzzustände:
- Hemifacialer Spasmus
- Symptomatischer Gesichtsschmerz
- Glossopharyngeusneuralgie
- Zoster ophthalmicus
- Lippenherpes.

Diese Erkrankungen können bei einer Störung der Hirnnerven im Bereich des Kleinhirnbrückenwinkels (➤ Kap. 3.3.3) vorliegen. Der Autor hatte in den vergangenen zehn Jahren nur sieben Patienten mit Tic douloureux oder hemifacialem Spasmus, wovon fünf eine CMD hatten. Bei vier dieser Patienten konnten die Tics bzw. der Hemispasmus beseitigt werden. Eine Patientin hatte keinerlei positiven Effekt durch die Behandlung der CMD.

Eine CMD kann auch Ursache einer **Glossopharyngeusneuralgie** mit anfallartigen Schmerzen am Zungengrund oder Mittelohr und Ausstrahlung in den Rachen sein. Die Symptome werden v.a. durch Trinken einer kalten Flüssigkeit ausgelöst, aber auch durch Schlucken oder Sprechen mit begleitendem Husten.

3.3.6 Pathologie des Os temporale

Eine CMD kann grundsätzlich alle cranialen Strukturen beeinflussen. Deshalb muss die Untersuchung dieser Strukturen fester Repertoirebestandteil des Behandlers sein. Die CMD beeinflusst jedoch primär das Os temporale als „trouble maker" (das hier ausführlicher besprochen wird), des Weiteren den Vomer, die Maxilla, das Os zygomaticum, das Os sphenoidale und das Occiput.

Führt man sich die in ➤ Tabelle 3.2 genannten Verbindungen des Os temporale zu den anderen Schädelknochen vor Augen, wird die Bedeutung dieses Knochens klar.

Die Rotationsachsen der Ossa temporalia gehen ungefähr durch den Meatus acusticus externus in das Schädelgewölbe hinein nach anterior und treffen sich im Bereich der Sella turcica. Während der Flexionsphase des Os temporale bewegt sich der Proc. zygomaticus nach inferior, während die Spitzen der Pars mastoidea nach superior und posterior gehen. Das Os temporale bewegt sich dabei wie das **Os iliacum,** und nicht selten findet man ähnliche pathologische Muster zwischen beiden Knochen. So befindet sich bei einem in Flexion stehenden Os temporale rechts auch das Os ilium in einer anterioren Rotationsstellung (> Abb. 3.73).

An der Pars petrosa des Os temporale ist das **Tentorium cerebelli** verankert. Eine Außenrotationsbewegung des Os temporale (Flexionsphase) verursacht eine leichte Bewegung an den vorderen Rändern des Tentorium cerebelli nach anterior. Dadurch kommt es zu einer Straffung bzw. Abflachung dieser Membran und in der Folge zu einer Druckveränderung im Liquor cerebrospinalis. Dieser Zug am Tentorium cerebelli hat wiederum Auswirkungen auf den Kleinhirnbrückenwinkel (> Kap. 3.3.3), die eine Erklärung für Symptome wie Kopfschmerz, Tinnitus, Schwindel etc. sein können.

Die Ossa temporalia sind häufig ursächlich an Craniosacralbeschwerden beteiligt. Dies ist allerdings nicht nur auf die vielen Muskelansätze zurückzuführen, die Positionsveränderungen der Ossa temporalia verursachen können, sondern v.a. auf die Auswirkungen auf die angrenzenden Knochensuturen.

Tab. 3.2 Die Suturen des Os temporale in Angrenzung an anderen Schädelknochen

Sutura temporozygomatica	Os zygomaticum
Sutura petrojugularis	Os occipitale
Sutura petrobasilaris	Os occipitale
Sutura sphenopetrosa	Os sphenoidale
Sutura squamosa	Os parietale
Sutura occipitomastoidea	Os occipitale
Temporomandibulargelenk	Mandibula

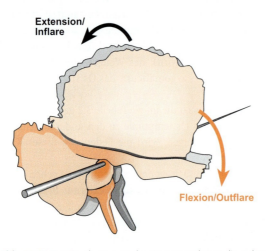

Abb. 3.73 Rotationsbewegung des Os temporale um die Achse durch den Meatus acusticus externus. [7]

> Durch Verspannung im M. sternocleidomastoideus wird über den Ansatz dieses Muskels am Proc. mastoideus das Os temporale in eine Extensionsstellung gezogen.

Neben der offensichtlichen Wirkung der Kaumuskeln (z.B. M. temporalis und M. masseter) auf das Os temporale darf der **M. sternocleidomastoideus** nicht vergessen werden, der über den Ansatz am Proc. mastoideus des Os temporale einen starken Einfluss auf die Stellung des Knochens hat und bei jeder CMD mit behandelt werden muss.

Neben den Muskeln und Suturen unterliegt das Os temporale speziell bei der CMD als wesentlichem Einflussfaktor der **Okklusionsstörung** (> Kap. 3.2). Okklusionsstörungen führen in der Regel zu Fehlstellungen der Ossa temporalia: Auf der einen Seite liegt eine Flexionsstellung (Außenrotation), auf der anderen Seite eine Extensionsstellung (Innenrotation) vor. Da die Ossa temporalia mit der Bewegung der Ossa iliaca gekoppelt sind (s.o.), findet sich auch eine Beckenfunktionsstörung.

Die Fortleitung vom Os temporale nach caudal geschieht über die **Sutura petrojugularis,** die der Dreh- und Angelpunkt zwischen Os temporale und Occiput ist.

Von der Sutura petrojugularis geht es über Störungen der oberen HWS nach caudal. Upledger vertritt die Meinung, dass die mit dem Temporomandibulargelenk in Zusammenhang stehenden Beschwerden in der Regel nicht effektiv behandelt werden können, wenn nicht zuerst die Ossa temporalia aus ihrer Dysfunktion herausgebracht werden (Upledger 1994).

Aus klinischer Sicht können Zusammenhänge zwischen den Funktionsstörungen der Ossa temporalia und Symptomen (Druck auf dem Ohr, Tinnitus, Trigeminusneuralgien etc.) hergestellt werden, wenn man die Blutgefäße und Nerven betrachtet, die durch diese Knochen hindurchlaufen:
- V. jugularis interna
- Sinus petrosus inferior
- N. facialis (VII)
- N. petrosus major
- Ganglion semilunare des N. trigeminus
- Der zum Ohr führende Ast des N. vagus.

Diese Zusammenhänge erklären die meisten Symptome in den Bereichen Gehör, Gleichgewicht, Schmerz und Vagotonus, aber auch Probleme im Bereich der Augen und Ohren (> Kap. 3.4, > Kap. 3.5).

Grundsätzlich gibt es zwei Möglichkeiten, wie das Os temporale auf eine Okklusionsstörung reagieren kann:

- Bei bislang ungestörtem craniosacralem Mechanismus kann das Os temporale die **Ausgleichbewegung** mitmachen, sodass die Störung häufig an anderer cranialer Stelle oder weiter peripher im Körper gelegen auftritt, z.B. im Os zygomaticum oder in der oberen HWS.

- Liegen hingegen bereits craniosacrale Störungen vor, die verhindern, dass das Os temporale diese Ausgleichsbewegung mitmachen kann, entstehen häufig **Probleme im Kiefergelenk** selbst.

3.4 Augenheilkunde

Fallbeschreibung

Anamnese

Die 24-jährige Patientin stellt sich das erste Mal am 23.8.2005 in der Praxis vor. Das linke Auge tränt seit mindestens einem Jahr und ist immer feucht. Auch Ohr und Nase sind ständig „zu". Sie wird von ihrer Augenärztin geschickt, die einen fast verschlossenen Tränenkanal links diagnostizierte, den sie jedoch mit einer dünnen Sonde durchspülen konnte. Vor Durchführung einer Operation hätte sie die Patientin gern auf CMD und/oder craniosacrale Störungen untersuchen lassen. Untersuchungen bei HNO-Ärzten hätten keinen pathologischen Befund ergeben.
Die Patientin hatte fünf Jahre lang eine kieferorthopädische Behandlung. Sie wacht morgens eher müde auf, braucht einige Stunden, bis sie richtig wach ist und hat oft Schulter-Nacken-Verspannungen.

Befund und Therapie

Befunde: Typische CMD mit Duraspannung und positiver Occiput-Sacrum-Schaukel (OSS), alle Muskeln hyporeaktiv, Zittern der Muskulatur bei Krafttestung, Kreuzbiss links, 12 und 22 fehlen, insuffiziente Eckzahnführung beidseits, paradoxe Bewegung des linken Os temporale, linkes Os zygomaticum in Flexionsstellung schmerzhaft blockiert, linke Orbita unter Spannung, C1/2-Blockierung, Vorlauf rechtes SIG.
Therapie: Komplette orthopädisch-osteopathische Behandlung (➤ Kap. 4.2, ➤ Kap. 4.3), danach Bissnahme und Versorgung mit einer Aufbissschiene im Unterkiefer.

Wiedervorstellung am 10.10.2005

Die Patientin trägt die Schiene, alle Symptome sind deutlich besser. Keine Beschwerden mit dem Auge, sie war seitdem nicht mehr bei der Augenärztin. Die Beschwerden am Ohr links sind unterschiedlich: mal offen, mal zu. Der Zahnarzt meint, dass die oberen 8er extrahiert werden sollten.
Befund: Sieht alles hervorragend aus, lediglich C5/6 stand in Extension-Rotation-Seitneigung rechts. Stufe palatinal, Palatinum steht links tiefer als Maxilla.

Wiedervorstellung am 24.11.2006

Der Patientin ging es lange Zeit gut, bis die Schiene zerbrach und die alten Probleme allmählich wieder zurückkamen. Zusätzlich klagt sie über Schmerzen im LWS-Bereich beim Springen und Laufen, die Beschwerden hatten nach dem Joggen angefangen.
Befund: Wieder typische Symptome einer CMD mit positiver Occiput-Sacrum-Schaukel, Sacroiliacalgelenk rechts blockiert nach links anterior über die linke Diagonale, linkes oberes Sprunggelenk in Valgusstellung, C1–C3-Blockierung, schwacher M. psoas beidseits bei Occiputfixation.
Nach Anfertigung einer neuen Aufbissschiene kommt wieder alles in Ordnung, und die Patientin hat keine Beschwerden mehr.

Wiedervorstellung am 10.9.2007

Der Patientin ging es neun Monate lang sehr gut, dann bekam sie vom Zahnarzt zwei neue Kronen, sodass die Schiene nicht mehr passgerecht war. Zunehmend wieder Kopf- und Augenprobleme.
Befund: Occiput-Sacrum-Sschaukel positiv, unilaterales Sacrum links anterior, L5 Extension-Rotation-Seitneigung links, C1/2 in Rotation links, linkes Os zygomaticum total fest.
Es erfolgt erneut eine osteopathische Therapie mit anschließendem Einschleifen der Schiene. Danach ist die Patientin wieder beschwerdefrei.

Kontrolle am 21.7.2009

Die Kontrolle zeigt objektiv lediglich eine segmentale Funktionsstörung bei C5/6. Subjektiv ist die Patientin beschwerdefrei.

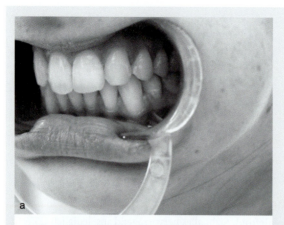

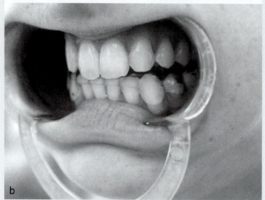

Abb. 3.74 Situation von links ohne Schiene (a); Situation im Mund mit Schiene (b). [6]

Zusammenfassung

Bei dieser Patientin war es wegen der CMD zu einer Störung des Os zygomaticum, der Maxilla und des Palatinum gekommen. Dadurch wurde der Tränenkanal zwischen Maxilla und Os lacrimale eingeengt. Durch die Beseitigung der CMD und die craniale Behandlung konnte die Tränenflüssigkeit wieder ablaufen. ➤ Abbildung 3.74 und ➤ Abbildung 3.75 sind Aufnahmen vom Biss der Patientin: Sie zeigen rechts eine gute Okklusion der Zähne mit Ausnahme von 18, der eine Nonokklusion hat, links schlechte Verzahnung mit singulärer Zahnstellung.

Denkbar wäre bei der Patientin zusätzlich die Beteiligung des trigeminovasculären Komplexes durch die cranialen Dysfunktionen mit erhöhter Duraspannung (➤ Kap. 2.7.3). Die Aktivierung dieses Systems bewirkt eine zentrale Übertragung von nozizeptiven Informationen und führt damit retrograd über die Freisetzung von vasoaktiven Neuropeptiden zu einer Dilatation von Gefäßen mit nachfolgendem Tränenfluss und Verstopfung der Nase.

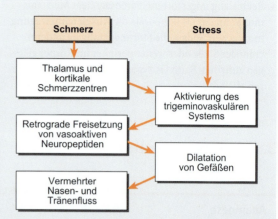

Abb. 3.75 Zusammenhänge zwischen Ganglion trigeminale, Tränen- und Nasendrüsen, des trigeminovasvulären Komplexes und des Cortex. [7]

3.4.1 Anatomie und Physiologie

Nachfolgend werden die Hirnnerven mit Verbindung zum Auge dargestellt, die an physiologischen und pathologischen Zuständen beteiligt sind. Dabei lassen sich folgende Problemfelder erkennen:
- Akkommodationsstörungen
- Tränendrüsenstörungen
- Sehstörungen
- Schielen
- Ausbruch von Herpes labialis.

Diese Problemfelder werden im Folgenden ausführlicher besprochen.

- Die Kerngebiete der **motorischen Augennerven** N. oculomotorius (III), N. trochlearis (IV) und N. abducens (VI) stehen miteinander in Verbindung. Der N. opticus ist mit allen anderen Hirnnerven verbunden. *Bedeutung:* Informationsübertragung von pathologischen Einflüssen aus anderen Hirnnerven auf die motorischen Augennerven.
- Die Augennerven haben außerdem Verbindung zu den **Vestibulariskernen** (Gleichgewichtssinn im Innenohr). *Bedeutung:* Macht Schwindel erklärbar.
- Die Hirnnerven sind von der **Dura mater** umgeben, werden daher auch als Ausstülpung des Cerebrums bezeichnet. Dabei kommt dem Ganglion trigeminale und dem Mittelhirn eine besondere Bedeutung als Herpes-Reservoir zu. *Bedeutung:* Bei erhöhter Duraspannung Zug an den Hirnnerven, Ausbreitung von **Herpes labialis.** Da bei erhöhtem Stressaufkommen

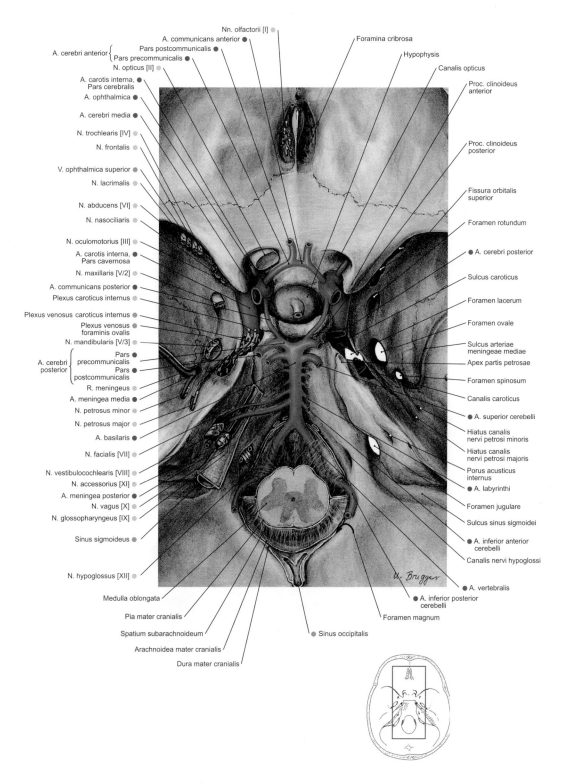

Abb. 3.76 Darstellung des Foramen jugulare in der Schädelbasis mit Durchzug der Hirnnerven N. glossopharyngeus (IX), N. vagus (X) und N. accessorius (XI). [2]

3.4 Augenheilkunde

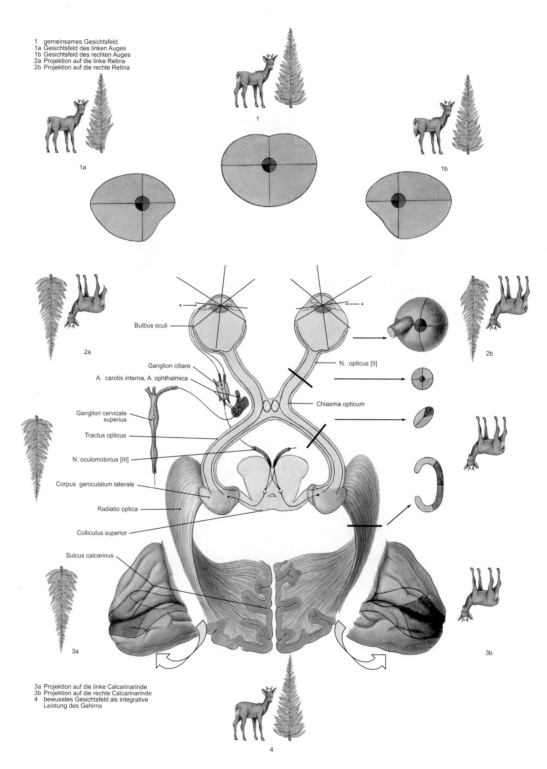

Abb. 3.77 Schematische Darstellung der zentralen Verbindung für Konvergenz und Akkommodation. [2]

die Patienten nachts verstärkt zubeißen, kann beim Vorliegen von craniomandibulären Störungen der Stressfaktor mit Zug an der Dura so hoch werden, dass es zu einem Ausbruch von Herpes kommt.
- Kiefergelenkstörungen und Malokklusion können bei Störungen im **Foramen jugulare** die Hirnnerven N. glossopharyngeus (IX), N. vagus (X) und N. accessorius (XI) beeinflussen (> Abb. 3.76). Der Orbitaboden bildet das Dach der Kieferhöhle und kann daher bei Frakturen beeinträchtigt sein. *Bedeutung:* Der N. vagus (X) als größter parasympathischer Hirnnerv hat Verbindung zu anderen parasympathischen Fasern, z.B. zum N. oculomotorius (III) **(= Akkommodationsstörung)**, zum N. trigeminus (V) und N. facialis (VII) **(= Tränendrüsenstörung)**. Bei CMD kann man sich eine pathologische Reaktion über die parasympathischen Fasern aus dem Ganglion pterygopalatinum vorstellen, das durch erhebliche Verspannungen der Mm. pterygoideus lateralis et medialis, die bei Biss- und Kieferdysfunktionen immer vorliegen, einen Einfluss v.a. auf die Hirnnerven N. oculomotorius (III) (= Akkommodationsstörung), N. trigeminus (V) und N. facialis (VII) hat und damit auch auf den Ziliarkörper als Hauptorgan der Akkommodation (Berke 1999).
- Bei einer Verengung der **Fissura orbitalis** durch craniale Veränderungen können negative Auswirkungen auf die durchziehenden Hirnnerven N. oculomotorius (III), N. trochlearis (IV) und N. abducens (VI) entstehen. *Bedeutung:* Fast alle Schädelknochen sind an der Bildung der Orbita beteiligt. Bei cranialen Störungen kann es daher zu Veränderungen im Bereich der Fissura orbitalis superior mit Beeinträchtigung aller motorischen Augennerven kommen. Dadurch können **Sehstörungen** und **Schielen** ausgelöst werden. D.h., dass eine unmittelbare Schädigung der Hirnnerven in der Fissura orbitalis bereits Sehstörungen auslösen kann. Das **Schielen bei Kindern durch craniale Störungen** wird jedoch meist durch eine abnorme **Spannung am Tentorium cerebelli** verursacht, die in Störungen der Schädelbasis (z.B. Occiput) oder des Os temporale mit Zug an den vorderen Schenkeln des Tentoriums begründet sein kann. Rotationsfehlstellungen des Os temporale liegen bei CMD-Patienten in den meist Fällen vor. Das Ziel der Therapie muss daher die Auflösung der Spannung im Tentorium cerebelli sein.
- **Ganglion cervicale superius** als sympathisches Grenzstrangganglion. *Bedeutung:* Impuls per Atlastherapie nach Arlen führt zu einem im EMG nachweisbaren **Tonusabfall**, z.B. auch im M. masseter.
- Der **Ziliarkörper** erhält seine Innervation überwiegend durch den Parasympathicus und steuert die Akkommodation. *Bedeutung:* Querverbindungen innerhalb der parasympathischen Nervenstränge zwischen dem N. oculomotorius (III), dem ersten Ast des N. trigeminus (V) und dem N. facialis (VII) über das Ganglion pterygopalatinum, ggf. sogar Querverbindungen bis zu den präganglionären Nervenfasern im Bereich des Kreuzbeins. Es kann zu **Akkommodationsstörungen** kommen (> Abb. 3.77).

Die Zusammenhänge zwischen den Augenmuskeln, den kurzen Nackenmuskeln und der oberen Cervicalregion werden entweder bei dem weiter oben beschriebenen Test, die gekoppelten Bewegungen der Augenmuskeln mit den kurzen suboccipitalen Muskeln zu palpieren (> Kap. 3.1.1) erkennbar oder durch eine AK-Muskeltestung (> Kap. 2.5.1):

Der Patient befindet sich in Rückenlage, im Leertest sollte der M. rectus femoris normoreaktiv sein. Rotation des Kopfes maximal nach rechts, Augen maximal nach links, dabei erneute Testung des M. femoris. Danach wird die andere Seite getestet.

Wenn der Muskel bei einer Kopfrotation hyporeaktiv wird, liegt eine Störung in dem oben geschilderten Komplex (Augenmuskeln – kurze, Nackenmuskeln – obere Cervicalregion) vor (> Abb. 3.78).

3.4.2 Probleme mit der Gleitsichtbrille

Erfahrungen aus der Praxis

Nicht wenige Patienten klagen über Kopfschmerzen, Schwindel und weitere Probleme beim Tragen einer Gleitsichtbrille. Auch die Umstellung auf diese Brillenart fällt nicht leicht. Ähnliche Aussagen hört man von Optikern.

Daher wurde vom Autor eine kleine Fallstudie mit Patienten durchgeführt, die eine Gleitsichtbrille tragen. Mit einer Fallzahl von zehn Patienten ist sie für eine Veröffentlichung zu klein ist. Die Ergebnisse, die hier kurz wiedergegeben werden, sollten jedoch zum Nachdenken anregen.

Fazit der Studie
- Ein Drittel der Teilnehmer hat die Gleitsichtbrille ohne Probleme vertragen.
- Bei einem weiteren Drittel kam es nach der Versorgung mit der Gleitsichtbrille neben orthopädischen auch zu Augenproblemen. Diese Teilnehmer konnten die Brille nur tragen, wenn alle paar Wochen manu-

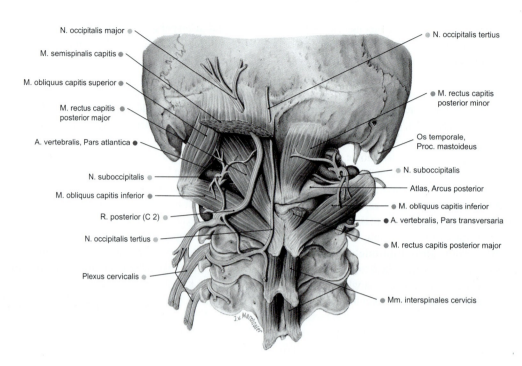

Abb. 3.78 Verlauf und Lage der kurzen Nackenmuskeln im Suboccipitalbereich und Verlauf der Nn. occipitalis major et minor. [2]

elle Behandlungen der HWS durchgeführt wurden. Es lagen jedes Mal Funktionsstörungen vor.
- Ein weiteres Drittel der Probanden kam mit der Brille gar nicht zurecht und entwickelte neben den orthopädischen Beschwerden und Augenproblemen auch andere Pathologien wie z.B. Bluthochdruck. Diese Patienten trugen die Gleitsichtbrille nicht weiter.

Die durch das Tragen einer Gleitsichtbrille verursachten Probleme werden durch das nachfolgende Patientenbeispiel (> Kasten) illustriert. Der Fall dieses Patienten war für die Durchführung der Studie ausschlaggebend (Ridder 2000B) und zeigt den Zusammenhang zwischen Nackenrezeptorfeld und suboccipitalen Muskeln auf.

Fallbeschreibung

60-jähriger adipöser Patient, bislang ohne größere gesundheitliche Probleme. Er kommt in das Therapiezentrum des Autors, um durch medizinische Trainingstherapie seine Haltung und seine Figur zu verbessern. Bei der zweiten Trainingseinheit kommt es zu Schwindelattacken, die sich beim dritten Mal deutlich steigern. Die Blutdruckmessung ergibt einen Wert von 240/170 mm Hg. Auf Befragen verneint der Patient einen hohen Blutdruck in den vergangenen Jahren, da er regelmäßig gemessen habe. Bis auf den erhöhten Blutdruck finden sich keine weiteren Pathologien. Auf genaueres Nachfragen gibt der Patient an, seit drei Monaten eine Gleitsichtbrille zu tragen. Nachdem er die Brille abgenommen hat, normalisiert sich der Blutdruck innerhalb von drei Minuten auf einen Wert um 130/70 mm Hg. Diese Blutdruckschwankungen lassen sich durch Aufsetzen und erneutes Abnehmen der Brille mehrfach wiederholen. Dem Patienten wird geraten, zunächst seine alte Bifokalbrille zu tragen. Wenn der Patient die Bifokalbrille trägt, treten weder Schwindel noch hohe Blutdruckwerte auf.

Funktionsstörungen im Bereich der Schädelknochenbeweglichkeit

Die Tatsache, dass es bei hormonellen Schwankungen (z.B. in der Schwangerschaft oder Menopause) und bei rheumatischen Erkrankungen zu Schwellungen des Weichteilgewebes kommen kann, die zu Engpasssyndromen führen (z.B. Karpaltunnelsyndrom mit typischen Neuralgien im Bereich von Arm und Hand), legt den Schluss nahe, dass ein ähnlicher Pathomechanismus bei

Störungen im craniomandibulären Bereich besteht. Denn Erkrankungen oder andere Faktoren mit Störungen im Bereich des Kiefergelenks (z.B. Schädelbasisbruch, Commotio cerebri, Bissanomalien) führen zu Funktionsstörungen im Bereich der Schädelknochenbeweglichkeit. Diese äußern sich häufig in Form einer **erhöhten Spannung der Dura mater mit Zug an den Hirnnerven** bzw. Veränderungen, z.B. auch **Schwellungen des Bindegewebes im Bereich der Durchtrittsstellen der Hirnnerven** oder anderer Hirnstrukturen an der Schädelbasis. Wie bereits besprochen, kommt der Spannung der Dura zwar eine auslösende Wirkung an diesem Pathomechanismus zu (> Kap. 3.3), der größere Effekt dürfte aber auf der Störung des trigeminovasculären Systems beruhen.

Auswirkungen von Kiefergelenkstörungen und CMD auf das Foramen jugulare und damit auf die Hirnnerven N. glossopharyngeus (IX), N. vagus (X) und N. accessorius (XI) können zu einer Vielzahl von **Störungen in der Körperperipherie** führen, z.B.

- Schwindel, Kopfschmerz, Augenprobleme, HWS-Syndrom, Dorsalgien, Beckenschiefstand mit Lumbalgien etc. bei Störungen des N. glossopharyngeus
- Schwindel, gastrointestinale Probleme etc. bei Störungen des N. vagus
- HWS-Syndrom, Augenprobleme, Verspannungen der Mm. trapezius und sternocleidomastoideus bei Störungen des N. accessorius.

Die **Kompensationsfähigkeit** des Menschen bei Störungen und Erkrankungen ist erstaunlich groß. Es kann sein, dass sich der betroffene Patient trotz der vorliegenden Störungen noch als gesund empfindet. Tritt ein auslösender Faktor hinzu, z.B. die Verordnung einer Gleitsichtbrille, die bei vielen Patienten einen weiteren, erheblichen Anpassungsmechanismus erfordert, kann es zu einer **Dekompensation** der vorher noch tolerierten Störmuster kommen. Die Gleitsichtbrille ist demnach der berühmte Tropfen, der das Fass zum Überlaufen bringt. Im beschriebenen Fall (> Kasten) ist die Brille das auslösende Agens eines bereits zuvor bestehenden pathologischen Musters. Schließlich gibt es viele Menschen, die ohne Probleme eine Gleitsichtbrille tragen können und tolerieren.

> Zuerst müssen die vorliegenden cranialen Störungen oder die CMD behandelt werden, damit die Gleitsichtbrille vertragen wird.

Akkommodation des Auges

Beim Tragen einer Gleitsichtbrille muss sich das Auge ständig neu einstellen. Diese Akkommodation erfolgt über den **Ziliarkörper** und die **Augenmuskeln.** Der Ziliarkörper wird fast ausschließlich von **parasympathischen Nervenfasern** versorgt. Die parasympathische Innervation des Auges nimmt ihren Ausgang im Mittelhirn, wo die akzessorischen Kerne des N. oculomotorius (III) liegen. Diese akzessorischen Kerne umfassen u.a. die Edinger-Westphal-Kerne und den Nucleus von Perlia. Auch der M. sphincter pupillae wird hauptsächlich durch parasympathische Nervenfasern gesteuert (Ridder 2000B).

Es ist vorstellbar, dass durch die ständig erforderliche Akkommodation des Auges, z.B. bei Musikern im Orchestergraben, bei schlechten Lichtverhältnissen, beim Anpassen einer neuen Brille oder beim Tragen einer Gleitsichtbrille, der Ziliarkörper überfordert ist und damit letztlich auch der Parasympathicus. Sollte dies eine mögliche Erklärung sein, kann über die Querverbindungen der parasympathischen Fasern vom N. oculomotorius (III) zum Ganglion pterygopalatinum und von dort zu den Nn. facialis (VII) und trigeminus (V) sowie ggf. auch zu den präganglionären Nervenfasern des Parasympathicus ein pathologischer Einfluss von den Augen auf die Ebene der HWS und des gesamten trigeminovasculären Systems erfolgen.

Da alle Hirnnerven miteinander in Verbindung stehen, können sie Informationen untereinander austauschen und auch Störimpulse weiterleiten. Dies ist v.a. beim größten parasympathischen Nerv zu bedenken, dem **N. vagus (X),** der aufgrund seines langen Verlaufs für viele Symptome mit verantwortlich sein kann, z.B. für ein Kloßgefühl im Pharynx, für Heiserkeit, Herzarrhythmien, Oberbauchbeschwerden, Magen-Darm-Probleme.

> Der bei CMD oft betroffene N. vagus (X) kann für viele Symptome im Bereich der Augen mit verantwortlich sein.

3.4.3 Unklare Augenprobleme

> Bei unklaren Augenproblemen ohne augenärztlich nachweisbaren Befund sollte an eine CMD gedacht werden.

CMD-Patienten geben häufig weitere Augensymptome an, z.B.:
- Flimmern
- Schlieren vor den Augen
- Verschwommenes Sehen
- Trockene Augen mit Juckreiz
- Druck auf den Augen
- Sehverschlechterung.

Bei der augenärztlichen Untersuchung sind für diese Symptome meist keine pathologischen Substrate zu finden.

Häufig verschwinden die Symptome nach suffizienter orthopädisch-osteopathischer Behandlung und Versorgung mit einer Aufbissschiene innerhalb von einigen Wochen.

Die genannten Augensymptome können durch folgenden Mechanismus zustande kommen (> Abb. 3.79):
- Bei cranialen Störungen der Schädelbasis kommt es zu Spannungszuständen im Foramen lacerum, durch das der N. petrosus superficialis major zieht.
- Diese Öffnung in der Schädelbasis liegt zwischen der Ala major des Os sphenoidale und dem Os temporale, das bei CMD-Störungen immer mit einbezogen ist.
- Druck oder Zug auf den N. petrosus major kann die Blutzufuhr zum Hinterhauptlappen um bis zu 50% drosseln, wodurch Sehstörungen entstehen können (Edvinsson et al. 1977).

Berger stellte auf dem 9. Bremer Interdisziplinären CMD-Symposium im Jahr 2008 den Zusammenhang zwischen den oculären Krankheiten und der **kompensatorischen Kopfzwangshaltung** her. Die Kopfzwangshaltungen – vom leichten bis stärkeren Torticollis reichend – reduzieren den Schielwinkel, sodass besseres räumliches Sehen ermöglicht wird (z.B. weniger Doppelbilder). Im Fall der schrägen Augenmuskeln entstehen charakteristische Neigungszwangshaltungen. Diese Kopfhaltungen gehen mit Muskelfehlspannungen einher und können auf längere Sicht eine CMD verursachen, aber auch der umgekehrte Weg ist denkbar.

Abschließend noch einmal der Zusammenhang zwischen CMD und Augenproblemen im Überblick (Steinmetz und Ridder 2009) (> Abb. 3.80):

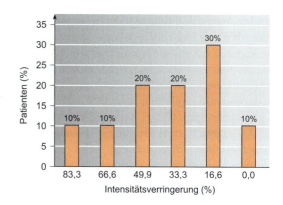

Abb. 3.80 Verbesserung von Sehstörungen bei CMD-Patienten nach Versorgung mit einer Aufbissschiene. [7]

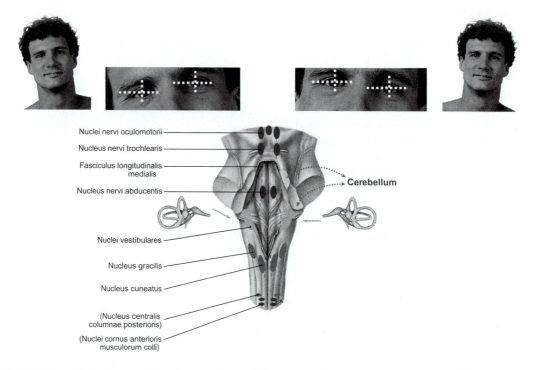

Abb. 3.79 Neurologischer bzw. muskulärer Zusammenhang zwischen Augenmuskeln, Halsmuskeln (insbesondere M. sternocleidomastoideus) und Gleichgewichtsorgan. Kontrolle des Gleichgewichts und Stabilisierung des Gesichtsfeldes. Afferenzen kommen aus den Augenmuskeln, vom Gleichgewichtsorgan und aus den Halsmuskeln. Efferenzen beeinflussen die Augenmuskeln und die Körpermuskeln. Der M. sternocleidomastoideus stellt den Kopf dabei in Seitneigung zur einen, Rotation zur anderen Seite ein. [2]

- Das uncharakteristische Symptom Augenschmerzen bzw. Augenbrennen erleiden immerhin 20,1% der CMD Patienten.
- Eine Reduzierung in der Häufigkeit des Auftretens von > 60% nach Versorgung mit einer Aufbissschiene erleben 13,4%.
- Bei den Patienten mit Sehstörungen verzeichnen 40% einen Rückgang der Probleme um ≥ 50%.

3.5 Hals-Nasen-Ohren-Heilkunde

Fallbeschreibung

Anamnese

Erste Konsultation am 7.8.2006. Die 74-jährige Patientin leidet seit vielen Jahren unter Dreh- und Lagerungsschwindel nur bei Positionswechsel. Der Schwindel hatte sich in dem Jahr, bevor sie sich erstmals in der Praxis des Autors vorstellte, so drastisch verschlechtert, dass sie monatelang unter Übelkeit und Gleichgewichtsstörungen litt, sich mehrmals übergeben musste und nur noch im Sitzen schlafen konnte. Etwa ein Jahr vor Beginn des Schwindels wurde ein entzündetes Implantat aus dem Oberkiefer entfernt. Unmittelbar danach setzte ein Tinnitus rechts ein.

Die ehemals lebensfrohe Frau, die sonst gern mit ihren Enkeln etwas unternahm, hatte keine Lebensfreude mehr, da sie diesen Aktivitäten nicht mehr gewachsen war.

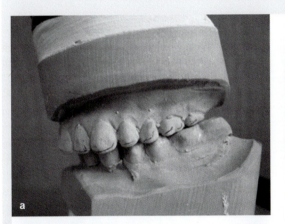
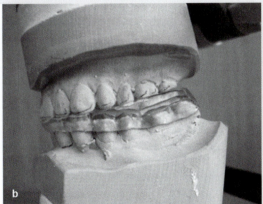
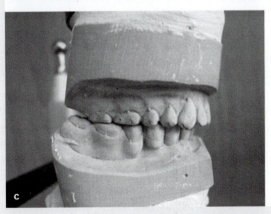
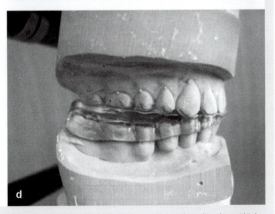

Abb. 3.81 Patientin mit Dreh- und Lagerungsschwindel: a) Darstellung im Artikulator ohne Schiene. Man beachte die plane Fläche von 26 und 27, von 36 und 37 sowie die retrale Zwangsführung; b) Darstellung von links mit Aufbissschiene, deutlich wird die weiterhin anteriore Position der Mandibula, weshalb eine Bissanhebung von 3mm erforderlich war; c) Darstellung des Modells der Patientin von rechts. Zu sehen ist die retrale Zwangsführung, die singuläre Zahnstellung und die fast plane Kaufläche von den Molaren; d) Darstellung der Situation mit Aufbissschiene von rechts. [6]

Zwei Monate nach Behandlung und Versorgung mit einer therapeutischen Bissschiene waren Schwindel und Übelkeit beseitigt, und die Patientin nahm wieder aktiv am Leben teil.

Befund und Therapie

Befund am 7.8.2006: Alle Muskeln dysreaktiv, typische CMD mit singulärer Zahnstellung (Spitze auf Spitze statt Verzahnung) rechts, wenig Platz im Meatus acusticus beidseits mit Knacken und Knirschen, extremer Schwindel bei jedem Lagewechsel, positive OSS, Duraspannung, Triggerpunkte im Bereich der Kaumuskeln, v.a. im M. masseter, segmentale Funktionsstörungen von C1 bis C5, C1 dabei in Flexionsstellung, Blockierung des rechten Sacroiliacalgelenks in Vorwärtstorsion des Sacrums über die linke Achse und Verschiebung des Beckens rechts nach superior um 1 cm, Unterschenkel gleich lang.

Therapie: Manualtherapeutische/osteopathische Behandlung, danach Bissnahme und Anfertigung einer Aufbissschiene. Zusätzlich Krankengymnastik.

Befund am 10.10.2006

Die Patientin sieht viel besser aus, ist wieder lebensfroh, hat praktisch keinen Schwindel mehr. C1–C3 noch leicht in Rotation nach links, Muskelhartspann auf der linken HWS-Seite, linkes Ileum anterior, L5 in Extension-Rotation-Seitneigung rechts, OSS frei, keine cranialen Störungen mehr, Biss mit Schiene perfekt, bewegt sich viel freier mit dem Kopf beim Reden und bei Bewegung, legt sich ohne Probleme auf Rücken und Bauch.
Seit dieser Zeit kontinuierliche Verbesserung, Patientin ist seit Anfang 2007 beschwerdefrei und kommt einmal im Jahr zur Kontrolle.

3.5.1 Neuroanatomische Vernetzung des craniomandibulären Systems (HWS und HNO-Bereich)

Das trigeminale System aus HNO-Sicht

Der N. trigeminus spielt eine wichtige Rolle bei der Verschaltung des HNO- und des Zahnmedizinbereichs. Deshalb werden an dieser Stelle noch einmal die wesentlichen Informationen über das trigeminale System genannt (➤ Kap. 3.2.3, ➤ Kap. 3.3.4).

Sowohl im Bereich der Fingerbeeren als auch in der Suboccipitalregion ist eine enorme Dichte an Mechanorezeptoren, Propriozeptoren, Chemorezeptoren und Nozizeptoren zu verzeichnen. Bei einer Reizung der Nerven wird jede Erregung über das Hinterhorn zur Zona intermedia weitergeleitet, in der das WDR (white dynamic range neuron) liegt. Dort erfolgt die erste Verschaltung **(Inhibition).** Von der Zona intermedia erfolgt die Weiterleitung in den Nucleus vestibularis. Der **Nucleus vestibularis** ist insofern beachtenswert, als dort alle Afferenzen des Corti-Organs, des Labyrinths, der Trigeminuskerne und der Oculomotoriuskerne verarbeitet und abgeglichen werden (➤ Abb. 3.82).

Wenn auf segmentaler Ebene keine Inhibition stattfindet oder wenn deszendierende inhibitorische Neuronen die Afferenzen neutralisieren, wirkt der Überschuss an afferenten Impulsen exzitativ. Dies löst letztlich klinische Symptome aus wie z.B. Schwindel, Tinnitus, Kiefergelenkschmerzen.

Das craniomandibuläre System wird primär durch den N. trigeminus versorgt. Wühr hat in einer Arbeit den N. trigeminus – und allgemein das Nervensystem – mit einer Computeranlage verglichen, wobei der Computer „Nervensystem" über die afferenten Nerven den Input von peripheren Sensoren erhält. Diese werden analysiert und in den zentralen Kernen verrechnet, um über die efferenten Nerven zu den Erfolgsorganen weitergereicht zu werden. Dieses Funktionsprinzip gilt überall im Nervensystem, somit auch im Bereich des craniomandibulären Systems (Wühr 2004A/B).

> Der N. trigeminus funktioniert wie ein Computer und erhält über seine afferenten Nervenfasern (primär aus dem Zahnhalteapparat, der Kaumuskulatur und dem Kiefergelenk) den Input in seine sensiblen Kerngebiete.

Die Ausdehnung der sensiblen Kerne ist auffallend groß und reicht vom Mittelhirn bis in das zweite Cervicalsegment. Hier werden – wie im Computer – die Informationen, die über die afferenten Bahnen kommen, analysiert und verrechnet und schließlich über die motorischen Nervenfasern zu den Erfolgsorganen (Kau-, Zungen- und Mundbodenmuskeln) weitergeleitet. Man kann demnach von einem **sensiblen Input mit motorischem Output** sprechen.

In vielen Veröffentlichungen wird der N. trigeminus als derjenige sensomotorische Nerv bezeichnet, der die meisten synaptischen Verbindungen mit anderen Kör-

3.5.1 Neuroanatomische Vernetzung des craniomandibulären Systems (HWS und HNO-Bereich)

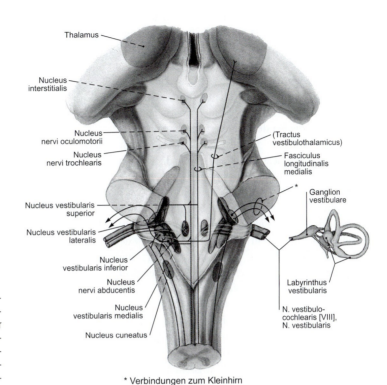

Abb. 3.82 Übersicht der Gleichgewichtsbahn: aus dem Nucleus vestibularis superior, medialis und inferior gehen Fasern für das Kleinhirn und Verbindungen zu den motorischen Kernen des III. (N. oculomotorius), IV. (N. trochlearis) und VI. (N. abducens) Hirnnervs über den Fasciculus longitudinalis medialis. [2]

* Verbindungen zum Kleinhirn

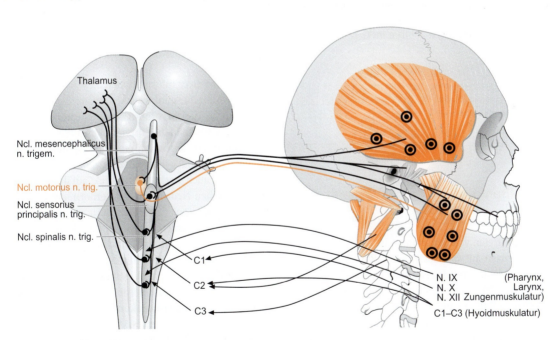

Abb. 3.83 Das Trigeminussystem. Dargestellt sind sämtliche propriozeptiven Afferenzen von den Muskelspindeln, den Sehnenrezeptoren, den Gelenkkapseln der oberen drei Halswirbel und den sensiblen Afferenzen aus dem Desmodontium in die Hirnnervenkerngebiete des N. trigeminus. Dargestellt sind außerdem die Verschaltungen der Kerngebiete des N. trigeminus untereinander sowie der Bezug zum Thalamus. [3]

perebenen hat (Garten 2004, Hirsch 2003, Hülse und Losert-Bruggner 2002, Kopp et al. 1989, Losert-Bruggner 2000B, Wühr 2004B). Nicht umsonst ist er der einzige Hirnnerv, der eine eigene, absteigende Nervenbahn (Substantia gelatinosa) im Bereich des Rückenmarks bis zu den Sacralwurzeln besitzt. Auffällig sind v.a. die Verbindungen des N. trigeminus zu den übergeordneten Nervenzentren, die bei der Regulierung der Körperhaltung und bei der Aufrechterhaltung des Gleichgewichts eine wichtige Rolle spielen: das Cerebellum, die Nackenmuskulatur, der N. oculomotorius und das Innenohr (> Abb. 3.83).

Wühr überträgt die Computeranalogie für den N. trigeminus auch auf jedes einzelne Rückenmarksegment. In jedem Segment sitzt ein „**neuraler Computer**", der seinen Input durch afferente Fasern aus der Stütz- und Bewegungsmuskulatur, aus den Sehnen und Gelenkkapseln, aus den visceralen Organen, aus der Haut und aus den Knochen erhält. Diese Informationen werden analysiert und verrechnet. Efferente Fasern geben die entsprechenden Steuerimpulse dann an die Erfolgsorgane zurück bzw. weiter (Wühr 2004B).

Die **Substantia gelatinosa** des N. trigeminus ist eingebettet in das neurale Netzwerk, sodass die einzelnen „Rückenmarkcomputer" nicht nur isoliert auf segmentaler Ebene arbeiten, sondern darüber hinaus Verbindungen zu den übergeordneten Zentren im Gehirn besitzen.

> Die craniomandibuläre Funktion ist von den Wechselwirkungen des N. trigeminus mit anderen Teilsystemen des neuralen Netzwerks abhängig. Umgekehrt kann jedoch eine CMD auch die neuralen Netzwerke im gesamten Körper negativ beeinflussen.

Kontrollfunktionssystem auf spinaler Ebene

Für das Auftreten von Symptomen ist die Verarbeitung von Afferenzen auf spinaler Ebene („Rückenmarkcomputer") von Bedeutung. Im Folgenden wird erläutert, wie diese afferenten Informationen im Rückenmark durch **absteigende Bahnen aus dem ZNS** verarbeitet und beeinflusst werden. Absteigende Bahnen im Rückenmark kontrollieren sowohl den spinalen motorischen Apparat als auch die Verarbeitung und Weiterleitung des sensorischen Einstroms aus der Peripherie. Sie spielen eine entscheidende Rolle bei der Auswahl, welche Informationen aus der Peripherie zum ZNS durchgelassen werden.

> Abbildung 3.84 zeigt ein Schema der deszendierenden Bahnen, die die Verarbeitung afferenter, nicht

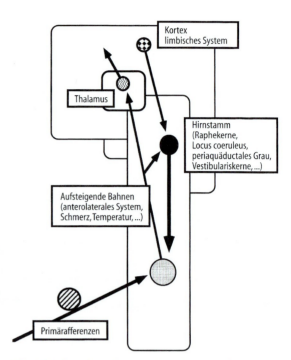

Abb. 3.84 Darstellung der deszendieren Bahnen im Rückenmark, die die Verarbeitung der afferenten, auch nozizeptiven Informationen im Rückenmark modulieren. Ausgangspunkt sind Nervenzellengruppen des Hirnstamms, die Serotonin und Noradrenalin als Transmitter verwenden.
Aus: Hülse M et al. (Hrsg.): Die obere Halswirbelsäule. Pathophysiologie und Klinik. Springer, Berlin/Heidelberg 2005. Mit freundlicher Genehmigung von Springer Science and Business Media

zuletzt nozizeptiver Informationen im Rückenmark modulieren. Ausgangspunkt sind Nervenzellgruppen des Hirnstamms, die **Serotonin** und **Noradrenalin** als Transmitter verwenden (Zimmermann 1993).

Scheinbar existiert kaum eine supraspinale Struktur mit deszendierenden Bahnen zum motorischen Apparat, die nicht auch direkt oder indirekt auf die sekundären sensorischen Neurone im Hinterhorn, auf die Zona intermedia oder auf das Vorderhorn projizieren würden. Auch Kerngebiete, die man bisher mit anderen Funktionen in Verbindung brachte, beeinflussen das sensorische Geschehen im Hinterhorn über direkte absteigende Bahnen, z.B. die Vestibulariskerne (Motorik) oder der Hypothalamus (autonome Funktionen). Vor allem dem **Vestibulariskernkomplex** kommt dabei eine wesentliche Bedeutung zu (> Abb. 3.82, > Abb. 3.85).

Die deszendierenden Bahnen projizieren v.a. in zwei Gebiete:
1. In das oberflächliche Hinterhorn im Sinne einer hemmenden Modulation des nozizeptiven Geschehens
2. In das Zentrum des Hinterhorns, das für die nicht-nozizeptive Verarbeitung steht.

3.5.1 Neuroanatomische Vernetzung des craniomandibulären Systems (HWS und HNO-Bereich)

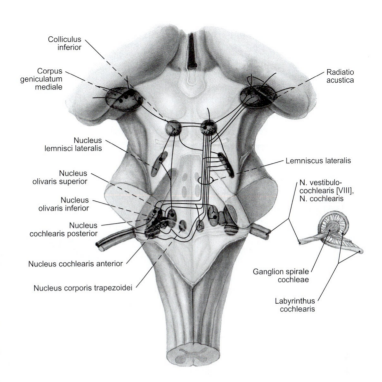

Abb. 3.85 Schematische Darstellung der Hörbahn: die aus der Schnecke kommenden Fasern des N. cochlearis bilden mit dem N. vestibularis den am Boden des inneren Gehörgangs verlaufenden N. vestibulocochlearis (VIII. Hirnnerv). [2]

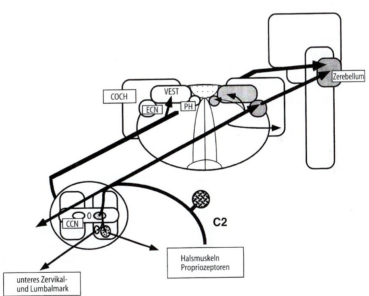

Abb. 3.86 Verteilung der propriozeptiven Afferenzen des Spinalnervs C2 in das ZNS. Man beachte die direkten Zielgebiete im Rückenmark in Form des Nucleus cervicalis centralis (CCN) sowie propriospinale Neuronen, die zum unteren Cervical- und Lumbalmark projizieren.
Aus: Hülse M et al. (Hrsg.): Die obere Halswirbelsäule. Pathophysiologie und Klinik. Springer, Berlin/Heidelberg 2005. Mit freundlicher Genehmigung von Springer Science and Business Media

Diese Zusammenhänge sind wiederum von Bedeutung für eine CMD bzw. für ein Schleudertrauma oder eine Fehlhaltung, aus denen sich eine CMD entwickeln kann.

Über den Nucleus cuneatus externus (ECN) (> Abb. 3.82) projizieren die propriozeptiven Afferenzen zum Kleinhirn. Die exterozeptiven Afferenzen werden über den Nucleus cuneatus (CU) zum Thalamus und weiter zur Großhirnrinde geleitet. Zu beachten ist das Fehlen exterozeptiver Afferenzen zu den Vestibulariskernen (Hülse et al. 2005).

Cervicale Muskelafferenzen

Propriozeptive Afferenzen des Spinalnervs C2 ins ZNS kommen eine große Bedeutung zu (s.o.). Eine besondere Rolle spielen im Rahmen einer CMD die in > Abbildung 3.86 dargestellten Verschaltungen.

Ein Hauptmerkmal der Verteilung der propriozeptiven Afferenzen des Spinalnervs C2 in das ZNS ist die Projektion zu einzelnen Abschnitten des ipsilateralen Vestibulariskernkomplexes:

- Zum caudalen Abschnitt in Form des medialen Vestibulariskerns
- Medial davon in Form des Nucleus praepositus hypoglossi
- Sowie zum ventralen Cochleariskern.

Der laterale und obere Vestibulariskern (Ursprung von vestibulo-oculomotorischen Projektionen) werden zwar nicht direkt von den cervicalen Afferenzen erreicht, allerdings erhält der kontralaterale äußere Vestibulariskern vermehrt Projektionen aus dem Nucleus cervicalis centralis, der wiederum die wichtigste Relaisstation für cervicale Muskelafferenzen im Halsmark darstellt. Besonders ausgeprägt ist diese Projektion aus den Segmenten C2/3.

Besonderheiten des craniocervicalen Übergangs

Eine Besonderheit der Innervation des craniocervicalen Übergangs besteht in der **direkten Projektion propriozeptiver Afferenzen** aus den obersten Halssegmenten zum Vestibulariskernkomplex. Der craniocervicale Übergang besitzt darüber hinaus eine hohe Dichte an Propriosensoren. Ein wichtiger Aspekt der direkten Projektion liegt darin, dass das ZNS erst im Vestibulariskernkomplex einen hemmenden oder bahnenden Einfluss auf diese Afferenzen ausüben kann.

Die HWS benötigt aufgrund ihrer hohen Flexibilität zwei Gleichgewichtsapparate:
- Das Labyrinth
- Die direkte Projektion des Nackenrezeptorfeldes zum Vestibulariskernkomplex.

Dadurch erfolgt eine ständige doppelte Rückkopplung der Stellung der HWS im Raum. Die **cervicalen muskulären Propriosensoren** (v.a. die Muskelspindeln) besitzen nicht nur selbst eine Wirkung auf den Bogengangapparat und auf das vestibuläre System, sondern unterliegen wiederum selbst Einflüssen von
- nozizeptiven Afferenzen aus den Halsgelenken (Kapsel, kurze Nackenmuskeln etc.)
- Afferenzen aus dem Kiefergelenk
- Afferenzen aus der Kaumuskulatur
- Afferenzen aus den Augenmuskeln.

> Abbildung 3.87 zeigt das Schema des Trigeminuskomplexes. In den Trigeminuskernen kommt es zu einer Konvergenz der Afferenzen der Hirnnerven N. facialis (VII), N. glossopharyngeus (IX), N. vagus (X) sowie spinaler Afferenzen aus C2 und C3 (> Kap. 3.2.3) mit den jeweiligen Afferenzen des N. trigeminus aus der Kaumuskulatur und den sensiblen Nerven aus dem Desmodontium der Zähne.

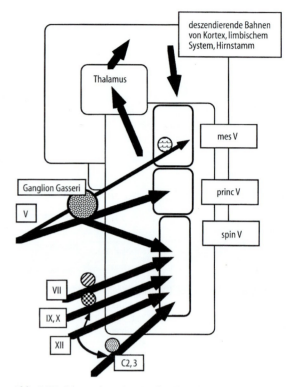

Abb. 3.87 Schema des Trigeminuskernkomplexes. Die Afferenzen der Hirnnerven N. facialis (VII), N. glossopharyngeus (IX), N. vagus (X) sowie die spinalen Afferenzen aus C2 und C3 projizieren in die Kerngebiete des N. trigeminus (V).
Aus: Hülse M et al. (Hrsg.): Die obere Halswirbelsäule. Pathophysiologie und Klinik. Springer, Berlin/Heidelberg 2005. Mit freundlicher Genehmigung von Springer Science and Business Media

Neuroplastizität

Die Afferenzen zum ZNS werden durch modulierende und hemmende Bahnen beeinflusst und kontrolliert. Bei chronisch persistierender Überschreitung einer bestimmten Reizmenge kann es zur Neuroplastizität mit chronischer Reizüberflutung kommen (Bauer 2004). Das bedeutet, dass der chronischen CMD, Dysfunktionen der Augenmuskeln, funktionsgestörten oberen HWS-Segmenten mit oder ohne degenerative Prozesse, muskulären Verspannungen mit Fehlhaltungen des Kopfes etc. eine herausragende Bedeutung zukommen, da sie eine ständige Überflutung der Reizschwelle verursachen und eine Vielzahl von Störungen im HNO-Bereich auslösen können.

3.5.2 Dysphagie und Dysphonie

Muskuläre Funktionsketten

Jede (auch peripher lokalisierte) hyper- oder hyporeaktive oder hyper- oder hypotone oder auf andere Weise mangelhaft funktionierende Muskelgruppe beeinflusst über Muskelketten die äußere und innere Kehlkopfmuskulatur und führt zu Dysfunktionen der Selbstregulation dieser Muskulatur. Fast immer steht dabei die Cervicalregion im Zentrum der Dysfunktionen. Von dort strahlen die Verspannungen in die Konstriktorenkette des Vokaltraktes ein, dessen Spannung wiederum den Kehlkopf erreicht.

Muskuläre Dysfunktionen sind immer **kompensatorische Muster.** Kompensation bedeutet in diesem Zusammenhang, dass eine Muskelgruppe versucht, die Funktion einer anderen Muskelgruppe zu übernehmen, die diese Funktion nicht mehr ausüben kann. Dies führt immer zu einer mangelhaften Funktion der kompensierenden Muskeln (➤ Abb. 2.57).

Extreme muskuläre Dysfunktionen und Faszienverspannungen treten v.a. bei CMD auf, die nicht selten mit deutlichen Körperfehlhaltungen kombiniert sind. Aus Untersuchungen weiß man, dass eine **Kopfvorhalteposition** von 1 cm aus der Neutral-Null-Stellung heraus bereits eine Abweichung von bis zu 1 mm im Bereich der Zahnreihe bedeuten kann (Zonnenberg et al. 1986, Ayub et al. 1984, Piekartz 2000). Häufig können z.B. Profisänger diese Dysfunktionen über längere Zeit mit einer guten Technik kompensieren, jedoch wird die Zeitspanne, in der die Stimme beansprucht werden kann, immer kürzer, sodass es schließlich zu Heiserkeit, Dysphonie und schwerwiegenden anderen Erkrankungen kommen kann (Sängerknötchen, Pseudoparalysen der Stimmbänder [Hülse et al. 2005]). Meist sind dem Sänger dabei die körperlichen Zusammenhänge, v.a. in Hinblick auf eine CMD, gar nicht bekannt.

Der Kehlkopf

Der Kehlkopf liegt im unteren Rachenraum und umfasst den Bereich vom Kehldeckel, der etwa in Zungenbeinhöhe liegt, bis zum Ringknorpel caudal. Der Schildknorpelvorsprung ist von außen zu tasten („Adamsapfel"). Im Inneren des Schildknorpels befinden sich die Stimmlippen, deren craniale Anteile die Stimmbänder sind. Die verschiedenen Knorpelanteile des Kehlkopfes (Schildknorpel, Stellknorpel, Ringknorpel) sind durch Muskeln und Bänder miteinander verbunden.

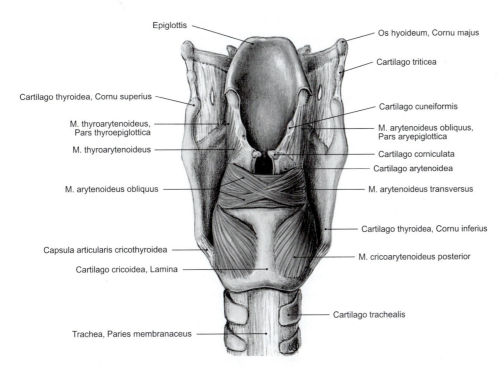

Abb. 3.88 Muskulatur des Kehlkopfes. [2]

> Die Hauptfunktionen des Kehlkopfes sind die Schließung der Trachea zum Schutz vor Fremdkörpern und die Öffnung der Luftröhre für die Atmung.

Die Muskeln des Kehlkopfes führen die Öffnungs- und Schließbewegungen in Zusammenarbeit mit den Muskeln des Vokaltraktes aus und bilden eine Art **Sphinktersystem** (> Abb. 3.88). Dieses lässt sich in drei Sphinkteren unterteilen:
- Der innere Sphinkter, der hauptsächlich durch den M. vocalis und andere Muskeln wie z.B. den M. cricoarytaenoideus lateralis gebildet wird.
- Der äußere Sphinkter, der vom M. cricothyreoideus und dem M. constrictor pharyngis inferior gebildet wird.
- Der obere Sphinkter, der vom Kehldeckel, den aryepiglottischen Falten und den Taschenfalten geformt wird.

Die anatomische Verbindung zum Rachen wird durch den äußeren Sphinkter gebildet, der den Rachen umschließt.

Physiologie des Kehlkopfes

Alle drei Sphinkteren (s.o.) arbeiten eng zusammen, wobei der obere Sphinkter einen Einfluss auf die beiden anderen Sphinkter ausübt. Je nach Anstrengung und Funktion müssen zusätzlich Hilfsmuskeln eingesetzt werden, z.B. die Schluckmuskeln, die Mundbodenmuskulatur, die Zunge und ggf. die mimischen Gesichtsmuskeln.

Der zentrale Aspekt der Stimmfunktion liegt im inneren Sphinkter. Dort befinden sich die Stimmlippen mit den Stimmbändern. Zwischen den Stimmlippen und den Taschenfalten (oft „falsche Stimmlippen" genannt), die ebenfalls Teil des oberen Sphinkters sind, liegen seitliche Buchten, die sogenannten Morgagni-Taschen. Stimmlippen und Taschenfalten bilden ein Ventilsystem für die Luftröhre.

Das Einatmen geschieht lediglich durch einen Muskel: den M. cricoarytaenoidus posticus (PCA). Die **Einstellung der Stimmlippen** wird durch zwei Muskelaktivitäten koordiniert:
1. Die Funktion des **M. vocalis** besteht darin, die Form der Stimmlippe zu verändern: durch Kontraktion werden die Stimmlippen dicker, durch Entspannung dünner.
2. Der **M. cricothyreoideus** ist ein äußerer Kehlkopfmuskel und zieht bei Kontraktion den vorderen Teil des Ringknorpels (Cartilago cricoidea) an den Schildknorpel (Cartilago thyroidea). Dadurch werden die Stellknorpel (Cartilago arytaenoidea), die durch ein starkes Band (Lig. cricoarytaenoideum) am hinteren Rand des Ringknorpels festgehalten werden, nach hinten bewegt (> Kap. 3.5.2, > Abb. 3.89). Diese Bewegung verursacht eine Anspannung, d.h. eine Stimmlippenverlängerung. Die Entspannung des M. cricothyreoideus bewirkt die Stimmlippenverkürzung.

Alle Muskeln und Faszien des Körpers üben einen Einfluss auf die Stimme aus. Die Muskeln, die die Gestalt des Vokaltraktes hauptsächlich beeinflussen, lassen sich nach zwei funktionalen Betrachtungsweisen einteilen, sind allerdings auch abhängig von der gesamten Körperstatik: Hilfsspannungsketten und Kehlkopfstellung.

Hilfsspannungsketten zur Kehlkopffunktion

Zwei Spannungsketten unterstützen den Kehlkopf in seiner Funktion:
1. Die **vordere Spannungskette**, deren äußerer Teil von der Zunge und der mit ihr verbundenen Muskeln von Unterkiefer, Zungenbein, Gaumenbögen und Schädel einschließlich aller Kieferschließ- und Kaumuskeln gebildet wird, und deren innerer Teil aus den Muskeln besteht, die von der Zunge über den Kehldeckel, die aryepiglottischen Falten und die Taschenfalten zu den Stimmlippen verlaufen; außerdem gehört der M. thyreohyoideus dazu, der das Zungenbein mit dem Schildknorpel verbindet.
2. Die **hintere Spannungskette**, die hauptsächlich vom oberen, mittleren und unteren Rachenringmuskel gebildet wird, die zusammen die hintere Wand des Rachenraums bilden.

Vordere und hintere Spannungskette unterliegen dem Einfluss einer CMD, besitzen daher bei einer CMD immer ein pathologisches Spannungsmuster (> Abb. 3.89).

Der Einsatz **der vorderen äußeren Spannungskette** (s.o.) ist stark durch die Sprachgewohnheiten geprägt (Persönlichkeit, Muttersprache etc.).

Die **hintere Spannungskette** steht primär mit den mimischen Muskeln in Verbindung, da die Fasern der Rachenringmuskeln zum Proc. pterygoideus, zum Unterkiefer, zur Zunge etc. verlaufen (> Abb. 3.90). Über die gemeinsame Raphe pterygomandibularis hat eine Kontraktion des oberen Rachenringmuskels Einfluss auf die Wangenmuskulatur, auf die Lippen sowie auf weitere mimische Muskeln und umgekehrt.

> Bei CMD können Verspannungen der mimischen Muskulatur negative Auswirkungen auf die Stimme haben.

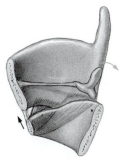
a M. cricothyroideus

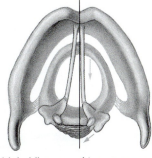
b Mm. arytenoidei obliquus und transversus

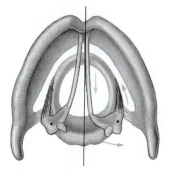
c M. cricoarytenoideus lateralis

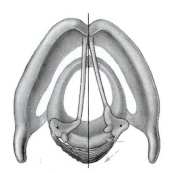
d M. cricoarytenoideus posterior

Abb. 3.89 Funktionsweise des Kehlkopfes mit Darstellung des Stellknorpels. [2]

Da der M. cricothyreoideus seine nervale Versorgung nicht wie die anderen Kehlkopfmuskeln vom unteren, sondern vom oberen Kehlkopfnerven erhält, der auch die Rachenringmuskeln versorgt, geschieht es bei **untrainierten Sängern** häufig, dass sich diese Muskeln gleichzeitig kontrahieren und den Rachen mit zunehmender Tonhöhe (Schließung des Sphinkters mit zunehmender Aktivität des M. cricothyreoideus) verengen.

Eine **schlechte Körperhaltung** (z.B. durch PC-Arbeit etc.) und CMD oder andere Erkrankungen haben negative Auswirkungen auf diese beiden Spannungsketten, was wiederum negative Auswirkungen auf die Kehlkopffunktion hat.

Eine **veränderte Kehlkopfstellung** entsteht z.B. durch Anspannung der vorderen Kette, die den Kehlkopf nach oben zieht und damit die Kontraktion der inneren Kehlkopfmuskeln erschwert.

Die Wirkung der Aktivität des **M. vocalis** kann abgeschwächt werden, sodass dieselbe Tonhöhe mit größerer Aktivität des Muskels gebildet werden muss:
- Der Umfang der Stimmlippeneinstellung ist eingeschränkt. Damit wird der Tonhöhenumfang der Stimme reduziert.
- Lautstärke und Klangqualität können nicht mehr adäquat ausgeregelt werden.
- Bei Tiefstand des Kehlkopfes wird der subglottische Luftdruck erhöht und damit die Klangqualität geringer.
- Die kompensatorische mediale Kompression behindert das Öffnen der Stimmlippen, sodass beim Einatmen das Geräusch hörbar wird.

Einfluss von Kopfstellung und Rumpfhaltung

Kopfstellung

Die Kopfstellung hat großen Einfluss auf die Öffnung zwischen Mundraum und Vokaltrakt. Dabei ist der Grad der Streckung des Halses wichtig für den Grad des Abstands zwischen Zungenwurzel und Kehldeckel einerseits und hinterer Vokaltraktwand andererseits. Eine Einschränkung der Kopfbeweglichkeit hat darüber hinaus Auswirkungen auf die **Körperhaltungsreflexe** (Mountcastle und Powel 1975, Massion 1976 etc.). Änderungen der Kopfhaltung wirken sich auf die **Hal-**

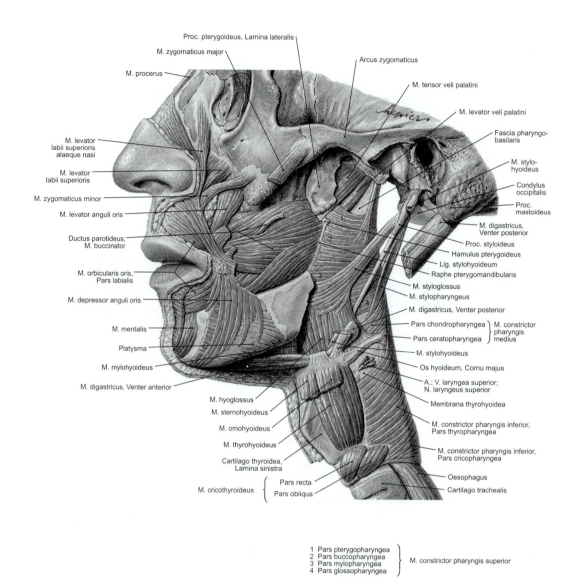

Abb. 3.90 Rachenmuskeln und Raphe pterygomandibularis. [2]

tungsmuskeln der Arme, der Beine und des Brustkorbs aus:
- Die Mechanorezeptoren in den Gelenken werden durch die Kopfhaltung beeinflusst.
- Die Lage des Kopfes im Raum beeinflusst über die Labyrinthschädelreflexe die Verteilung des Tonus in Arm- und Beinmuskeln.
- Die Wirkung eines Reflexes dauert so lange, wie die entsprechende Kopfstellung und Kopfhaltung beibehalten wird.
- Die von diesen Reflexen bewirkten Tonusveränderungen sind am deutlichsten an Schultern, Hüften, Ellenbogen und Knien zu beobachten.

Diese Auswirkungen haben bereits 1957 Alexander und 1982 Feldenkrais beschrieben. Sie konnten folgende Zusammenhänge aufzeigen:
- Eine Kopfhaltung oberhalb der nullgeraden Haltung (Nulllinie) beeinflusst den Sänger mehr in Richtung Mundatmung, unterhalb der Nulllinie in Richtung Nasenatmung.
- Eine Kopfhaltung leicht nach oben fördert den rhythmischen Ablauf der Interkostal-Abdominal-Atmung, eine Kopfhaltung unterhalb der Linie führt dagegen zu einer eher unkoordinierten Bewegung zwischen Brustkorb und Bauchmuskeln, die in Richtung Brustatmung geht.

- Die erhobene Kopfhaltung beeinflusst positiv die Flexibilität und Koordination von Arm- und Beinbewegungen.
- Die erhobene Kopfhaltung beeinflusst positiv die Rumpfhaltung besonders in Richtung gestreckte Wirbelsäule und gedehnte Flanken.
- Leichte Kopfbewegungen während des Stimmtrainings haben positive Wirkung auf Atmungsablauf und Körperbewegung.
- Umgekehrt beeinflusst eine bessere, balancierte Rumpfhaltung mit beweglichen Armen und Beinen die Kopfhaltung und den Atemvorgang positiv.

Rumpfhaltung

Neben der Kopfhaltung übt auch die Rumpfhaltung Einfluss auf die Stimme aus. Vor allem die Mm. pectorales, latissimus und serratus spielen dabei eine wichtige Rolle, da die Armhaltung Stimmfunktion und resultierende Stimmqualität beeinflusst. Die Stimmqualität ist am besten, wenn der Arm im Ellenbogen leicht gebeugt und leicht nach lateral vorn gehalten wird.

Hyoidale Muskeln

Die supra- und infrahyoidalen Muskeln werden ebenfalls aus den oberen Kopfgelenken gesteuert. Das heißt, der Kehlkopf kann insgesamt in seiner Funktion durch degenerative Veränderungen oder Fehlhaltungen im Bereich C1 bis C3 oder auch nach Trauma mit Gewebeverletzungen (z.B. Schleudertrauma) beeinflusst werden. Dem **N. vagus (X)** kommt hierbei besondere Bedeutung zu, da er die Schlundmuskeln motorisch mitversorgt und über seinen Nebenast, den N. laryngeus recurrens, den Stimmlippenschluss kontrolliert.

Die betroffenen Patienten leiden häufig unter Schluckbeschwerden, Globusgefühl und Dysphonie, in extremen Fällen auch unter einer spastischen Dysphonie, wenn noch weitere Pathologien hinzukommen (z.B. eine CMD). Ein Beispiel aus der Praxis des Autors ist eine 60-jährige Patientin, die über zehn Jahre an einer **spastischen Dysphonie** litt, mehrfach Injektionen mit Botox® erhalten hatte, die immer nur kurzfristig eine geringe Besserung brachten. Auch andere Therapien wie Logopädie und Atemtherapie waren ohne Erfolg. Erst nach manualtherapeutischer bzw. osteopathischer Behandlung und anschließender Anfertigung einer therapeutischen Bissschiene verbesserte sich die Dysphonie zunehmend innerhalb eines Jahres.

Diaphragmenkette

Neben dem Diaphragma abdominalis gibt es weitere Diaphragmen: Diaphragma pelvis, Diaphragma urogenitale,

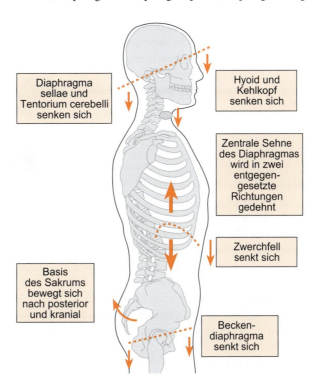

Abb. 3.91 Diaphragmenkette.
Mit freundlicher Genehmigung der MVS Medizinverlage; aus: Liem T. Kraniosakrale Osteopathie. Hippokrates in MVS Medizinverlage Stuttgart GmbH & Co. KG als Teil der Georg Thieme Verlagsgruppe, 5. Aufl. Stuttgart 2010

das Lungendiaphragma, Diaphragma oris, Diaphragma palatini, Tentorium cerebelli und Diaphragma sellae.
- Von caudal nach cranial finden sich das **Diaphragma pelvis** mit dem **Diaphragma urogenitale** sowie das **Diaphragma abdominalis,** das den Thoraxraum vom Abdomen „trennt".
- Das **Lungendiaphragma** kann zu einem Thoracic-outlet-Syndrom führen.
- Das **Diaphragma oris** des Mundbodens oberhalb der Stimmlippen wird durch Muskeln bereinflusst, die am Os hyoideum ansetzen.
- Das **Diaphragma palatini** liegt darüber und kann Formvarianten aufweisen. Es beeinflusst mit seiner Bewegung den Zungengrund und die Rachenwand sowie die Eustachio-Röhren. Es wird vom M. compressor nasi mitbewegt, der mit seiner Sehne über den Nasenrücken zieht. Diese letzten beiden Diaphragmaebenen beeinflussen bei einer Dysfunktion die Doppelventile im Kehlkopfbereich.
- Die am weitesten cranial liegenden Anteile der Diaphragmenkette sind das **Tentorium cerebelli** und das **Diaphragma sellae** im Gehirn. Beide Strukturen sind häufig bei CMD und nach direktem Schädeltrauma oder Schleudertrauma der HWS betroffen. Durch eine Spannung des Tentorium cerebelli werden der Rhythmus des Liquors, die Spannung der Dura mater, die Funktion des hormonellen Systems in der Hypophyse, die Augenmuskeln und viele andere Strukturen beeinflusst (Upledger 1994, Liem 2001).

Die Art und Weise, wie die Diaphragmenebenen genutzt werden, sowie Dysfunktionen in den verschiedenen Ebenen beeinflussen Sing- und Sprechvermögen weitreichend. Eine suffiziente Stimmfunktion kann daher nur bei einer guten Funktion der Diaphragmen vorliegen (> Abb. 3.91).

3.5.3 Tinnitus

Die Geschichte des Tinnitus von 1.500 v. Chr. bis zur Neuzeit und die aktuellen wissenschaftlichen Erkenntnisse sind in der wunderbaren Arbeit von Wolfgang von Heymann und Christian Köneke (2009) dargestellt. Die Ursachen von Tinnitus sind vielfältig. Studien belegen die mögliche Veränderung des Tinnitus allein durch Bewegungen der HWS, des Kiefers, der Augen, des Kopfes etc., d.h. durch die nicht-auditiven, somatosensorischen tiefen Afferenzen des gesamten Trigeminuskomplexes sowie der Cervicalsegmente C1–C3 (v. Heymann und Köneke 2009).

Die Standardtherapieverfahren der HNO führen nur in einem geringen Prozentsatz zu einer Reduzierung bzw. zu einem Verschwinden des Tinnitus. Daher stehen seit einigen Jahren psychotherapeutische Behandlungen für Patienten mit Tinnitus im Vordergrund.

CMD und Tinnitus

Zahlreiche Studien belegen den Zusammenhang zwischen CMD und Tinnitus. Von diesen Untersuchungen kann hier nur eine Auswahl aufgeführt werden:
- Ash spricht von einer signifikanten Erhöhung der Prävalenz von Schwindel und Tinnitus bei Patienten mit einer CMD. Bei diesen CMD-Patienten können zusätzliche Symptome wie Hörstörungen und Ohrenschmerzen auftreten (Ash 2006).
- Bereits 1997 veröffentlichte Biesinger eine randomisierte, kontrollierte und prospektive Studie, in der die Überlegenheit der manuellen Therapie gegenüber der medikamentösen Behandlung beim akuten Tinnitus gezeigt werden konnte (Biesinger 1997).
- Auch Kempf hat in einer Veröffentlichung den Zusammenhang zwischen CMD und Tinnitus deutlich gemacht (Kempf 2005).
- Dapprich spricht davon, dass bei 25% der Tinnitus-Patienten der Auslöser eine CMD ist (Dapprich 2005).

Im eigenen Patientenklientel kann der Autor beobachten, dass Tinnitus bei CMD-Patienten gehäuft auftritt – in mehr als 50% der Fälle –, und dass der Tinnitus (je nach Ausprägung und Dauer) in gut einem Drittel der Fälle beseitigt oder in der Intensität deutlich reduziert werden kann.

> Da eine CMD fast immer mit Funktionsstörungen der Kopfgelenke einhergeht, kann man postulieren, dass die Behandlung der Kopfgelenke zu einer Beeinflussung des Tinnitus führt. Eine positive Ausgangssituation liegt immer dann vor, wenn der Patient äußert, dass er durch Bewegung des Unterkiefers die Intensität des Tinnitus verändern kann (Erfahrung des Autors).

- Nöcker zeigt ebenfalls den Zusammenhang zwischen HWS, CMD und Tinnitus auf (Nöcker 2005).
- Die Studie von Steinmetz und Ridder konnte zeigen, dass bei 42,3% der Patienten die Intensität der Beschwerden um mehr als ein Drittel abnahm (Steinmetz und Ridder 2003) (> Abb. 3.92).

Bei Schwindel mit zugrunde liegender CMD kommen den **Konvergenzen aus dem Trigeminussystem und den Afferenzen der oberen cervicalen Segmente** eine besondere Bedeutung zu. Diese Zusammenhänge sind hinlänglich bewiesen. Auch wenn der Zusammenhang zwischen dem Trigeminussystem und den vestibulo-

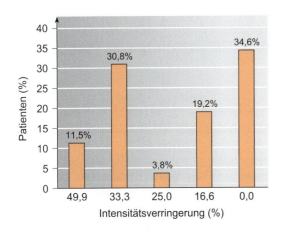

Abb. 3.92 Intensitätsverringerung bei CMD-Patienten mit Ohrgeräuschen nach Versorgung mit einer Aufbissschiene. [7]

cochleären Afferenzen noch nicht in allen Einzelheiten nachgewiesen ist, weisen doch sehr viele Forschungsergebnisse in diese Richtung. Durch neuroanatomische Markierungen und Färbungen wurden Verbindungen zwischen den sensomotorischen Funktionen des N. trigeminus nachgewiesen. Dadurch erklären sich die gegenseitige Beeinflussung des N. mandibularis und der oberen drei cervicalen Spinalnerven (> Abb. 3.85). Insbesondere die Verbindungen zwischen den Hinterhornneuronen des zweiten Spinalnerven (d.h. Segment C1/C2) und in den Cochleariskernen sind bewiesen (v. Heymann und Köneke 2009).

Für einen durch den N. trigeminus induzierten Tinnitus spricht außerdem die Tatsache, dass die Gefäße des Innenohrs ebenfalls aus dem N. trigeminus innerviert werden. Von Heymann und Köneke (2009) beschreiben weitere Forschungsergebnisse, die postulieren, dass zusätzlich zur HNO-Akuttherapie (mit Rheologika, Vasodilatatoren, Cortison etc.) die zahnärztliche Behandlung mit Veränderung der Kondylenposition durch eine Aufbissschiene und parallel die Behandlung durch einen versierten Orthopäden bzw. Manualtherapeuten erfolgen muss.

Muskeln mit direkter Beziehung zur Hörfunktion und zur CDM

Folgende Muskeln haben einen direkten Bezug zur Hörfunktion und zur CMD:

- Der **M. tensor veli palatini** strafft den weichen Gaumen und öffnet die Tuba auditiva. Er ist der einzige Muskel des weichen Gaumens, der vom N. mandibularis versorgt wird. Als dritter Ast des N. trigeminus ist der N. mandibularis bei CMD immer involviert.
- Der **M. tensor tympani** spannt das Trommelfell und wird über das Ganglion oticum innerviert, ein parasympathisches Ganglion, das bei CMD ebenfalls oft alteriert ist.

Entwicklungsgeschichtlich betrachtet, waren diese beiden Muskeln ursprünglich Kaumuskeln. In der Phylogenese verwandeln sich Kieferknochen in die Gehörknöchelchen des Mittelohres. Durch diesen entwicklungsgeschichtlichen Zusammenhang können sich Schmerzen des Kiefergelenks oder der Kaumuskeln bei einer CMD auf die Tensoren auswirken, da sowohl die Kaumuskeln und das Kiefergelenk als auch die Tensoren eine gemeinsame Nervenversorgung und Konvergenz auf Interneurone des N. trigeminus aufweisen.

3.5.4 Cervicalschwindel

Der Zusammenhang zwischen Schwindelattacken, Funktionsstörungen der oberen HWS und der Kopfgelenke sowie CMD-Problemen ist hinreichend belegt. Steinhaus hat in einem Artikel die Zusammenhänge zwischen cervicalem Schwindel und den Kopfgelenken veröffentlicht: *Die afferenten Impulse der Propriozeptoren (Muskelspindel) der Halsmuskulatur und die Mechanorezeptoren der zugehörigen Insertionen projizieren in die Zona intermedia des Halsmarks und in den medialen und deszendierenden Vestibulariskern, ebenso die nozizeptiven Afferenzen der Haut. Die propiozeptiven Afferenzen im Nucleus vestibularis aktivieren eine deszendierende, GABAerge Inhibition auf das Hals- und Rückenmark mit Beteiligung der Motoneurone.*
(Steinhaus 2005)

Der Einstrom propiozeptiver Afferenzen führt zu einer Aktivierung der deszendierenden Hemmung, die das Durchschlagen noziceptiver Afferenzen bis in die Vestibulariskerne verhindert. Ist der Einstrom der Noziafferenzen zu hoch, kann er durch die deszendierende Inhibition aus den Vestibulariskernen nicht ausreichend gedrosselt werden. Die überschüssigen Noziafferenzen erreichen die Vestibulariskerne. Die Folge ist eine **Aktivierung des Tractus spinovertebralis mit Tonusasymmetrie,** die der Patient als Links- oder Rechtsdrall empfindet. Andererseits ist bei hypotonen Muskeln die Impulsflut der Propriozeptoren reduziert. Dies führt zu einer fehlerhaften Verrechung der spinovestibulären mit vestibulären Afferenzen, was der Patient als Schwindel empfindet.

Aus einer Studie von Steinmetz und Ridder (2003) geht hervor, dass bei 66,6% der Patienten die Intensität des Schwindels nach Versorgung mi einer Aufbissschiene um mehr als ein Drittel abnahm (> Abb. 3.93).

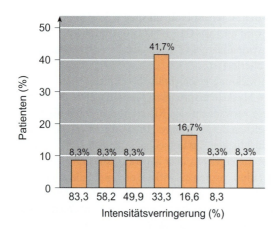

Abb. 3.93 Intensitätsverringerung des Schwindels bei CMD-Patienten nach Versorgung mit einer Aufbissschiene. [7]

3.5.5 Weitere Störungen im HNO-Bereich

Würgereiz

Bei der Anamnese bzw. im Verlauf der Untersuchung klagen viele CMD-Patienten über Würgereiz. Sie gehen ungern zum Zahnarzt und haben Angst vor der therapeutischen Bissnahme. Wie bereits mehrfach erwähnt, kommt es bei einer CMD zu Spannungszuständen im Foramen jugulare (➤ Kap. 2.7.1, ➤ Kap. 3.1.1, ➤ Kap. 3.4.1). Dies kann zu Irritationen des **N. glossopharyngeus (IX)** führen, über den sowohl der motorische Würgereflex (Uvula) als auch der sensible Würgereflex verursacht wird. Bei den meisten Patienten verschwinden die Würgesymptome, wenn sie die Schiene einige Wochen getragen haben.

Hörsturz

Der Hörsturz ist insbesondere bei den Musikern eine gefürchtete Komplikation. Wenn der Tinnitus die Alarmreaktion des Hörnerven darstellt, kann der Hörsturz als die defizitäre zerstörende Reaktion bezeichnet werden. Oft sind Musiker betroffen, die eine CMD haben und gleichzeitig unter starkem Druck stehen (nicht selten Solisten). Bei der Anamnese von CMD-Patienten wird man gehäuft die Aussage finden: „Den Hörsturz bekam ich in einer absoluten Stressphase." Bei starkem Stress beißen die Patienten nachts in den Traumphasen (Stressverarbeitung) besonders häufig zu und verstärken damit die negativen Auswirkungen der CMD.

> Bei einer CMD werden vermehrt Stresshormone freigesetzt. Dies führt zu einer noch weiter herabgesetzten Reizschwelle, sodass ein Hörsturz schneller entstehen kann.

Probleme im Bereich der Nasennebenhöhlen

Zusammenhänge zwischen CMD und Störungen der Nasennebenhöhlen sind aus Studien und Beobachtungen des Autors in seiner Praxis bekannt (Ridder 1998, Steinmetz und Ridder 2003). Immer wieder berichten Patienten über eine deutlich freiere Nasenatmung, seit sie eine Schiene tragen. Häufig bringt eine operative Korrektur des Septums bei Deviation nicht denselben Erfolg wie die Schiene. Als Ursache der Nasennebenhöhlenprobleme kommen die **verminderten Bewegungen der Schädelknochen** im Rahmen einer CMD in Betracht, die durch die craniosacrale Therapie mit begleitender Schienentherapie wieder eine bessere Beweglichkeit bekommen.

Auch das **trigeminovasculäre System** (➤ Kap. 3.2.3) kann bei einer CMD über die cranialen Störungen in Mitleidenschaft gezogen werden und eine verstopfte Nase verursachen (Ridder 1998, Ash 2006).

Bei 36,4% der Patienten mit Störungen im Bereich der Nasennebenhöhlen nahm die Intensität der Beschwerden um mehr als ein Drittel ab (Steinmetz und Ridder 2003).

Otalgien und Druckausgleich

Sehr oft klagen CMD-Patienten darüber, dass sie im Flugzeug oder Lift einen Druckausgleich durchführen müssen und Schmerzen im Ohr verspüren. Auch Tauchen vermeiden sie wegen des Drucks auf den Ohren. Die Ursache ist bei retralen Zwangsführungen des Unterkiefers wahrscheinlich in dem engen **Meatus acusticus** zu sehen, was zu einer Dysfunktion im Bereich der Tuben oder Eustachio-Röhren führen kann.

Chronische Mittelohrentzündungen

Bei Kindern mit chronischen Mittelohrentzündungen sollte nach cranialen Prozessen und Zahnfehlstellungen gefahndet werden. In der Anamnese von Erwachsenen gibt es ebenfalls einen Hinweis auf einen möglichen Zusammenhang mit einer CMD, da die Mittelohrentzündung durch einen zu engen **Meatus acusticus** provoziert werden kann.

Darüber hinaus sind die anatomischen Verhältnisse beim Mittelohr zu berücksichtigen: Ein Drittel der **Tuba auditiva** (laterale knöcherne Anteile) ist fast ständig geöffnet, während die medialen zwei Drittel durch Prozesse wie Schlucken und Gähnen einem ständigen Wechsel von Öffnen und Schließen unterliegen. Bei CMD-Störungen kann am knorpeligen Anteil der Tuba auditiva das Lumen eingeengt sein, sodass der Sekretabflusses behindert wird. Dadurch entsteht eine erhöhte Anfälligkeit für Infektionen im Mittelohr.

3.6 Kardiologie

---- **Fallbeschreibung** ----

Anamnese
Ein 52-jähriger Patient berichtet über Schmerzen im Epigastrium und im Bereich der Sternumspitze, die seit fünf Jahren bestehen. Er wurde wegen Refluxösophagitis und Herzrhythmusstörungen medikamentös behandelt. Seit Jahren besteht eine Migräne. Es wurde eine Gastroskopie durchgeführt, die Hinweise auf eine geringe Reizung der Magenschleimhaut ergab. Die Laborergebnisse waren unauffällig. Der Patient war mehrere Jahre ohne großen Erfolg in ärztlicher Behandlung.

Zu den genannten Beschwerden kamen im weiteren Verlauf noch Probleme an der Achillessehne (v.a. rechts) hinzu, die nach einigen Monaten wieder verschwanden. Daraufhin klagte der Patient über Beschwerden in der rechten Schulter: Er konnte den Arm fast nicht mehr heben oder darauf liegen, nicht einmal die Haare kämmen. Nach etwa sechs Monaten gingen die Beschwerden langsam zurück. Ibuprofen und Cortison hätten zuvor keine Wirkung gezeigt. Im weiteren Verlauf, nach ca. drei Jahren, erfolgte eine proktologische Behandlung wegen Hämorrhoiden. Der Patient hat ständig das Gefühl, die Blase entleeren zu müssen. Zunehmend Kopfschmerzen, die nach Akupunktur besser werden. Er trinkt nie Alkohol.

Erste Konsultation am 2.5.2008
Typische CMD mit Deviation nach rechts, Kreuzbiss links mit Nonokklusion, retrale Zwangsführung, Zahn-auf-Zahn-Stellung links, Dysfunktion der Kaumuskeln, Triggerpunkt in den Mm. levator scapulae, trapezius und in den Kaumuskeln, Duraspannung mit paradoxer Occiput-Sacrum-Bewegung, paradoxe Bewegung des Os temporale links, Blockierung C1–4, linkes Bein funktionell 1 cm länger, Schultertiefstand, Verspannung der Halsmuskeln und der Nackenregion, Druckschmerz über der Sternumspitze. Bei AK-Testung generalisierte Hyperreaktivität der Muskeln. Neurologische Untersuchung unauffällig. Haut sehr trocken mit Effloreszenzen im Gesicht und am Oberkörper.

Therapie
Behandlung mit Chirotherapie, Ohrakupunktur, Osteopathie, danach Bissnahme und Anfertigung einer okklusalen Schiene durch den Zahnarzt. In den

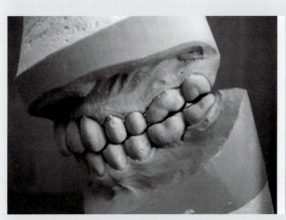 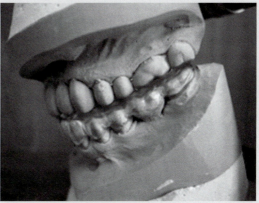

Abb. 3.94 Darstellung des Modells im Artikulator von links lateral ohne (links) und mit Schiene (rechts). Man beachte die nicht suffiziente Verzahnung im Molarbereich und die weiter anterior stehende Position der Mandibula nach Versorgung mit der Aufbissschiene. [6]

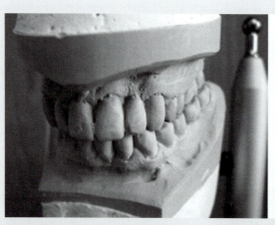 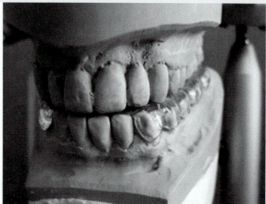

Abb. 3.95 Auf der a.p. Ausrichtung ist der leichte Kreuzbiss auf der linken Seite (links) und die retrale Zwangsführung, die durch die Aufbissschiene aufgehoben wurde (rechts), zu erkennen. [6]

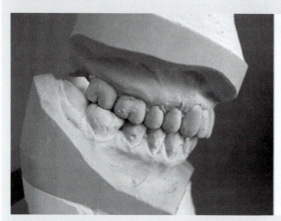 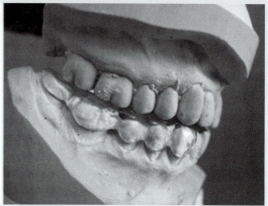

Abb. 3.96 Darstellung mit (rechts) und ohne (links) Schiene von rechts lateral. Singuläre Zahnstellung im Molarbereich ohne Schiene, weiter posterior gelagerte Mandibula nach Versorgung mit der Aufbissschiene. Insgesamt war eine Rotationsänderung der Mandibula zu verzeichnen. [6]

darauffolgenden Wochen wöchentliche Behandlung, wobei die visceralen Techniken für Sternum, Ligg. sternopericardiaca und die Blase im Vordergrund standen. Zusätzlich craniosacrale Techniken.

Kontrolle am 11.7.2008

Die Kontrolluntersuchung ergab objektiv nur noch wenige Auffälligkeiten, C1/2 in Rotation nach rechts, LWS und Becken frei, aber verstärkte BWS-Kyphose, nur 28° Rotation beidseits. Subjektiv: ohne Medikamente fast keine Herzrhythmusstörungen mehr, keine sternalen Druckschmerzen oder Beklemmungen mehr, die Blase funktionierte einwandfrei und selbst die Haut hatte sich verbessert.

Der Patient hatte bereits längere Zeit in der „Adaptationsphase" nach Selye gelebt, das heißt, auch sein Immunsystem war überfordert, wodurch wahrscheinlich die Hauteffloreszenzen zu erklären waren. Die sternalen Beschwerden und Herzprobleme sind über absteigende Faszienketten zu erklären (➤ Kap. 2.7.1).

Die ➤ Abbildungen 3.94–3.96 zeigen das Gipsmodell des Patienten mit und ohne Schiene im Artikulator. Dabei fallen v.a. auf der linken Seite der Kreuzbiss und die Nonokklusion im dorsalen Molarenbereich auf. Mit der Schienenversorgung kam der Unterkiefer in eine Rotation nach rechts und weiter nach anterior.

3.6.1 Myofasciale bzw. musculoskelettale Läsionskette

> Alle myofascialen Züge im Thoraxbereich sind direkt oder indirekt mit dem Herzen verbunden.

Der Autor konnte während seiner Assistenzarztzeit in einer Rehabilitationsklinik zahlreiche Erfahrungen mit kardiologischen (60%) und orthopädischen Nachsorgepatienten (40%) machen. Kardiologische Notfälle, die im Standarduntersuchungsprogramm keine Pathologien aufwiesen, wurden häufig durch manuelle Therapie der BWS symptomfrei (bei Engegefühl des Thorax, Herzrhythmusstörungen, Arrhythmien und Angina pectoris). Diese Phänomene sind mittlerweile hinlänglich bekannt (Haldemann 1986, Zusman 1986, Neumann 2003, Stiles 1979, Steinrücken 1980). Es stellt sich die Frage, wie die Herzprobleme entstehen und worin die Verbindung zur CMD bestehen könnte. In Betracht kommen myofasciale, musculoskelettale, nervale und hämodynamische Ursachen, auf die im Folgenden näher eingegangen wird.

Aufhängung des Herzens im Mediastinum

Das gehäufte Vorkommen von Herzrhythmusstörungen bei Patienten mit Skoliose ist bekannt. Da CMD-Patienten als Begleiterkrankung oft eine Skoliose haben (➤ Kap. 3.1.2) und über Herzbeschwerden klagen, liegt die Annahme skelettaler bzw. myofascialer Störungen als Ursache der Herzrhythmusstörungen nahe.

Die absteigende Kette vom Temporomandibulargelenk wurde bereits im Abschnitt über die **tiefe Frontallinie** (TFL) beschrieben (➤ Kap. 2.7.2), der eine besondere Bedeutung für die Ausrichtung von Kopf, Hals und oberem Rücken zukommt. Betrachtet man den medialen Streckenabschnitt der TFL, zieht diese vom Tuberculum pharyngeum an der Basis des Occiputs über die Mm. styloidei und über die Procc. spinosi der HWS weiter nach caudal. Die Gewebe der Pleuragruppe ziehen von den Procc. spinosi der HWS hinab, verbinden sich mit dem mittleren M. scalenus und ziehen bis in das Mediastinum und das Pericard hinein und schließlich zum Diaphragma.

Der anteriore Abschnitt der tiefen Frontallinie zieht von den supra- und infrahyoidalen Muskeln in die obere Thoraxapertur hinein und von dort hinter dem Sternum bis zum Xyphoid (➤ Abb. 3.97).

Das Pericard ist fest mit dem Centrum tendineum des Diaphragmas verbunden. Auch die Faszien des Mediastinums sind mit dem Diaphragma verbunden, außerdem die Pleura visceralis der Lungen. Diese Gewebe verbinden sich mit dem vorderen Längsband (LLA) der Wirbelsäule. Die bei einer CMD vorliegende Spannung im vorderen und hinteren Längsband kann daher eine Fortleitung mit Spannungszuständen in die myofascialen Stränge des Mediastinum verursachen (➤ Abb. 3.98).

In ➤ Abbildung 3.98 sind die Aufhängungen des Herzens und des Pericards zwischen den verschiedenen Strukturen der Wirbelsäule, des Sternums, der Gefäße, der Lunge und des Diaphragmas zu erkennen.

> Durch Verspannungen der Faszien und Ligamente, an denen das Herz im Thorax aufgehängt ist, kann es zu Beeinträchtigungen des Reizleitungssystems und der Blutversorgung der Herzmuskulatur und damit zu Herzrhythmus- und Durchblutungsstörungen kommen.

Bandstrukturen des Pericards

Das Pericard (Herzbeutel) ist die fibrös-seröse Hülle des Herzens und besteht aus einem inneren Anteil und einem äußeren, fibrösen Anteil. Auf den äußeren fibrösen Anteil wird im Folgenden näher eingegangen. Das **Pericardium fibrosum** stellt die Fortsetzung der bereits besprochenen Fascia pharyngobasilaris (➤ Kap. 2.7.1) dar. Das Pericard besteht aus einer dicken, festen Membran und bildet einen fibrösen Beutel, der von den großen Herzgefäßen durchzogen wird. Es ist mit festen Bandstrukturen an verschiedenen Stellen im Thorax und Mediastinum angeheftet. Das bedeutet, dass es den Spannungen im musculoskelettalen bzw. myofascialen Bereich ausgesetzt ist.

Von besonderer Bedeutung sind die **Verbindungen zum Sternum** über die Ligg. sternopericardiaca und zur Wirbelsäule über die Ligg. vertebropericardiaca sowie cervicopericardiaca. Diese drei Bandstrukturen spannen das Pericard wie ein Zelt zwischen Brustbein und Wirbelsäule auf und können von ihrem jeweiligen Ursprungsort aus pathologische Muster in das Pericard weiterleiten. Darüber hinaus verlaufen die Ligg. vertebropericardiaca vom sechsten Halswirbel bis zum dritten Brustwirbel parallel zu den sagittalen Septen der Fascia pharyngobasilaris. Über diesen Verlauf ist die Verbindung zur Schädelbasis gegeben.

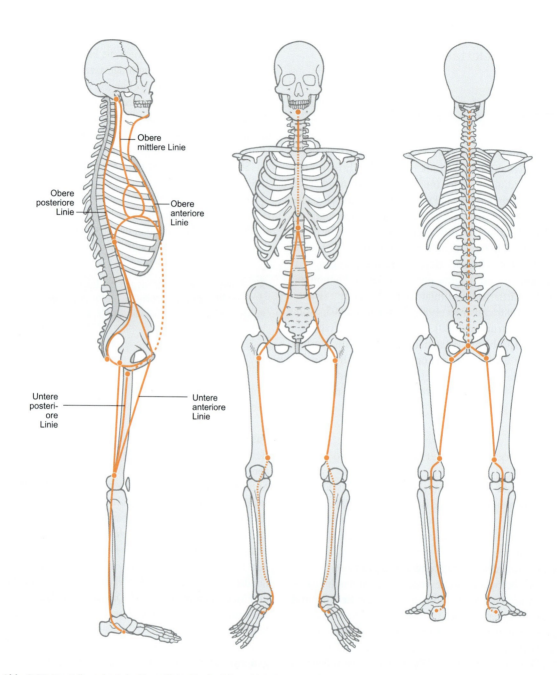

Abb. 3.97 Darstellung der tiefen Frontallinie. Myofasziale und knöcherne Strukturen.

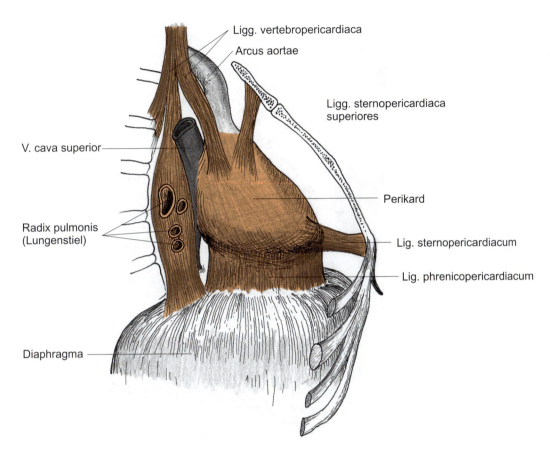

Abb. 3.98 Bandstrukturen des Pericards. Zu beachten sind v.a. die Ligg. vertebropericardiaca mit der Aufhängung des Pericards an der Wirbelsäule, da Haltungsschäden unmittelbar Einfluss auf das Pericard haben. [9]

Das fibröse Pericard ist nicht dehnbar. Es kann daher dem über die anderen Bänder vermittelten Zug nicht ausweichen, sondern muss sich in seiner gesamten Lage verändern. Übt lediglich ein Band einen pathologischen Zug aus, kann das Pericard dies noch relativ gut kompensieren, bei mehreren pathologischen Mustern kann jedoch die mechanische Belastung zur Überforderung des Reizleitungssystems und damit zu Herzrhythmusstörungen führen.

Bei CMD werden fast immer alle Bandstrukturen, die zum Pericard ziehen, in Mitleidenschaft gezogen, insbesondere die Fascia pharyngobasilaris, die BWS mit dem longitudinalen Band und auch die Ligg. vertebropericardiaca. Skoliotische Veränderungen der Wirbelsäule und Verbiegungen des Thorax wirken sich negativ auf die Ligg. sternopericardiaca aus. Daher treten Probleme im Bereich des Herzens in ihrer vielschichtigen Erscheinungsform bei CMD häufiger auf (> Abb. 3.99).

3.6.2 Viscerosomatische Reflexe

Bei Erkrankungen des Herzens können Schmerzsensationen in Segmente projiziert werden, die von denselben Spinalnerven innerviert werden: an der Körperoberfläche (Dermatom), im Bereich der Muskeln (Myotom) und des Skeletts (Sklerotom) (> Abb. 3.100).

Diese segmentalen Zusammenhänge erklären auch die häufig bei Erkrankungen und Irritationen des Herzens zu beobachtenden schmerzhaften Rippenblockierungen und intercostalen muskulären Verspannungen im Bereich der Rippen 4 bis 6. Bei übertragenen Schmerzen in diesem Bereich spielt der **N. phrenicus** eine besondere Rolle: *Da aus allen zwerchfellnahen Organen von Brust- und Bauchraum afferente Parasympathicusfasern in die Bahn des N. phrenicus gelangen, können Störungen der Organe von Brust- und Bauchraum Schmerzen in jenen Segmenten auslösen, in denen der N. phrenicus entspringt, also in den Segmenten C3, C4, C5 (Schul-*

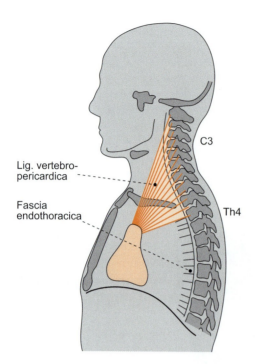

Abb. 3.99 Darstellung der Lamina cervicalis praevertebralis mit Verbindungen zum Herzen.
Mit freundlicher Genehmigung der MVS Medizinverlage; aus: Liem T. Kraniosakrale Osteopathie. Hippokrates in MVS Medizinverlage Stuttgart GmbH & Co. KG als Teil der Georg Thieme Verlagsgruppe, 5. Aufl. Stuttgart 2010

tergürtel), wobei der Ursprung des N. phrenicus bei verschiedenen Volksgruppen verschieden ist. (Wancura 2009)

Wenn man aus der Perspektive der Kardiologie bzw. der inneren Medizin die Aussage von Wancura auf die CMD bezieht, erscheinen folgende Zusammenhänge plausibel: Das Areal der Rr. ventrolaterales der Cervicalnerven des Plexus cervicalis (C1–C4) hat aus Sicht der Segmentanatomie große Bedeutung, weil alle Störungen von zwerchfellnahen Organen über den N. phrenicus in das Areal der Nn. supraclaviculares projizieren können. Insbesondere sind hier die **Hautäste des Plexus cervicalis** der Nn. occipitales minores und supraclaviculares zu nennen, deren Versorgungsgebiet bei CMD-Patienten häufig Hautirritationen z.B. in Form von Parästhesien zeigt. Weiterhin von Bedeutung sind die **Muskeläste des Plexus cervicalis,** v.a. die Versorgung des M. sternocleidomastoideus aus C2/C3, die Äste für den M. trapezius aus C2–C4 und die motorischen Fasern zu den Mm. scaleni und den unteren Zungenbeinmuskeln. Darüber hinaus existieren Verbindungen des Plexus cervicalis zu den Hirnnerven N. hypoglossus (IX), N. accessorius (XI) und N. facialis (VII). Alle vom Plexus cervicalis versorgten Muskeln sind bei Patienten mit CMD betroffen. Diese neuralen Verschaltungen erklären zum Teil die Vielfältigkeit der Symptome.

3.6.3 Neuro- und Hämodynamik

Da alle Nerven und Blutgefäße in den Faszien verlaufen, kann jede pathologische Anspannung der Faszien die Funktion von Nerven und Blutgefäßen negativ beeinflussen und sich damit störend auf die Neuro- und Hämodynamik auswirken. Diese rein mechanischen Störungen reichen demnach aus, damit es zu Veränderungen der Blutversorgung der Herzmuskulatur und damit zu Änderungen im Reizleitungssystem mit Herzrhythmusstörungen kommt.

Das fibröse Pericard wird vom **N. phrenicus** (> Kap. 3.6.2) innerviert. Das seröse Pericard, das unmittelbar vom fibrösen Pericard beeinflusst wird, verfügt über vasomotorische und sensible Fasern aus dem Plexus cardiacus. Der N. phrenicus versorgt außerdem das Diaphragma, das mit dem Pericard direkt und auf breiter Basis verbunden ist. Durch Verspannungen des Diaphragmas kann das Pericard negativ beeinflusst werden, sodass auch auf diesem Weg Störungen im Bereich des Herzens entstehen können.

Bei einer CMD liegen darüber hinaus immer pathologische Zustände der oberen HWS-Region vor, die über die absteigenden Faszien (> Kap. 3.5.1) bis zum Diaphragma hinab pathologische Muster auslösen können.

> Es existieren mehrere pathologische Muster, durch die eine CMD Auswirkungen auf das Pericard haben kann: nicht nur myofascial, sondern auch nerval über die Verbindungen des N. phrenicus aus C3/4 und zusätzlich über die pathologische Bewegung des Diaphragmas, das ebenfalls vom N. phrenicus versorgt wird.

3.6.4 Diaphragma

Das Diaphragma ist nicht nur der wichtigste Atemmuskel und die „Trennung" zwischen Brust- und Bauchhöhle, sondern hat als großer Muskel erheblichen Einfluss auf alle myofascialen Ketten im Körper (> Abb. 3.101, > Kap. 3.102).

Die Bedeutung des Zwerchfells wird auch aus seiner zentralen Rolle bei verschiedenen Entspannungs- und

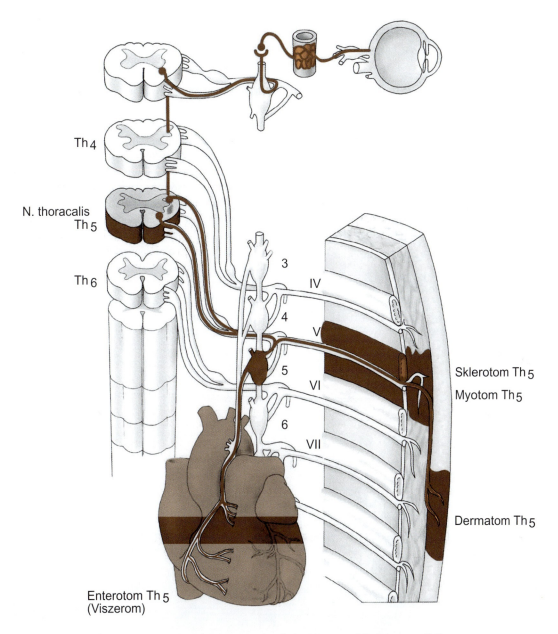

Abb. 3.100 Segmentale Innervation von D5 in das Viscerotom (Herz), das Myotom und das Dermatom. [13]

manualtherapeutischen Techniken, bei Yoga- und Atemübungen ersichtlich. Es wird oft als Schnittstelle zwischen Psyche und Körper bezeichnet, da sich psychoemotionale Belastungen, z.B. schwere **traumatische Erlebnisse** (Verkehrsunfälle, Folter, belastende Kriegserlebnisse) an dieser Schaltstelle manifestieren können. Nach solchen traumatischen Schockerlebnissen kommt es häufig zu einer Starre des Zwerchfells in der tiefen Inspirationsphase.

Die Beobachtungen in der Praxis des Autors bestätigen die in der Literatur dargelegten Zusammenhänge zwischen Psyche und Zwerchfell (Paoletti 2001, Upledger 1994, Henning 2009).

Aber auch seelische Belastungen wie **Trauer, emotionale Kränkungen** oder **Dauerstress** (z.B. im Beruf) können zu Kontraktionen und anhaltenden Tonuserhöhungen des Zwerchfells führen und Ketten von Verspannungen auslösen. Eine CMD kann sich auch nach Schleudertrauma und anderen Unfällen entwickeln. Deshalb sollte das Zwerchfell anamnestisch, diagnostisch und therapeutisch bei jeder CMD berücksichtigt werden.

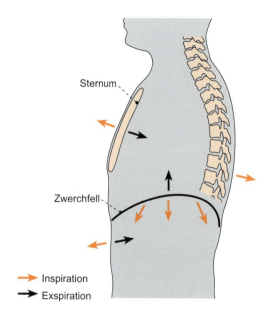

Abb. 3.101 Diaphragmabewegung bei Inspiration und Exspiration mit Auswirkung auf die umgebenden Strukturen. [7]

Durch die Kontraktion des Diaphragmas verringert sich der Druck innerhalb des Brustkorbs, gleichzeitig erhöht sich der Druck in der Bauchhöhle, was zu Funktionsstörungen der Organe in der Bauchhöhle führen kann. Gleichzeitig zieht das Zwerchfell das Pericard mit diesem Zug nach unten, da die Fasern des Pericards mit den Fasern des Zwerchfells verbunden sind. Dieser Zug wird über die Faszienverbindung durch die Karotisscheide bis zur Schädelbasis weitergeleitet (> Kap. 3.6.1). Eine zusätzliche Nervenversorgung erfährt das Diaphragma über die Nn. thoracici aus den Segmenten Th 9–12. Auch dieser Abschnitt der Wirbelsäule ist bei einer CMD häufig in Mitleidenschaft gezogen und kann zu pathologischen Verspannungszuständen des Zwerchfells führen. Die Patienten klagen nicht nur über Herzrhythmusstörungen und Engegefühl im Thorax, sondern fühlen sich insgesamt ermattet, angeschlagen und haben einen reduzierten Gesundheitszustand. Dieser Zustand geht mit teilweise undefinierbaren Schmerzen im Körper, Ermüdung, einem Gefühl des allgemeinen Unwohlseins, und u.U. mit Depressionen einher.

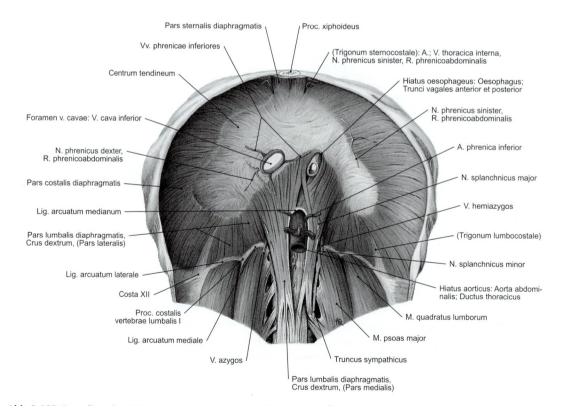

Abb. 3.102 Darstellung des Diaphragmas mit dem Centrum tendineum und der Überkreuzungsstelle von M. psoas und Zwerchfellschenkel. [2]

Fallbeschreibung

Anamnese

Die 27-jährige Patientin ist Pflegerin in einem Krankenhaus und wurde von einem Patienten massiv geschlagen, der sich nicht gut betreut fühlte. Die Schläge erfolgten gegen die linke Stirn- und Gesichtsseite. Die bis dahin gesunde Patientin entwickelte daraufhin innerhalb von drei Monaten Kopfschmerzen, Schwindel, Kieferknacken, chronische Müdigkeit, allgemeine Abgeschlagenheit und Muskelschmerzen im ganzen Körper. Zusätzlich entwickelten sich massive psychische Konfliktsituationen, auch im Hinblick auf die Frage, ob sie in diesem Beruf weiterarbeiten könne.

Untersuchungsbefund

Bei der Vorstellung in der Praxis lagen eine Subluxation des linken Kiefergelenks vor, eine Verschiebung des Unterkiefers nach rechts, enorme Verspannungen der gesamten Kaumuskeln, segmentale Funktionsstörungen der oberen HWS, Duraspannung, Verdrehung des linken Os temporale, des Os frontale und des Os zygomaticum sowie eine massive Fehlspannung des Diaphragmas. Neben den psychischen Konflikten litt die Patientin zunehmend unter Engegefühl im Thorax, Herzschmerzen und Thoraxverspannungen links, die zunächst – da ein pathologisches Substrat ausgeschlossen wurde – als psychosomatisch interpretiert wurden.

Behandlung

Die Patientin wurde manualtherapeutisch und osteopathisch v.a. im Bereich von Diaphragma, Thorax, Kiefer und Schädel behandelt und mit einer okklusalen Schiene versorgt. Zusätzlich erfolgte Physiotherapie. Nach drei Monaten waren die Beschwerden verschwunden, lediglich die Angstsymptomatik existierte noch, sodass weiterhin psychotherapeutische Behandlungen erfolgten.

Das Fallbeispiel (> Kasten) veranschaulicht die Verbindungen des trigeminalen Systems zu den absteigenden Faszienketten in den Thorax bis zum Zwerchfell, die kardiologische Symptome auslösen können.

3.6.5 N. vagus (X)

Der N. vagus ist bei einer CMD-Störung fast pathognomonisch mit beteiligt. Aufgrund seiner Lage im Foramen jugulare ist er Spannungszuständen ausgesetzt, und seine Lokalisation im Kleinhirnbrückenwinkel prädestiniert ihn für Irritationen. Er ist der größte parasympathische Nerv im Körper und besitzt zahlreiche Verbindungen zu verschiedenen Organen (> Abb. 3.103). Im Folgenden wird kurz sein Bezug zum Herzen aufgezeigt.

Motorisch innerviert der N. vagus über die Rr. pharyngei die Rachenmuskeln und über den N. laryngeus superior den M. constrictor pharyngis. Somatosensibel versorgt er die Hirnhaut der hinteren Schädelgrube, Teile des Ohrs und des äußeren Gehörgangs sowie das Trommelfell. Über seine parasympathischen Anteile hat er Verbindung zu Trachea, Bronchien, Herz und Herzgefäßen sowie zum Verdauungstrakt (bis zur linken Kolonflexur) und zur Niere (> Abb. 3.103).

Die parasympathische Versorgung des Herzens erfolgt durch den N. vagus über den Plexus cardiacus superficialis und profundus, die sympathische Versorgung über das Ganglion cervicale superius medius und inferior sowie über das Ganglion thoracale aus den Brustwirbelsegmenten BWK 1–4.

Die Einengung des Foramen jugulare durch einseitigen Hypertonus des M. rectus capitis lateralis und die dadurch verursachte Drehung des Occiputs zur Seite kann zu einer Irritation der Hirnnerven N. glossopharyngeus (IX), N. vagus (X) und N. accessorius (XI) führen (> Abb. 3.104).

Durch Hypertonus des M. sternocleidomastoideus, der ebenfalls häufig bei CMD-Störungen vorhanden ist, kann es zu einer Kompression der A. carotis communis kommen, die in einer Faszienscheide zusammen mit der V. jugularis und dem N. vagus verläuft. Die **Karotisscheide** wird von einem Dreieck gebildet, das aus den Mm. omohyoideus, sternocleidomastoideus und dem hinteren Teil des M. digastricus besteht. Der Boden dieses Dreiecks wird von den Mm. scalenus anterior und medialis gebildet. In allen Muskeln kann bei einer CMD eine ausgeprägte Dysfunktion beobachtet werden.

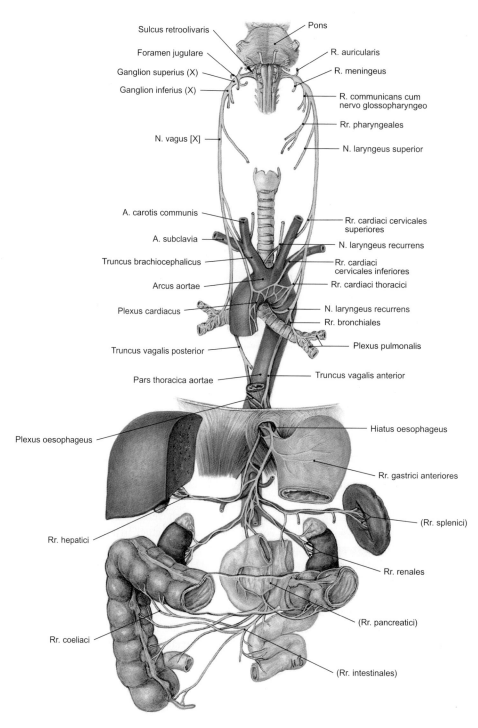

Abb. 3.103 Verlauf des N. vagus und seine Versorgung der visceralen Organe. [2]

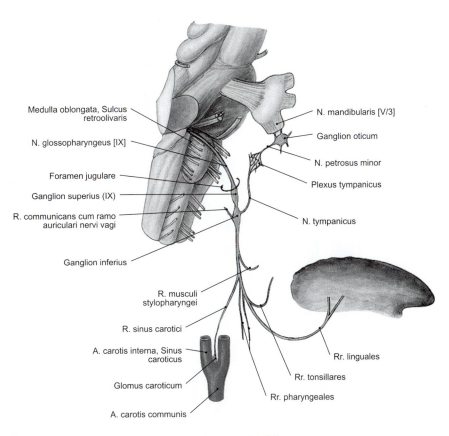

Abb. 3.104 Schema der zentralen Verbindung des N. glossopharyngeus (IX). [2]

3.6.6 Fascia cervicalis profunda

Die Fascia cervicalis profunda (tiefe Halsfaszie), in manchen Büchern auch **Lamina praevertebralis** genannt, verbindet Kopf und Kauapparat mit dem Brustkorb. Sie verläuft von der Sutura occipitomastoidea hinter der Fossa jugularis und ist nahe dem Tuberculum pharyngeum des Occiputs fixiert, von wo sie bis zu ihrem Ansatz am ersten Brustwirbel weiter nach caudal fortläuft und sich einerseits als Fascia endothoracica fortsetzt, andererseits im posterioren Bereich mit dem Lig. longitudinale anterius der Wirbelsäule verwachsen ist (➤ Abb. 3.105). Damit ist eine kontinuierliche Bahn vom Schädel bis zum Steißbein gegeben. Diese Verbindung ermöglicht die Fortleitung von Störungen, die vom craniomandibulären System ausgehen, zum Becken oder umgekehrt von Dysfunktionen im Beckenbereich nach cranial bis in die craniomandibuläre Funktionseinheit.

Die Fascia cervicalis profunda umhüllt außerdem die Scalenusmuskeln, geht über die Clavicula in die Axilla über und umhüllt dort die A. subclavia sowie den Plexus brachialis. Damit entsteht eine fasziale Kontinuität bis zum Oberarm. Die Fascia cervicalis profunda übt damit auch eine Stützfunktion auf den Plexus cervicalis und die Cervicalganglien aus, die sich in der Umschlagfalte der Faszien befinden. Die Anordnungen der Faszien im HWS-Bereich und v.a. das Vorkommen visceraler Faszien in dieser Region wurde bereits in ➤ Kapitel 2.7.1 erläutert (➤ Abb. 2.40)

Eine Besonderheit der Fascia cervicalis profunda ist die Tatsache, dass sie auch den sympathischen Grenzstrang, die drei Halsganglien und den N. phrenicus umhüllt. Bei Spannungszuständen der tiefen Halsfaszie, die bei CMD regelmäßig vorliegen, kann es zu Irritationen der drei Halsganglien und des N. phrenicus und damit zu Irritationen des Zwerchfells und des Pericards kommen.

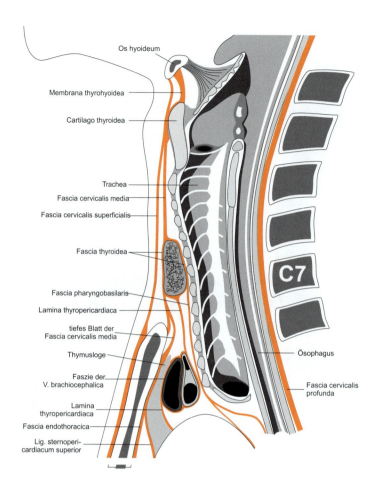

Abb. 3.105 Sagittalschnitt durch den Hals mit den Halsfaszien. [9]

3.7 Innere Medizin

---**Fallbeschreibung**---

Anamnese

Der 46-jährige Patient unterzog sich Pfingsten 2006 einer knapp 14-tägigen Fastenkur, danach machte er Urlaub und trieb in dieser Zeit viel Sport. Es kam zunehmend zu Muskelkater in beiden Oberschenkeln, auch im Bereich der Hüfte, Laufen war fast nicht mehr möglich. Der Patient musste daraufhin den Urlaub abbrechen und nach Hause fahren.
Nach drei Wochen erfolgte trotz Schmerzmittel und Myolytika eine weitere Verschlechterung. In der Zeit von Juli bis September 2006 suchte der Patient 13 Ärzte auf. Die zuletzt gestellte Verdachtsdiagnose lautete Polymyalgia rheumatica. Er konnte mittlerweile kaum noch laufen und saß zum Teil im Rollstuhl. Die Ergebnisse der mittlerweile 30 Arzt-, Röntgen- und Laboruntersuchungen waren negativ, lediglich BSG und Entzündungsparameter waren hoch.

Befund am 6.2.2007

Typische CMD mit Deviation nach links, Kreuzbiss, retrale Zwangsführung, Zahn-auf-Zahn-Stellung, Dysfunktion der Kaumuskeln mit Triggerpunkten in den Mm. masseter, trapezius und scalenus anterior/medius, Duraspannung mit paradoxer Occiput-Sacrum-Bewegung, paradoxe Bewegung des Os temporale links.
Alle Muskeln sind äußerst schwach, das Anheben der Beine ist fast nicht möglich. Neben der CMD finden sich andere Störungen im Bereich des Craniums (v.a. Sphenoid in Flexion). Durch Verabreichung von Phytocortal® und Phyto-L® wieder normal starke Muskeln. Beckenfunktionsstörung.

Therapie

Craniosacrale Behandlung, Versorgung mit einer Aufbissschiene und medikamentöse Unterstützung der Hypophyse und der Nebenniere (durch Phytocortal®), da durch die ständige Ausschüttung von Stresshormonen die Hypophysen-Nebennieren-Achse gestört war. Beim Zahnarzt wurde bei 16 ein bereits seit Längerem bekannter nervtoter Zahn, bei 15 ein Restzustand nach Wurzelbehandlung, bei 46 ein schon seit zwei Jahren nervtoter Zahn diagnostiziert; daraufhin Röntgenaufnahme des Kiefers, fraglicher Schatten. Extraktion von 15 und 16, seitdem weitere Besserung. Nimmt 2 × tägl. Arnica D30.

Labor

Das 24-Stunden-Stresshormon-Profil zeigte eine abnorme Kurve mit Höchstwerten nachts und stark erniedrigten Werten tagsüber. Durch konsequentes Tragen der Aufbissschiene, osteopathische Behandlung und medikamentöse Begleittherapie (Phytocortal® und Phyto-L®) konnte der Patient innerhalb von drei Monaten wieder schmerzfrei laufen. Die Laborwerte waren unauffällig.

Interpretation

Bei dem Patienten lag bereits seit längerer Zeit eine CMD vor, die zu strukturellem Stress mit erhöhter Ausschüttung von Stresshormonen führte (> Kap. 3.3.2). Damit war die gesamte Muskulatur in Mitleidenschaft gezogen. Die Diät mit radikaler Kalorienreduzierung und nachfolgender sportlicher Betätigung brachten den Körper über seine physiologische Grenzen und in die Dekompensation. Die beherdeten Zähne im Oberkiefer haben die Situation möglicherweise ebenfalls verschlechtert.
Trotz der massiven körperlichen Symptomatik lagen bis auf die erhöhten BSG- und Entzündungsparameter sowie den verzerrten Spiegel der Stresshormone keine Auffälligkeiten vor. Dieses Phänomen ist bei CMD-Patienten nicht selten zu beobachten.

3.7.1 Hormonelles System

Die Ossa temporalia sind bei CMD-Störungen immer mit betroffen und werden in der Osteopathie auch als „trouble maker" bezeichnet (> Kap. 3.3.6). Darüber hinaus spielen sie eine Rolle bei hormonellen Dysfunktionen. Bei einer CMD-Störung ist meist eine **gegenläufige Bewegung der Ossa temporalia** zu diagnostizieren, z.B. findet sich bei einem hohen Prozentsatz der Patienten das linke Os temporale in Innenrotation und das rechte in Außenrotation. In der Folge entsteht über die Fortleitung dieser Fehlstellung über die Pars petrosa des Os temporale ein Spannungszustand im Bereich der Sella turcica, in der die **Hypophyse** liegt. Die Irritation der Hypophyse kann zu unterschiedlichen hormonellen Dysfunktionen führen wie z.B. zu einer vermehrten oder verminderten Bildung von Hypophysenhormonen.

In der Literatur finden sich nur vereinzelte Anmerkungen zu den Zusammenhängen zwischen CMD und hormoneller Dysbalance. Im Jahrbericht 2008 der DGSS (Deutsche Gesellschaft zum Studium des Schmerzes) werden z.B. Beziehungen zwischen der CMD und internistischen Erkrankungen wie Bluthochdruck, Diabetes und Atemwegserkrankungen diskutiert (www.dgss.org).

Hormonelle Dysfunktion der Nebennierenrinde

Die Zusammenhänge einer hormonellen Dysfunktion der Nebennierenrinde hat eingangs die Fallbeschreibung (> Kasten) deutlich gemacht. Einerseits besteht bei einer CMD eine strukturelle Stresssituation, die zur Freisetzung von Stresshormonen führt (> Kap. 3.3.2), andererseits wird über die Spannungszustände im Bereich der Hypophyse eine veränderte Ausschüttung von ACTH (adrenocorticotropes Hormon) verursacht, die wiederum die Hormonbildung in der Nebenniere verändert.

> Stress ist nach Pischinger ein Zustand der Disharmonie und eine Bedrohung für die Homöostase. Der Körper wird alles versuchen, um das biologische Gleichgewicht wiederherzustellen.

Eine zentrale Komponente des Stressregulationssystems ist das im Nucleus paraventricularis des **Hypothalamus** lokalisierte **CRH-System** (CRH = corticotropin releasing hormone). Über den Hypothalamus werden bei Stress komplexe neuroendokrine (humorale, hormonale oder neurosekretorische) Mechanismen in Gang gesetzt. Dabei spielt es keine Rolle, welcher Art der auslösende Stressfaktor ist (Schmerz, Verletzung, Trauer, CMD etc.). Das im Hypothalamus produzierte CRH wird über die Blutbahnen zur Hypophyse transportiert, wo es die Bildung und Freisetzung von ACTH stimuliert. ACTH führt in der Nebennierenrinde zur Ausschüttung von Cortisol. Damit hat sich die Achse Hypothalamus–Hypophyse–Nebennierenrinde auf den Stressfaktor eingestellt, was bei einer Konfrontation mit Stressoren über das efferente sympathische System des Nebennierenmarks alle Körperorgane beeinflusst.

In der Literatur wird auch vom allgemeinen Anpassungssyndrom (GAS = general adaption syndrome) gesprochen, das bei übermäßigem und lang anhaltendem Stress entsteht (Pischinger 1998). Die Anpassungsreaktionen sind zum Teil auf archaische Instinkte zurückzuführen, die vererbt wurden und uns die Überlebensfähigkeit in Natur und Gesellschaft ermöglichen. Hält der Stresseinfluss aber allzu lang an, variieren die individuell pathophysiologischen Zustände und können zu psychiatrischen, endokrinologischen und entzündlichen Erkrankungen oder zu einer erhöhten Anfälligkeit für solche Erkrankungen führen.

Je nachdem, wie lang die CMD bereits besteht, kommt es zunächst zur Widerstandsphase nach Selye (➤ Kap. 2.7.1), sodass vermehrt Stresshormone ausgeschüttet werden. Die der Nebenniere zugeordneten Muskeln in der Applied Kinesiology (z.B. M. tibialis posterior, M. gastrocnemius) antworten zunächst mit einer Hyperreaktivität, in späteren Phasen mit einer deutlichen Muskelschwäche. Mit dieser Muskelschwäche ist die Dekompensationsphase der Stressreaktion nach Selye erreicht, wie sie in dem geschilderten Fall vorlag (➤ Kasten): Der Patient wollte sich mit den sportlichen Aktivitäten am Strand etwas Gutes tun. Da jedoch seine hormonelle und muskuläre Situation bereits stark beeinträchtigt war, führte das Sporttreiben zu einer weiteren Überforderung des gesamten hormonellen Systems und damit dann zum kompletten Zusammenbruch (➤ Kap. 3.3.2, ➤ Abb. 3.65).

Weitere hormonelle Dysbalancen

Auch andere hormonelle Dysbalancen müssen in Zusammenhang mit der CMD überdacht, weiter diskutiert und erforscht werden, v.a. die Dysmenorrhö und der Hyperthyreoidismus. Zum besseren Verständnis der Zusammenhänge zwischen CMD und innerer Medizin und anderen medizinischen Fachbereiche wird an dieser Stelle der Abstract des Referats zum Thema „Nucleus ambiguus" von Jochen Fanghänel zitiert, das er auf dem „Curriculum Anatomie und Schmerz" 2001 in Greifswald gehalten hat:

Der Nucleus ambiguus – nur eine anatomische Nomenklatur?

Diese Frage kann eindeutig mit „nein" beantwortet werden. Irritationen im zentralen Nervensystem sind keine Seltenheit, v.a. in den Kerngebieten der Medulla oblongata. Besondere Aufmerksamkeit verdient dabei der sogenannte Ambiguuskomplex. Dieser enthält speziell visceroefferente Neurone der Hirnnerven IX, X und XI. Die Hirnnerven IX, X und der craniale Anteil des Hirnnervs XI besitzen in der Medulla oblongata ein gemeinsames Ursprungs- und Endigungsgebiet für ihre verschiedenen funktionellen Komponenten. Diese Zellen, deren Axone insgesamt wie jene des N. facialis ein „inneres Knie" bilden, innervieren die quergestreifte Muskulatur des weichen Gaumens, des Pharynx und des Larynx. Der Kernkomplex beherbergt aber auch Zellen, die die Muskulatur des Ösophagus versorgen und solche, die mit ihren Axonen zur Trachea und zu den Bronchien gelangen.

Auch dürfte die Mehrzahl der kardioinhibitorischen Neurone, die die Herzfrequenz und die Kontraktilität (Herzkraft) beeinflussen, im Bereich des Nucleus ambiguus liegen.

Vermutlich endigen diese Neurone in den einzelnen Organen sowohl an peripheren Ganglien wie auch an quergestreifter Muskulatur (M. sternocleidomastoideus, M. trapezius). Im Ambiguuskomplex liegen also spezielle und allgemein visceroefferente Komponenten vermischt vor. Dieser Sachverhalt ist insofern von Interesse, als man bei Erfolg bzw. Misserfolg der Behandlung der o.g. Stressmuskeln (M. sternocleidomastoideus und M. trapezius) an Irritationen durch den N. vagus und N. glossopharyngeus denken muss. Auch sollte dann an ein Engpasssyndrom des N. vagus (Zwerchfell!) gedacht werden sowie an den gemeinsamen Austritt der Nerven IX, X und XI aus dem Schädel durch das Foramen jugulare, z.B. bei Tumoren und anderen raumfordernden Prozessen. (Fanghänel 2001) (➤ Abb. 3.64)

3.7.2 Ober- und Unterbauch

Zu den funktionellen Bauchbeschwerden zählen Übelkeit, Singultus, Erbrechen, generelles Unwohlsein, Obstipation, Diarrhö, Gastritis, Meteorismus etc. Diese Störungen sind zum Teil erklärbar über die Funktion des **N. vagus** (➤ Kap. 3.6.5): Der N. vagus versorgt sowohl den Magen als auch die linke Kolonflexur und ist bei einer CMD immer mitbeteiligt. Meteorismus mit Gassammlung im Bereich der linken Kolonflexur und evtl. Druck auf das Zwerchfell können die genannten Symptome auslösen.

Darüber hinaus kann es bei einigen Patienten mit CMD zu einer **Dysfunktion des Diaphragmas** mit Dauerspannung kommen. Das Diaphragma sammelt und verarbeitet in seiner Funktion als Pufferzone die Funktionsstörungen der CMD nach caudal und umgekehrt die caudalen Funktionsstörungen nach cranial. Dadurch gerät es unter eine dauernde Zugspannung und kann unmittelbar oberhalb oder unterhalb liegende Organe irritieren und komprimieren. Bei ständigem Druck auf Leber und Magen kann es zu allgemeinem Unwohlsein und Schlappheit kommen.

> 20–25 % der Patienten in der gastroenterologischen Praxis werden mit der Diagnose „funktionelle Ober- oder Unterbauchbeschwerden" entlassen, ohne dass dafür ein pathologisches Substrat oder eine psychische Ursache gefunden werden konnte. In solchen Fällen sollte an eine CMD gedacht und gezielt nach ihr gesucht werden.

oder Gastropathien, die teilweise durch einen vagovasalen Reflex ausgelöst werden. Des Öfteren ist auch eine psychische Alteration in Zusammenhang mit erlebten traumatischen Ereignissen zu beobachten. Letzteres lässt den Schluss zu, dass bei vielen dieser Patienten eine Störung der Homöostase (physisch wie psychisch) vorhanden ist.

Dem kuppelartig gewölbten Zwerchfell kommt eine besondere Bedeutung zu. Die **Pars lumbalis** ist eine Region, die nicht nur kompliziert aufgebaut, sondern auch gut dazu geeignet ist, die Verbindung zwischen dem Zwerchfell und dem vegetativen Nervensystem aufzuzeigen: Die engen nachbarschaftlichen Beziehungen zwischen Zwerchfell, M. psoas und Truncus sympathicus ermöglichen die Fortleitung von viscerosomatischen Schmerzen. Häufig kommt es bei CMD-Patienten außerdem zu Verspannungen sowohl des Diaphragmas als auch des M. psoas, was zu weiteren Irritationen des Truncus sympathicus führen kann (> Abb. 3.106).

Dysfunktion des Diaphragma

Bei Patienten mit CMD können Veränderungen der Beweglichkeit des Diaphragmas zur Chronifizierung von Schmerzsymptomen führen. Viele betroffene Patienten leiden an Singultus, Refluxösophagitis, Arrhythmien

Chronische Schmerzen und vegetatives Nervensystem

Aufgrund der engen anatomischen Verhältnisse in seinem Verlauf zwischen dem Ursprung des M. psoas und

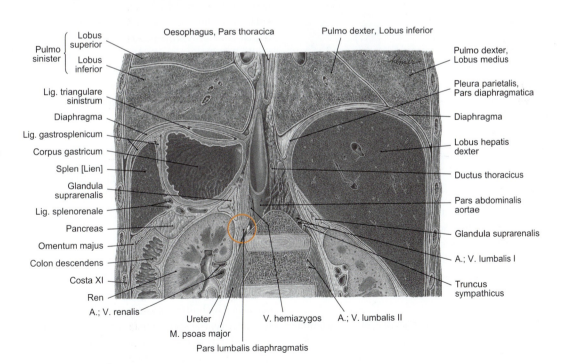

Abb. 3.106 Kreuzungsstelle zwischen aufsteigendem Zwerchfellschenkel und absteigendem Psoasstrang mit unmittelbarer Nachbarschaft der Nieren sowie des Truncus sympathicus. [2]

3.7 Innere Medizin

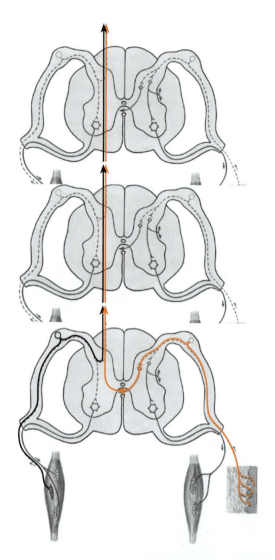

Abb. 3.107 Verschaltungsprinzip der afferenten Fasern auf Strangzellen im Rückenmark und auf motorische Zellen im Vorderhorn des Rückenmarks ipsilateral und kontralateral. Sowohl ipsi- wie auch kontralateral können sie dann zu übergeordneten Zentren ziehen. [15]

der Pars lumbalis des Diaphragmas kann der Truncus sympathicus mechanisch beeinträchtigt werden, und es kann zu chronischen Schmerzen kommen. Es ist bekannt, dass sympathische Nervenfasern an der Entstehung von chronischen Schmerzen beteiligt sind, da afferente (sensorische) Fasern aus der Peripherie zusammen mit motorischen Nervenfasern verlaufen (Wancura 2009, Willard 2010).

Diese Nervenfasern projizieren auf sogenannte Strangzellen im Rückenmark, die nach Kreuzung im Rückenmark die Gegenseite erreichen und zu übergeordneten Zentren ziehen. Allerdings können afferente Fasern des Sympathicus auch auf motorische Zellen im Vorderhorn des Rückenmarks (motorische Vorderhornzellen) im Sinne eines einfachen Reflexbogens projizieren (> Abb. 3.107).

3.7.3 Nieren- und Blasenregion

Im Zusammenhang mit einer CMD kann es auch zu Nieren- und Blasenproblemen kommen, die ausführlich in > Kapitel 3.9 besprochen werden.

3.7.4 Thoraxregion

An dieser Stelle wird nicht die Angina pectoris als wichtigste Verdachtsdiagnose bei Thoraxschmerzen besprochen, sondern die sogenannten **pseudopectanginösen Schmerzen**, die weder cardiogener noch angiogener Genese sind. In der ICD (2009) ist dieses Krankheitsbild nicht aufgeführt und selbst bei der Internetrecherche in den einschlägigen medizinischen Portalen findet man dazu keine Angaben.

Bei Notfallpatienten zählt der thorakale Schmerz zu den am häufigsten geklagten Symptomen. Häufig werden auch ventrale oder dorsale Thoraxschmerzen angegeben, die nach chirotherapeutischer oder manueller Behandlung im Bereich der BWS oft verschwinden. Thoraxschmerzen im Rahmen einer CMD sind meist muskulär, ligamentär und fascial bedingt. Schmerzlokalisationen sind Brustwirbelsäule, Brustwand und angrenzende Schulterregion, die im Sinne eines somatischen oder visceralen Rezeptorenschmerzes zu interpretieren sind.

Auch bei den Thoraxschmerzen spielen **Verspannungen des Diaphragmas** (> Kap. 3.7.2) eine besondere Rolle. Die zentralen und ventralen Anteile des Diaphragmas werden durch den N. phrenicus und seine phrenicoabdominalen Äste innerviert. Sämtliche Schmerzreize, die aus dieser Region hervorgehen, werden in den unteren BWS-Abschnitt, in die Regio epigastrica und in die Schulter- und Nackenregion projiziert.

Viscerale Schmerzen

Die nozizeptive Versorgung der Pleura der lateralen und dorsalen Abschnitte des Recessus costodiaphragmaticus sowie der ventral korrespondierenden Peritonealflächen erfolgt durch Nerven der Segmente BWK 6–12. Diese können sich als „referred pain" in verschiedene Körperareale bis zur Lumbalregion projizieren (Wancura 2009). Die Weitergabe viscerosensibler Informationen bis ins ZNS erfolgt über den ventrolateralen Anteil der Medulla oblongata. Von dort gehen die Informationen über den Nucleus des Tractus solitarii und über die pontine Relaisstation weiter in den Hypothalamus und von dort weiter in die Basalganglien und in den präfrontalen Cortex.

> Viscerale Schmerzen können sowohl psychovegetative, endokrine als auch somatomotorische Reaktionen hervorrufen.

Die pathophysiologischen Zustände bei Verspannungen der Ligg. sternopericardiaca und vertebropericardiaca wurden bereits weiter oben beschrieben (➤ Kap. 3.6.1). Es sei an dieser Stelle noch einmal darauf hingewiesen, dass auch das Pericardium fibrosum und die dem mittleren Mediastinum zugewandten Anteile der Pleura mediastinalis von sensiblen Ästen des N. phrenicus innerviert werden. Diese Zusammenhänge können die besondere Bedeutung des Diaphragmas und des N. phrenicus bei der Entstehung thorakaler Schmerzen erklären.

Spannungszustände der Fascia endothoracica

Die Fascia endothoracica geht im Bereich des Diaphragmas nach caudal in die Fascia transversalis über, die die Innenseite des gesamten Abdomens auskleidet. Sie liegt der gesamten Innenseite des Brustkorbes an und befindet sich direkt unter den Rippen und den Zwischenrippenmuskeln, mit denen sie über Faserstrukturen verbunden ist (➤ Abb. 3.108). Dorsal existieren feine ligamentäre Verbindungen zu den Wirbeln. Nach innen findet sich – getrennt durch eine subpleurale Bindegewebeschicht – die **Pleura parietalis,** die den gesamten Brustkorb auskleidet. Man kann sie auch als innere Schicht der Fascia endothoracica bezeichnen. Sie wird in verschiedene Abschnitte geteilt und nennt sich im Bereich der Rippen Pleura costalis, im Bereich des Mediastinums Pleura mediastinalis und im Bereich des Zwerchfells Pleura diaphragmatis. Im caudalen Bereich bedeckt die Fascia endothoracica das Diaphragma, mit dem sie eng verbunden ist.

Auf der Oberfläche des Pericards bildet die Fascia endothoracica eine fibröse Schicht, die mit dem Pericard verwachsen ist. Hierüber können Faszienspannungen im Thoraxbereich auf das Herz übertragen werden und zu Symptomen des Herzens führen. Die Pleura ist über die Fascia endothoracica im Bereich des Trigonum sternocostale auch an der Brustwand angeheftet, was bei Verspannungen der Fascia endothoracica zu retrosternalen Beschwerden führen kann. Im cranialen Abschnitt bedeckt die Fascia endothoracica die Pleurakuppel und hat Verbindungen mit dem Periost der ersten Rippe und mit der Gefäßscheide der A. subclavia. Dies kann zu Störungen der Rippenbeweglichkeit und Verminderung der Blutströmung führen. In diesem Bereich kommt es zu einer Verdickung der Fascia endothoracica, aus der sich das Diaphragma cervicothoracalis bildet (➤ Kap. 3.7.5).

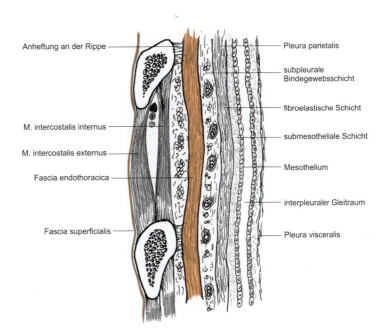

Abb. 3.108 Längsschnitt durch die Thoraxwand mit Darstellung der engen Beziehung zwischen Fascia endothoracica und Pleura parietalis. [9]

Im Thoraxraum müssen Faszien und Pleura während der Atemexkursionen Spannungen aufnehmen und wieder abgeben können. Während der **Inspiration** senkt sich das Diaphragma 1,5 bis 7 cm nach unten, dabei öffnet sich lateral der Recessus costodiaphragmaticus, und das Pericard wird nach caudal gezogen. Die Spannung der Ligg. pulmonalia und die Vorspannung des Lungenparenchyms nehmen dabei zu. Restriktionen im Bereich der Fascia endothoracica (z.B. bei Rippenblockierungen) können zu unphysiologischen Spannungszuständen im Bereich der Fascia endothoracica führen und weitere Beschwerden im Bereich des Thorax auslösen.

3.7.5 Thoracic-inlet-Syndrom

Die komplexen anatomischen Verhältnisse im Bereich der oberen Thoraxapertur sind bei der Diagnostik und Behandlung von Engpass-Syndromen für jeden Manualtherapeuten eine Herausforderung. Eine Restriktion in diesem Bereich beeinträchtigt die freie Beweglichkeit des craniosacralen Systems auf vielfältige Weise.

Transversale Restriktion

Im Bereich der Thoraxapertur werden die vorherrschende longitudinale Faszienbewegung und die Beweglichkeit des craniosacralen Systems durch eine transversale Restriktion der anatomischen Strukturen (z.B. Faszienspannung) beeinträchtigt. Dieser anatomische Komplex wird auch als „Thoracic inlet" bezeichnet. Eine enorme Anzahl von Blut- und Lymphbahnen suchen ihren Weg durch diesen Komplex, um die Flüssigkeit vom Kopf wieder in die Brusthöhle zurückzubefördern. Wird dieser Flüssigkeitstransport durch eine Verspannung des Gewebes (**Faszienspannung**) auch nur geringfügig beeinträchtigt, kann es zu einer oberen Einflussstauung mit den sichtbar gestauten Halsvenen kommen.

Im Prinzip beinhaltet das Thoracic-inlet-Syndrom drei Syndrome, die durch die drei in dieser Region aufeinanderfolgenden Engpässe verursacht werden (➤ Abb. 3.43):
- **Obere Thoraxapertur**
- **Scalenuslücke**
- **Costoclaviculäre Passage**.

Beteiligte Strukturen sind die Knochen (Wirbelkörper des cervicothorakalen Übergangs, obere Rippen, Clavicula, Acromion und der superiore Anteile des Sternums) und die Faszien des Hals- und Nackenbereichs sowie die thorakalen Faszien. Durch diese aus Knochen, Muskelfasern und Faszien gebildeten Engpässe ziehen Gefäß-Nerven-Bündel, die durch Veränderungen beeinträchtigt werden können.

M. subclavius

Auf die Bedeutung des M. subclavius und der Fascia clavipectoralis wurde bereits eingegangen (➤ Kap. 3.1.5). Ein **Hypertonus** des M. subclavius kann sekundär auch durch eine Reizung des N. phrenicus auftreten, der ebenfalls aus der Spinalwurzel C3 innerviert wird. Hierdurch werden die Zusammenhänge zwischen Diaphragma, oberer HWS, CMD und Muskeldysfunktionen deutlich.

Unterhalb des M. subclavius treten A. und V. axillaris und Plexus brachialis durch. Die Durchtrittsstelle kann durch Verspannungen des Muskels und der Faszien zwischen erster Rippe und Clavicula eingeengt werden, sodass es zu einer oberen Einflussstauung und damit zu einem Thoracic inlet kommt (➤ Abb. 3.109). Die Fascia clavipectoralis setzt sich bis in die Axilla hinein fort, weshalb es auch am Oberarm bei Faszienverspannungen zu Flüssigkeitsstauungen kommen kann (➤ Abb. 3.110).

M. sternocleidomastoideus

Durch den schrägen Verlauf des M. sternocleidomastoideus und des M. trapezius und ihrer Faszien können die funktionelle Beweglichkeit der knöchernen Strukturen der Thoraxapertur und damit die Passagefähigkeit und Faszienbewegung ebenfalls erheblich beeinträchtigt werden. Ebenso können die **infrahyoidalen Muskeln** und die **Fascia cervicalis** superficialis und media durch Verspannungen zu Störungen in dieser Regionen führen. Die letztgenannten Faszien bilden zwar ein Kontinuum, umschließen aber verschiedene Muskeln. Durch Kontraktionen dieser Faszien und Hypertonus der beteiligten Muskeln kann es zu einer weiteren Verengung der Thoraxapertur bzw. der drei genannten Engpassstellen kommen.

Da die **Vv. jugularis** externa und interna in Schichten sie ummantelnder Faszien eingebettet sind, können Faszienverspannungen zu venösem Rückstau im Bereich von Hals und Schädel führen (Stauungszeichen supraclaviculär, leichte Benommenheit).

Auch die **axiale Faszie** (nach Willard), die die Wirbelsäule und die paravertebralen Muskeln umhüllt, ist an diesen Prozessen beteiligt. Sie verläuft ohne Unterbrechung vom Schädel bis zum Os coccygis. Daher können sich Verspannungen im Bereich des Schädels bis in den Beckenbereich auswirken.

3.7.5 Thoracic-inlet-Syndrom

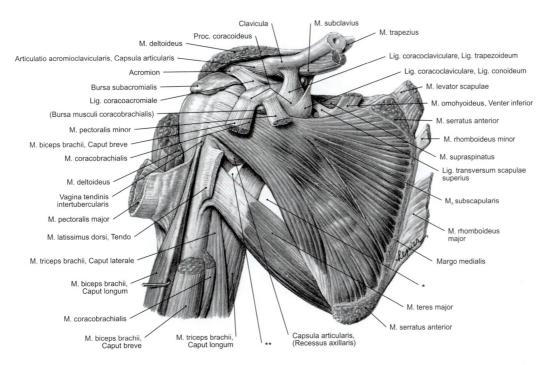

Abb. 3.109 Darstellung der Schulter- und Oberarmmuskeln mit Lagebeziehung des M. subclavius an der caudalen Clavicula sowie mit einigen Fasern am Lig. trapezoideum und Lig. coracoideum. [2]

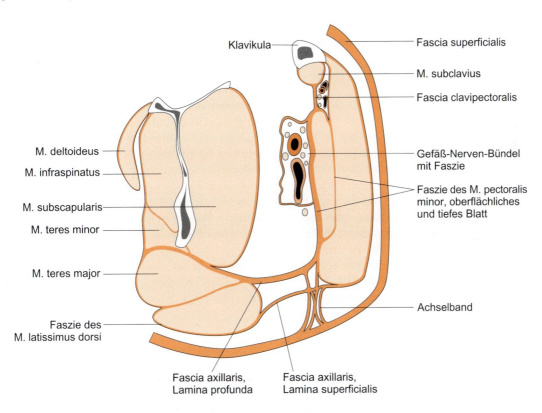

Abb. 3.110 Darstellung der Fascia clavipectoralis mit Aufzweigung bis in die Axilla und bis zum M. latissimus dorsi. [9]

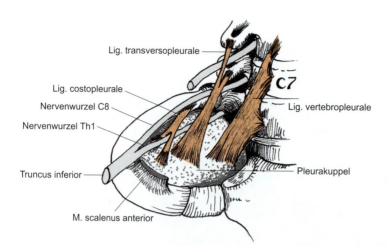

Abb. 3.111 Das cervicothoracale Diaphragma mit den Ligg. vertebropleurale, transversopleurale und costopleurale. [9]

Sibson-Faszie

Die sogenannten Sibson-Faszien wölben sich über die Lungenspitzen. Sie sind an den Querfortsätzen des siebten HWK und an den medialen Rändern der ersten Rippe verankert und Teil bzw. Fortsetzung der Ligg. vertebropleurale, transversopleurale und costopleurale (> Abb. 3.111). Diese Bänder bilden das sogenannte **cervicothoracale Diaphragma** (Bourgerey), das sich zur Lungenspitze hin verdickt und in die Fascia endothoracica übergeht.

Faszienverspannung

Wie bereits in der Einführung über die Rolle der Faszien in der Hämodynamik dargestellt wurde (> Kap. 2.7.1), sind das Gefäß- und das Lymphsystem untrennbar mit dem Fasziensystem verbunden. Die Faszien besitzen einen eigenen Rhythmus mit einer Frequenz von acht bis zwölf Zyklen pro Minute. Sie fungieren daher auch als periphere Pumpen, die v.a. Lymphe, aber auch Blut aus der Peripherie zum Herzen zurücktransportieren. Daher betrachtet man die Faszien als eine Ergänzung zur zentralen Herzpumpe (Paoletti 2001, Wühr 2004A).

Fasziengewebe besteht nicht aus geordneten und parallel verlaufenden Bändern, sondern aus schräg, spiralförmig und kreisförmig angeordneten Schichten. Dank dieser unterschiedlichen Ausrichtung kann durch Kontraktionen der Faszien in den sie umgebenden Strukturen Flüssigkeit transportiert, der Flüssigkeitsrückstrom also positiv beeinflusst werden. Umgekehrt können bei einer Restriktion der Fasziensysteme der venöse und der lymphatische Fluss erheblich beeinträchtigt werden, v.a. an solchen Stellen, an denen Lymphgefäße und Venen austreten, sodass die Gefäße bei einer Verspannung der Faszien eingeengt werden.

Die klinischen Symptome eines durch Faszienverspannungen verursachten Thoracic-inlet-Syndroms äußern sich in **Schmerzen im Nacken- und Schulterbereich** sowie in **Parästhesien im Arm und in der Hand.** Die Faszienverspannungen können unterschiedliche Ursachen haben wie z.B. berufsbedingte Körperfehlhaltungen, traumatisch bedingte Verletzungen im Hals- oder Schulterbereich, Muskelverspannungen bei anhaltendem Stress, Narbenbildungen und v.a. Fehlsteuerungen der Muskeln und Faszien durch eine CMD.

Bei Verdacht auf ein Thoracic-inlet-Syndrom sollte ergänzend eine genaue osteopathische Untersuchung der myofascialen Strukturen durchgeführt werden. Zusätzlich kann der **Sotto-Hall-Test** durchgeführt werden: Der Arm der betroffenen Seite wird vom Untersucher abduziert, außenrotiert und nach dorsal gezogen. In dieser Position wird der Radialispuls getastet. Bei Vorliegen eines Thoracic-inlet-Syndroms ist der Radialispuls abgeschwächt. Dieser Test ist leider häufig nicht zuverlässig (abgeschwächter Puls, obwohl keine Restriktion vorliegt) und sollte ergänzt werden durch eine gründliche osteopathische Untersuchung der myofascialen Strukturen und der Fehlstellungen im Bereich des cervicothorakalen Übergangs, der ersten Rippe und der Clavicula.

3.7.6 Leber- und Gallenregion

Die Leber ist mit dem Zwerchfell verbunden und kann bei CMD über den N. phrenicus und die Fascia endothoracica beeinträchtigt werden (> Kap. 3.7.4).

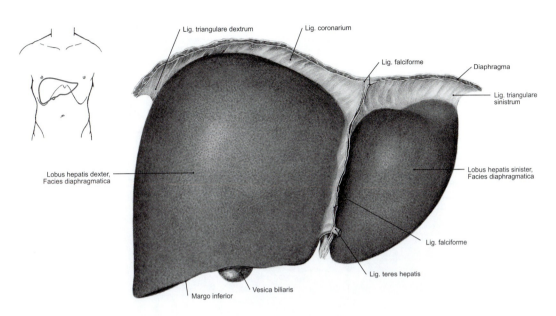

Abb. 3.112 Die Aufhängung der Leber am Diaphragma über das Lig. coronarium. [2]

Die Hauptindikationen für eine Behandlung der Leber mit visceralen osteopathischen Techniken sind **Störungen der Stoffwechselfunktion der Leber.** Dies ist darauf zurückzuführen, dass die Leber 600 verschiedene biochemische Funktionen erfüllen muss.

Die Leber ist über mehrere Ligamente in der Bauchhöhle verankert und wird auf diese Weise mehr oder weniger stabil in ihrer Position gehalten. Die Ligamente sind eine Duplikatur des Peritoneums. Der dorsale Leberrand ist über das Lig. coronarium mit dem Diaphragma verbunden. Das Lig. coronarium geht beidseits in das Lig. triangulare dextrum bzw. sinistrum über. Vom Lig. coronarium zieht das Lig. falciforme hepatis an der ventralen Bauchseite nach caudal (> Abb. 3.112). Das Lig. falciforme hepatis verläuft in der Fetalzeit bis zum Nabel und stellt die Nabelvene dar. Diese obliteriert unmittelbar nach der Geburt und bleibt als rundlicher, bindegewebiger Strang (Lig. teres hepatis) erhalten. In Richtung Bauchhöhle ist die Leber mit dem Magen und dem Duodenum über das Omentum minus verbunden.

Unter der **Leberbewegung (Mobilität)** versteht man die passive Bewegung der Leber unter dem Einfluss des Diaphragmas und anderer benachbarter Organe. In vivo wiegt die Leber deutlich weniger als in vitro, da sie am Diaphragma angeheftet ist, und der negative Druck in der Lunge oberhalb des Diaphragmas das Organ nach cranial zieht, sodass der Schwerkraft eine entgegengesetzte Kraft gegenübersteht. Auf dem Längsschnitt in > Abbildung 3.113 ist deutlich die Verwachsung von Leber und Diaphragma im Bereich des Centrum tendineum zu sehen. Auch die Verbindungen zu Magen und Duodenum über das Omentum minus sind dargestellt. Aus > Abbildung 3.113 wird ebenfalls ersichtlich, dass alle Eingeweide der großen Bauchhöhle vom Peritoneum parietale umgeben sind und durch Ligamente miteinander verbunden bleiben.

Die Leber spielt eine wichtige Rolle im venösen Kreislauf. Ist dieser Kreislauf gestört und kommt es dadurch zu einer venösen Stase, beeinträchtigt das die diaphragmale „Ansaugung" der Leber an das Diaphragma. Dies kann zu einer **Leberptose** und damit zu einem Zug am Diaphragma nach caudal führen, was wiederum die unter der Leber liegenden Organe (z.B. die rechte Niere) negativ beeinflusst. Nachfolgend wird eine Reihe von assoziierten visceralen Läsionen beschreiben, die indirekt oder direkt mit der Leberptose zusammenhängen. Die meisten Störungen können bei andauernder Läsion über aufsteigende Ketten eine CMD auslösen, andererseits kann eine CMD solche Störungen über absteigende Läsionsketten verursachen.

LWS und SIG-Probleme

Durch eine venöse Stase in der Leber kann es zu einem Rückstau über die Leber hinaus in die epiduralen Venen der sacralen Regionen kommen, die von der V. azygos ausgehen. Dies führt zu einem raumfordernden Prozess und kann eine radikuläre Symptomatik (Wurzelkompression) verursachen. Dieses Phänomen ist hauptsächlich linksseitig zu beobachten (da nur auf der linken Seite die V. testicularis/ovarica direkt in die V. renalis sinistra mündet und diese in die V. cava inferior) und führt

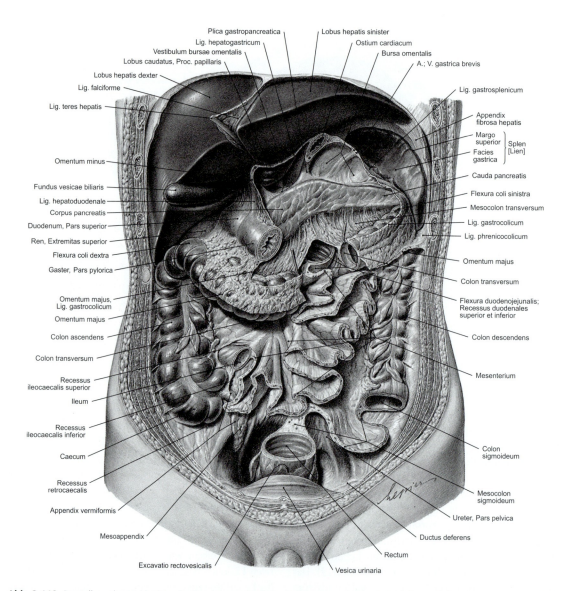

Abb. 3.113 Darstellung der Auskleidung des Bauchraums durch das Peritoneum parietale. Gut sichtbar sind das Omentum minus und das Mesenterium. [2]

dort zur ischialgiformen Beschwerden. Als negativer Begleiteffekt kann der venöse Rückstau im Bereich der V. testicularis zu einer Varikozele führen.

Schulterschmerzen

Eine typische Folge von Mobilitätsstörungen der Leber ist die Fixation der Region BWK 7–10 mit den angrenzenden Rippen. Sie wird verursacht durch den **viscerosomatischen Reflex** (Wancura 2009). Bei den betroffenen Patienten ist die Beweglichkeit der Scapula deutlich eingeschränkt, was häufig zu rechtsseitigen Schulterschmerzen führt, die dadurch verstärkt werden, dass durch den Zug der Leber nach caudal die Fascia endothoracica unter Spannung gerät und diese Spannungsverhältnisse über Faszienzüge bis in die Schulter fortgeleitet werden.

Schleudertrauma und Irritation des N. phrenicus

Wie bereits weiter oben beschrieben, kann es bei einem Schleudertrauma zu Zerreißungen der Ligamente und Kapseln im Bereich der craniomandibulären Region kommen (➤ Kap. 3.5.1), wodurch in der Folge eine CMD ausgelöst werden kann. Umgekehrt kommt es bei

3.7.6 Leber- und Gallenregion

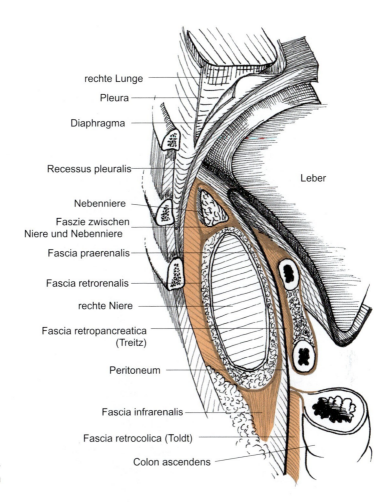

Abb. 3.114 Fasciale Verbindungen zwischen Leber, Thorax und Nieren bis zum Colon ascendens. [9]

einer CMD fast immer zu segmentalen Funktionsstörungen in den Bereichen C1 bis C3, die auch den N. phrenicus beeinflussen.

Nach einem Schleudertrauma sind Läsionen im HWS-Bereich häufiger rechts als links zu finden. Eine möglich Ursache könnte darin bestehen, dass die Leber am Diaphragma anhaftet, das bei einem Schleudertrauma durch das Schockerlebnis (maximale Inspiration) unter erhöhte Spannung gesetzt wird. Damit ergibt sich eine **Spannungslinie vom Diaphragma über die Leber zur Pleura endothoracica bis in die HWS.** Unter bestimmten Umständen kann es daher zu einer Addition der pathologischen Zustände dieser auf- und absteigenden Läsionsketten kommen.

Funktionelle Oberbauchbeschwerden

Schon bei einer leichten Leberptose kommt es zu einer caudalen Verlagerung und zum Bewegungsverlust der rechten Niere (s.o.). Über Faszienzüge von der Niere zum Colon ascendens (> Abb. 3.114), zum M. psoas und über die Adduktorenkette zur unteren Extremität kann dies zu Funktionsstörungen im distalen und proximalen Gelenk zwischen Tibia und Fibula und zwischen Talus und Os cuboideum führen.

Patienten mit diesen Beschwerdebildern klagen über ein Schweregefühl im rechten Oberbauch, über schlechten Schlaf und morgendliche Müdigkeit sowie über nächtliches Aufwachen zwischen 2 Uhr und 4 Uhr. Darüber hinaus werden Photophobie, Augenprobleme und nächtliches Schwitzen berichtet. Diese Symptome können mit den Prinzipien der **Traditionellen Chinesischen Medizin (TCM)** erklärt werden: Das der Leber zugeordnete Sinnesorgan ist das Auge. Linksseitige Kopfschmerzen, die hinter dem Ohr beginnen und zum Auge ziehen, folgen häufig dem Verlauf des Gallenblasen-Meridians über der Sutura occipitomastoidea. In der TCM wird deshalb ein Zusammenhang zwischen seitlichen Kopfschmerzen und Leber- und Gallenstörungen gesehen.

Die Sutura occipitomastoidea ist bei CMD-Störungen immer betroffen: Veränderungen im Bereich des Kiefergelenks führen in der Fortsetzung zu einer Rotationsfehlstellung des Os temporale mit Spannung in der Sutura occipitomastoidea.

3.7.7 Intestinum

Bei der Beschreibung des **Ambiguuskomplexes** wurde bereits darauf hingewiesen, dass dieser Kernkomplex auch Zellen für die Versorgung der Muskulatur des Ösophagus besitzt und solche, die mit ihren Axonen zur Trachea und den Bronchien gelangen (➤ Kap. 3.7.1). Auch die Mehrzahl der kardioinhibitorischen Neurone, die die Herzfrequenz und die Kontraktilität (Herzkraft) beeinflussen, liegt im Bereich des N. ambiguus. Eine wichtige Rolle spielt dabei der N. vagus. ➤ Abbildung 3.115 zeigt die Verbindung des Parasympathicus bzw. des N. vagus zu den inneren Organen sowie die sympathische Versorgung der inneren Organe.

Auf die Rolle des Zwerchfells wurde bereits im Kardiologiekapitel eingegangen (➤ Kap. 3.6.4). Ursache chronischer Schmerzen bei CMD-Patienten können

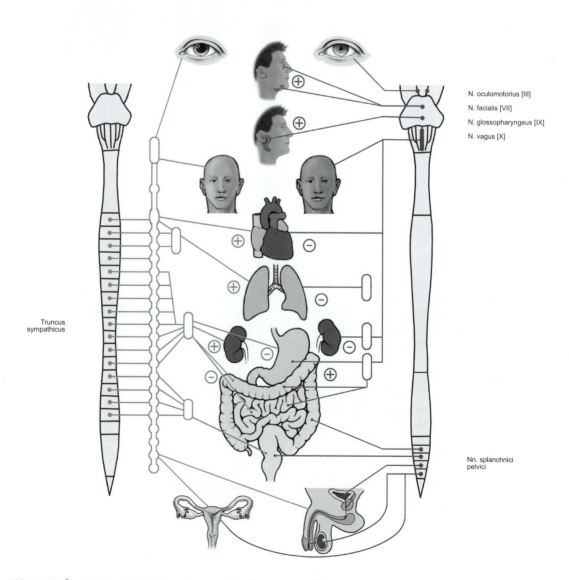

Abb. 3.115 Übersicht über die Funktionen des vegetativen Nervensystems. [2]

Veränderungen der Beweglichkeit des Diaphragmas sein. Viele Patienten leiden gleichzeitig an Singultus, Refluxösophagitis, Arrhythmien oder Gastropathien, teils ausgelöst durch einen vagovasalen Reflex.

Sympathische und parasympathische Nervenfasern spielen bei der Entstehung von **chronischen Schmerzsyndromen** eine wichtige Rolle, da afferente (sensorische) Fasern aus der Peripherie zusammen mit motorischen Nervenfasern verlaufen. Auf diese Weise werden Störungen innerer Organe als Schmerz im zugehörigen Segment an andere Stelle projiziert.

Diese Nervenfasern projizieren auf sogenannte **Strangzellen im Rückenmark,** die nach Kreuzung im Rückenmark die Gegenseite erreichen und zu übergeordneten Zentren ziehen. Afferente Fasern des Sympathicus können jedoch auch auf motorische Zellen im Vorderhorn des Rückenmarks (motorische Vorderhornzellen) im Sinne eines einfachen Reflexbogens projizieren (➤ Abb. 3.107).

Aus den genannten nervalen Verschaltungen lassen sich die **viscerosomatischen Reflexe** ableiten sowie die Tatsache, dass bei Patienten mit der Diagnose „funktio-

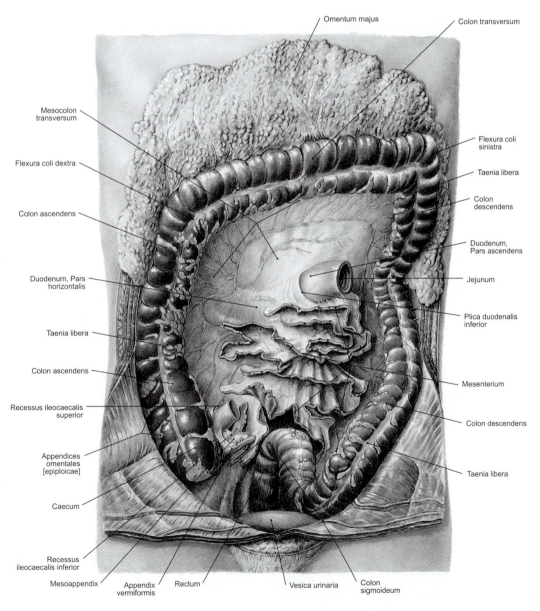

Abb. 3.116 Problemzonen des Colon im Bereich Sigma und ICV. [2]

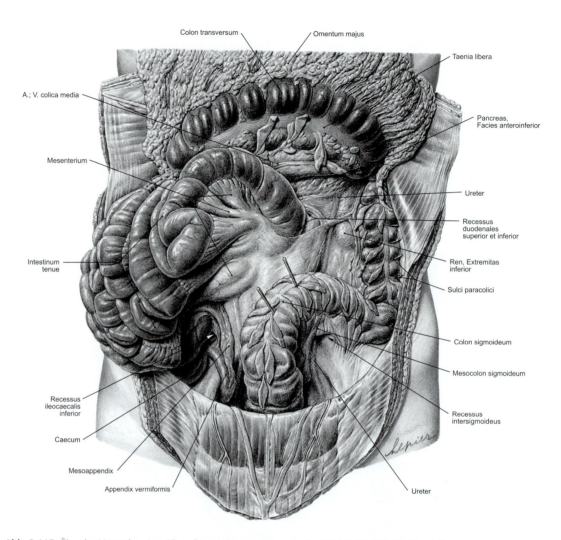

Abb. 3.117 Über das Mesocolon sigmoideum können Zugspannungen nach cranial weitergleitet werden. [2]

nelle Ober- oder Unterbauchbeschwerden", bei denen keine eindeutige Diagnose gestellt werden konnte, eine CMD bestehen kann, die über eine Irritationen des N. vagus und des sympathischen Nervensystems ausgelöst wird.

Strukturen und Gewebe, die vor dem M. psoas und dem M. iliacus verlaufen, sind besonders anfällig für Irritationen: rechts die Iliocoecalklappe und links das Sigma mit dem Mesocolon sigmoideum (➤ Abb. 3.116, ➤ Abb. 3.117).

> Da der **M. iliopsoas** bei CMD-Patienten mit funktionellem Beckenschiefstand fast immer eine Beeinträchtigung zeigt, sind insbesondere Iliocoecalklappe und Sigma irritiert. Bei der Therapie dieser Strukturen sollte das Mesosigmoid vor dem Sigma und die Iliocoecalklappe vor der Radix mesenterica behandelt werden.

3.8 Psychologie und Psychosomatik

In verschiedenen Publikationen wird beschrieben, dass bei Patienten mit psychischen und psychiatrischen Erkrankungen gehäuft eine CMD beobachtet werden kann (Mohl 1993 und 1994, Lund et al. 1995, Türp 2000, Graber 1980, Slade et al. 2007). In anderen Arbeiten ist im umgekehrten Sinn davon die Rede, dass eine CMD psychische Alterationen und Erkrankungen auslösen kann (Ash 2006, Ningel et al. in Ahlers und Jakstat 2000, Celic et al. 2006, John et al. 2007).

3.8.1 Stress

In diesem Bereich besteht noch großer Forschungsbedarf. Allerdings wurde bereits in den 80er Jahren des vergangenen Jahrhunderts erkannt, dass psychische Faktoren die Funktion des **N. trigeminus** zu beeinflussen scheinen. Psychoemotionaler Stress sendet aus dem limbischen System Afferenzen in den motorischen Kern des N. trigeminus. Dadurch wird die Kaumuskulatur zum Knirschen und Pressen (Parafunktion) veranlasst. Die **chronische Hypertonizität der Kaumuskeln** führt letztlich zu schmerzhaften Verspannungen und Triggerpunkten im Bereich der Muskulatur und im weiteren Verlauf zu einer Schädigung des gesamten Zahnhalteapparates.

Da diese Funktionen (Knirschen und Pressen) hauptsächlich bei einer maximalen Intercuspidation auftreten (zu 80% nachts in den Traumphasen), ist auch der umgekehrte Schluss denkbar, dass bei schlechten Okklusionsverhältnissen die Verarbeitung von psychischen Anspannungen letztlich zu einem Input via N. trigeminus in das limbische System führt. Dies löst dann Depressionen oder andere psychische Alterationen oder Erkrankungen aus.

Holmes und Rahe haben im „Journal of Psychosmatic Research" 1967 einen Stresstest mit 44 Parametern zusammengestellt (➤ Tab. 3.3). Die Parameter werden über einen Zeitraum von zwei Jahren aufgeschrieben. Die jeweils vorgegebene Punktzahl wird zum Schluss addiert:

- Bei einem Score unter 200 ist der Körper des Patienten im Gleichgewicht,
- Bei einem Score zwischen 200 und 300 wird eine von drei Personen krank.
- Bei einer Punktzahl über 300 erkranken 80% der Personen an unterschiedlichen Leiden.

Die Liste in ➤ Tabelle 3.3 zeigt eindrücklich, wie schnell eine Punktzahl von über 200 erreicht werden kann, wenn verschiedene Ereignisse innerhalb von zwei Jahren zusammenkommen (Summierung negativer Auswirkungen). Jeder Mensch hat im Schlaf ca. zehn Minuten **maximale Intercuspidationen,** die bei Stress deutlich zunehmen können. Bei einer normalen Okklusion ist dies nicht weiter mit negativen Auswirkungen assoziiert, bei einer CMD kann dieses nächtliche Zubeißen allerdings zu einer Potenzierung der negativen Auswirkungen auf den Körper führen.

Das Ziel einer Studie von Hirsch (2003) mit 1.011 Jugendlichen im Alter von 10 bis 18 Jahren bestand u.a. in der Identifikation von Einflussfaktoren auf die CMD. 30% der Kinder und Jugendlichen wiesen anamnestisch sowie 60% klinisch Symptome von Dysfunktionen im

Tab. 3.3 Stresstest nach Holmes und Rahe (1967)

Stresstestparameter	Punkte
Tod eines Partners	100
Scheidung	73
Trennung	63
Gefängnisstrafe	63
Tod eines nahen Angehörigen	63
Eigene schwere Krankheit/Unfall	53
Heirat	50
Starke Arbeitsbelastung über längere Zeit	47
Wiederversöhnung und neue Partnerschaft	45
Erreichen der Pension	45
Krankheit eines nahen Verwandten	44
Schwangerschaft	40
Sexuelle Probleme	39
Familienzuwachs	39
Berufliche Veränderungen	39
Heirat der Tochter	38
Finanzielle Veränderungen	38
Tod eines nahen Freundes	37
Beruflicher Neuanfang	36
Wohnungswechsel	36
Heftige Diskussionen mit dem Partner	35
Hypothek aufnehmen	31
Keine Hypothek bekommen	30
Verantwortung im Beruf ändert sich	29
Heirat des Sohnes	29
Auszug der Tochter oder des Sohnes	29
Streit mit angeheirateten Kindern/Verwandten	29
Erreichen persönlicher Ziele	28
Beginn/Ende der beruflichen Tätigkeit des Partners	26
Beginn/Ende der Schulzeit	26
Schulwechsel	20
Wechsel von täglichen Gewohnheiten	24
Streit mit dem Chef	23
Wechsel des Schlafrhythmus	16
Wechsel der Arbeitszeiten	20
Wechsel der Freizeitgestaltung	19
Wechsel der religiösen Gepflogenheiten	19
Wechsel der sozialen Aktivitäten	18
Aufnahme einer kleinen Hypothek	17
Änderungen der Personen, die im Haus wohnen	15
Änderung der Essgewohnheiten	15
Urlaub	13
Große Weihnachtsfeier	12
Kleine rechtliche Bestrafung (z.B. Parkticket)	11

Sinne einer CMD auf. Präpubertär waren Geschlechtsunterschiede kaum vorhanden, mit Eintritt in die Pubertät wurden diese allerdings deutlicher und verstärken sich im Lauf der Zeit, wobei die subjektive Schmerzwahrnehmung bei weiblichen Probanden stärker vorhanden war. Die Prävalenz von CMD bei Jugendlichen war zu dem Zeitpunkt, als die Studie durchgeführt wurde, nicht bekannt, was für ein enormes Kompensationsvermögen der Jugendlichen spricht. Man kann nur immer wieder staunen über die fehlenden Schmerzen bei Jugendlichen, obwohl die orthopädische Untersuchung viele Problempunkte ausweist.

Hirsch fasst in seiner Arbeit zusammen: *CMD stellt ein signifikantes Gesundheitsproblem bereits in der Altersgruppe unter 18 Jahren dar. In der Ätiopathogenese von CMD kommt dem Jugendalter mit seinen wesentlichen biologischen und psychosozialen Veränderungen eine wichtige Rolle zu, daher müssen mögliche Präventionskonzepte hier ansetzen.* (Hirsch 2003)

3.8.2 Autismus

Im Zeitraum von 1978 bis 1980 führte Upledger in Zusammenarbeit mit Bernhard Rimland einen Doppelblindversuch mit 63 Kindern durch. Sie stellten die These auf, dass Kinder mit Autismus an einer Kompression der Dura mater an der Schädelbasis leiden. Die Übereinstimmung zwischen den gefundenen Ergebnissen im Doppelblindversuch und der von Rimland aufgestellten Skala hatte eine Signifikanz von 0,01 (Upledger 1994). Folgende Ursachen wurden aufgeführt:
- Trauma, auch während der Geburt (z.B. Zangeneinsatz)
- Entzündung der Dura
- Aufsteigende Störung durch Verkeilung im lumbosacralen Übergang und Kompression der Occiputkondylen.

Bei CMD kommt es grundsätzlich zu einer **Spannung in der Dura mater,** v.a. im Bereich der Occiputkondylen. Da in diesem Bereich der trigeminovasculäre Komplex liegt und darüber hinaus der N. trigeminus direkte Verbindungen ins limbische System hat, sind Zusammenhänge zwischen Psyche und CMD in beide Richtungen ohne Weiteres denkbar. Weitere Forschungen sind erforderlich.

3.8.3 Konzentrationsstörung

Konzentrationsstörungen bei ADHS-Kindern oder Legasthenikern konnten in der Praxis des Autors durch die Zusammenarbeit mit Kieferorthopäden und Zahnärzten deutlich gebessert bzw. beseitigt werden. In allen Fällen lag eine CMD mit Störungen u.a. im **Os temporale** und im **Occiput** mit einhergehenden **Duraspannungen** vor. Auch Upledger und andere Autoren beschreiben derartige Zusammenhänge (Upledger 1991). Sutherland berichtet von einer ca. 50%igen Erfolgsquote bei Patienten mit Legasthenie, die eine Störung der Ossa temporalia und der Sutura occipitomastoidea hatten und mit craniosacralen Behandlungsmethoden therapiert wurden (Upledger 1991).

Selbstverständlich sind nicht alle Fälle von Legasthenie, ADHS, Konzentrationsstörung etc. auf eine CMD zurückzuführen. Wenn aber bei solchen Störungen gleichzeitig eine CMD vorliegt, kann die Therapie derselben oft zu einer deutlichen Besserung, wenn nicht zum Verschwinden der Konzentrationsstörungen führen.

3.9 Urologie

3.9.1 Nieren

Die Nieren stehen mit vielen anderen Organen in Kontakt. Sie liegen retroperitoneal und werden von perirenalem Fett und der **Fascia renalis** bedeckt (> Abb. 3.118). Diese Faszie ist nach cranial und lateral geschlossen, nach caudal und medial aber geöffnet. Die Faszien fusionieren ventral der LWS. Das vordere Blatt der Fascia renalis liegt dem Peritoneum parietale unmittelbar an. Das hintere Blatt liegt mit einer dünnen Fettschicht der Faszie des M. psoas und des M. quadratus lumborum an.

Die rechte Niere steht tiefer als die linke. Sie hat eine Beziehung zur zwölften Rippe, zu BWK 11 bis LWK 1, zum Diaphragma rechts, den Mm. psoas, quadratus lumborum und transversus abdominis, zur Leber, zum Duodenum, zum Colon ascendens und zum Colon transversum (> Abb. 3.119).

Bei **tiefer Inspiration** verlagern sich die Nieren 2 bis 3 cm nach caudal (Mobilität). Das bedeutet, dass Bewegungen von Kräften außerhalb der Organe auf die Nieren übertragen werden (durch Atmung, Bewegungsapparat oder Gefäßpulsationen). Diese Bewegungen

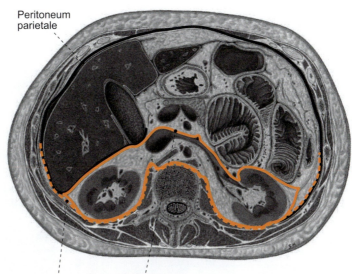

Abb. 3.118 Darstellung der Nierenfaszien mit Fascia transversalis und Fascia renalis. [15]

sind so groß (z.B. von Darm, Diaphragma, Nieren etc.), dass sie bei der Röntgen- und Ultraschalluntersuchung zu erkennen sind.

Beim Vierbeiner war der nach hinten offene **Nierensack** sinnvoll, insofern sich die Niere bei der Atemexkursion horizontal bewegen konnte. Die Entwicklung des Menschen zum Zweibeiner ergab eine Kippung um 90°, sodass der offene Nierensack caudal zu liegen kam. Diese Lage begünstigt eine Ptose der Niere. Der Verlust des Baufetts der Capsula adiposa (z.B. bei Hungerdiäten) hat beispielsweise ein Absinken der Nieren zur Folge.

Die Lage der Nieren kann außerdem durch Verspannungen des M. psoas, des Zwerchfells und des M. quadratus lumborum negativ beeinflusst werden. Der M. psoas dient dabei als Leitschiene der Niere, an der das Organ nach caudal gleiten kann. Diese Muskeln sind bei CMD-Patienten fast immer betroffen (meist einseitig) und gehen aufgrund muskulärer Fehlspannungen mit Beckenschiefstellungen einher. Je nach Schweregrad der Nierenptose können z.B. die dorsal liegenden Äste des Plexus lumbalis und weitere Nerven beeinträchtigt werden:

- Eine **Irritation des N. subcostalis** (12. Rippe) kann ein Schmerzsyndrom am Übergang der BWS zur LWS paravertebral auslösen.
- Eine **Irritation des N. iliohypogastricus** kann Schmerzen im Flankenbereich verursachen.
- Eine **Reizung des N. ilioinguinalis** löst Leistenschmerzen aus.
- Eine **Reizung des N. genitofemoralis** führt zur Schmerzausstrahlung in die Genitalien und in den Bereich der Adduktoren bis zum medialen Knie.
- Eine **Irritation des N. cutaneus femoris lateralis** führt zur typischen Meralgia paraesthetica nocturna am lateralen Oberschenkel.

Eine Behandlung der Niere von ventral und der Nierenkapsel von dorsal ist daher bei diesen Störungen integrativer Bestandteil der CMD-Behandlung.

Der **Grynfelt-Raum** liegt zwischen Ileumkamm (inferior), Wirbelsäule (medial) und zwölfter Rippe (superior). Verspannungen in diesem Bereich (z.B. durch Triggerpunkte im M. quadratus lumborum oder Blockierungen der zwölften Rippe) können die Nierenmobilität stören, da der posteriore Anteil der Nierenkapsel beeinträchtigt wird. Bei der Untersuchung sollte man daher dieses Areal palpieren, um Schmerzen und Irritationen diagnostizieren zu können.

3.9.2 Blase

Die Blase wird inferior vom unteren Anteil der Vagina bzw. Prostata, Urethra und vom Beckenboden begrenzt, superior vom Peritoneum, Ileum, Sigma und vom Fundus uteri bei der Frau. Die posteriore Begrenzung erfolgt bei der Frau durch die obere Vaginalregion sowie durch Cervix und Corpus uteri; beim Mann durch die Ductus deferentes, die Gll. seminales und das Rectum. Normalerweise reicht der Oberrand der gefüllten Blase bis zu drei Zentimeter über den Symphysenrand hinaus, bei entleerter Blase liegt der Oberrand direkt hinter der Symphyse.

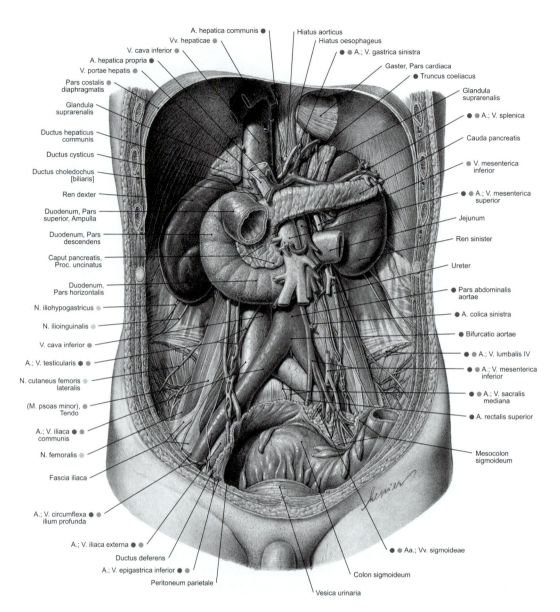

Abb. 3.119 Topographie der Nieren von ventral. Man beachte die retroperitoneale Lage und den Bezug zum Duodenum, Psoas und Pankreas. [2]

Die häufigste Ursache für Blasenstörungen ist eine **Beckenbodenschwäche**. Bei Frauen jüngeren Alters kann dies durch Saugglockenentbindungen oder durch einen großen Dammschnitt entstehen, im höheren Alter durch die Senkung der Bauchorgane oder durch chronische Obstipation. Infrage kommen letztlich alle Faktoren, die die Blase nach caudal drücken oder durch Beckenbodenschwäche absinken lassen.

Bei Blasenproblemen in Kombination mit einer CMD stehen andere Strukturen im Vordergrund. Bei einer CMD-Störung bestehen oft über Jahre **Beckenverwringungen.** Dadurch werden folgende Strukturen negativ beeinflusst (chronische Verspannung oder Überdehnung):

- Inferior der Harnblase das Lig. pubovesicale anterior
- Lateral der M. obturatorius internus und der M. levator ani.

3.9.2 Blase

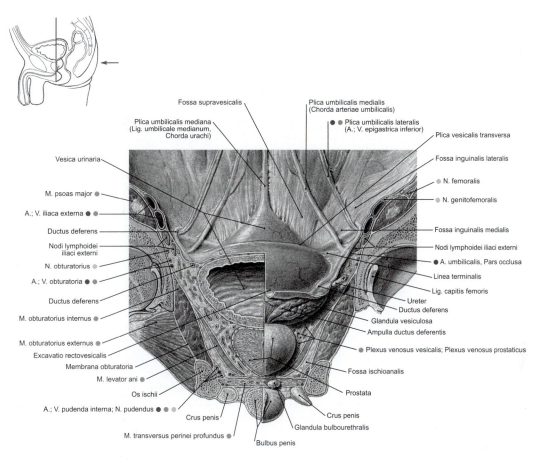

Abb. 3.120 Topographie der Blase. Man beachte besonders die Lage der Fascia obturatoria mit dem M. obturatorius internus. [2]

Dem **M. obturatorius internus** kommt dabei eine besondere Bedeutung zu (> Abb. 3.120, > Abb. 3.121).

Die Membrana obturatoria wird außen vom M. obturatorius externus und innen vom M. obturatorius internus bedeckt. Der M. obturatorius internus gehört zu den Außenrotatoren der Hüfte. Diese sind bei Beckenfehlstellungen, funktionellen Beinlängendifferenzen etc., die bei einer CMD vorliegen, immer mitbetroffen. Es kommt zu einer Fortleitung von Spannungsverhältnissen über die Fehlstellung der Hüfte und über den hypertonen M. obturatorius zu einem Zug an der Harnblase, da sich die Faszie des M. obturatorius in die Beckenfaszie und von dort in die pubovesicalen Ligamente weiter

fortsetzt. Dort steht sie in Verbindung mit der umbilicovesicalen Faszie, die die gesamte Harnblase umgibt und sich nach cranial vor dem Lig. umbilicale medianum bis zum Nabel fortsetzt. Dieses Ligament wird auch als **„Urachusstrang"** bezeichnet, eine epitheliale Struktur, die beim Embryo nach der Umbildung der Kloake entsteht. Die Kloake selbst besteht aus dem Enddarm und der Allantois, einer Art embryonaler Harnblase (Rohen und Lütjen-Drecoll 2006). Vom Nabel geht das Lig. umbilicale in das Lig. teres hepatis und in das Lig. falciforme weiter, womit die Verbindung zwischen Diaphragma, Leber, Blase und Hüfte gegeben ist (> Abb. 3.122).

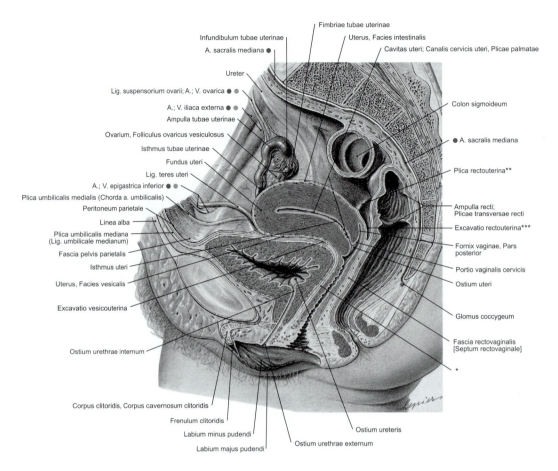

Abb. 3.121 Topographie der Blase im Medianschnitt. Man beachte den Verlauf des Lig. umbilicale medianum. [2]

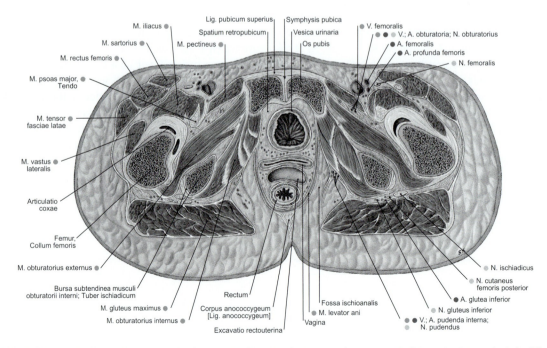

Abb. 3.122 Die Membrana obturatoria wird außen vom M. obturatorius externus und innen vom M. obturatorius internus bedeckt. [2]

KAPITEL 4

Untersuchung und Therapie

4.1 Untersuchung 184
4.1.1 Vorgehen 184
4.1.2 Biss mit Watterollensperren (Punkt 1) 185
4.1.3 Behandlung der Occiput-Sacrum-Schaukel (Punkt 2) 185
4.1.4 Atlasimpuls, Impulstechnik (Punkt 3) 185
4.1.5 Re-Test (Punkt 4) 185
4.1.6 Funktionelle Untersuchung (Punkt 5) 186

4.2 Therapie 192
4.2.1 Behandlung aller Pathologien (mit Watterollen im Mund) (Punkt 6) ... 192
4.2.2 Ohrakupunktur (Punkt 7) 209
4.2.3 Bissnahme im Sitzen – Re-Check (Punkt 8) 210
4.2.4 Prüfung, ob aszendierende Probleme vorhanden sind (Punkt 9) .. 210
4.2.5 Bissnahme beenden, IKP, Re-Check (Punkt 10) 210
4.2.6 Schienentherapie (Punkt 11) 211

4.3 Weitere Untersuchungs- und Behandlungstechniken 213
4.3.1 Kieferorthopädische Behandlung 213
4.3.2 Zebris® Kiefer-Registriersysteme 213
4.3.3 Wirbelsäulenvermessung mit der MediMouse® 213
4.3.4 Orthomolekulare Therapie 213
4.3.5 Physiotherapie 214

4 Untersuchung und Therapie

In diesem Kapitel werden zusammenfassend alle wichtigen Untersuchungsschemata und Untersuchungstechniken beschrieben und die Therapie für die CMD ausgeführt.

Ein routinierter Therapeut wird die Therapie der gefundenen Pathologien meist sofort durchführen und dann den nächsten Behandlungsschritt vornehmen. Aus didaktischen Gründen ist es jedoch sinnvoll, vor der Therapie (> Kap. 4.2) die funktionelle Untersuchung in acht Schritten (> Kap. 4.1.6) darzustellen.

Im Folgenden werden die wichtigsten Untersuchungs- und Behandlungstechniken vorgestellt. Die Darstellung weiterer möglicher Techniken würde den Rahmen dieses Buches sprengen. Für weiterführende Informationen wird auf die einschlägige Literatur (> Kap. 6.2) bzw. auf die Fortbildungskurse der Gesellschaften (www.dgom.info, www.daegak.de, www.daegfa.de) verwiesen.

4.1 Untersuchung

Falls sich anamnestisch der Verdacht auf eine CMD erhärtet, sollte man zur Bestätigung **vier Schnelltests** durchführen, die umgehend erste brauchbare Untersuchungs- und Behandlungsergebnisse liefern können:

1. Zuerst wird die Bewegung zwischen Occiput und Sacrum geprüft.
2. Wenn diese pathologisch ist, erfolgt die Testung der ischiocruralen Muskeln mittels Applied Kinesiology (AK).
3. Sind diese hypo- oder hyperreaktiv, wird noch die Beckenstellung untersucht.
4. Ist diese ebenfalls auffällig, wird mit den Kleinfingern im Ohr des Patienten bei Öffnung und Schließung des Mundes geprüft, ob Schmerz und Krepitationen vorhanden sind.

Ergeben sich bei mindestens zwei Untersuchungen pathologische Befunde, besteht dringender Verdacht auf eine CMD, und es sollten zunächst die ersten vier Punkte des Behandlungsablaufs durchgeführt werden (> Kap. 4.2.1–4.2.4), bevor die ausführliche Untersuchung des Patienten in acht Schritten erfolgt (> Kap. 4.1.6).

4.1.1 Vorgehen

Jede Konsultation beginnt mit einer detaillierten **Anamnese,** die gezielt nach CMD-Symptomen fragt. Dazu gehören auch Fragen nach vorausgegangenen kieferorthopädischen Eingriffen, langwierigen Zahnbehandlungen, Schleudertrauma etc (> Kap. 2.1.4 [Hinweise für die Anamnese]).

Zum Testen der Muskeln mittels Applied Kinesiology (AK) muss ein normoreaktiver **Indikatormuskel** gefunden werden (> Kap. 2.5.1). Da bei Vorliegen einer CMD ein solcher meist nicht vorhanden ist, muss **vor** Untersuchung und Therapie die **Occiput-Sacrum-Schaukel** (OSS) behandelt werden (> Kap. 4.1.3). Oft kehren sich nach dieser Therapie Untersuchungsbefunde um, sodass man ohne vorherige OSS-Therapie falsch behandelt hätte. Die Behandlung der OSS ist eine conditio sine qua non, da

Tab. 4.1 Schema für den Untersuchungs- und Behandlungsablauf bei Verdacht auf CMD

Schema		Untersuchungs-/Behandlungstechnik	Kapitel
Schema 1	Punkt 1	Biss mit Watterollen sperren	> Kap. 4.1.2
	Punkt 2	Behandlung der Occiput-Sacrum-Schaukel (OSS)	> Kap. 4.1.3
	Punkt 3	Atlasimpuls, Impulstechnik nach Goodheart	> Kap. 4.1.4
	Punkt 4	Re-Test, ob Muskeln normoreaktiv, wenn ja: weiter mit Schema 2	> Kap. 4.1.5
	Punkt 5	Funktionelle Untersuchung	> Kap. 4.1.6
Schema 2	Punkt 6	Behandlung aller Pathologien (mit Watterollen im Mund)	> Kap. 4.2.1
	Punkt 7	Ohrakupunktur	> Kap. 4.2.2
	Punkt 8	Bissnahme im Sitzen Re-Check, ob beim Zubeißen alle Muskeln normoreaktiv bleiben und keine Pathologien mehr auftreten	> Kap. 4.2.3
	Punkt 9	Prüfung, ob aszendierende Probleme vorhanden sind	> Kap. 4.2.4
	Punkt 10	Bissnahme beenden, sechs- bis max. achtmal zubeißen lassen, dann Re-Check	> Kap. 4.2.5
	Punkt 11	Schienentherapie	> Kap. 4.2.6

ohne diese notwendige Therapie eine adäquate weitere Untersuchung nicht durchzuführen ist.

Im Anschluss an die Atlas- und OSS-Therapie (> Tab. 4.1) wird die genaue körperliche Untersuchung durchgeführt (> Kap. 4.1.6). Die Muskeln sollten nach der Behandlung normoreaktiv sein, sodass man korrekte Untersuchungsergebnisse erhält.

4.1.2 Biss mit Watterollensperren (Punkt 1)

Bei Verdacht auf CMD werden zwei Watteröllchen auf die Zahnreihen gelegt, sodass während der ganzen Behandlung kein Zahnkontakt möglich ist.

4.1.3 Behandlung der Occiput-Sacrum-Schaukel (Punkt 2)

Die Behandlung der Occiput-Sacrum-Schaukel (OSS) ist einen essenzieller Faktor der CMD-Therapie. Normalerweise gehen Occiput und Sacrum bei **Inspiration (Flexion)** und **Exspiration (Extension)** in die gleiche Richtung (> Abb. 4.1). Bei erhöhter Duraspannung drehen die Bewegungsrichtungen um, d.h., das Occiput bewegt sich bei Inspiration in die Extension. Es können aber auch andere Muster auftreten, z.B.: Das Occiput ist starr und begibt sich überhaupt nicht in Flexion, geht aber dann in die Extension hinein.

> Bei erhöhter Duraspannung drehen die Bewegungsrichtungen um, d.h., das Occiput bewegt sich bei Inspiration in die Extension hinein, statt in die Flexion.

Es ist wichtig, dass der Therapeut diese **abnormalen Bewegungen** spürt:

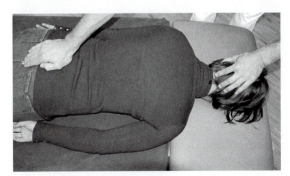

Abb. 4.1 Therapie der Occiput-Sacrum-Schaukel (OSS). Occiput, C2 und Sacrum werden mit Inspiration bzw. Exspiration symmetrisch bewegt. [6]

- Die Kuppen der Finger der einen Hand liegen in lockerem Kontakt auf der Protuberantia occipitalis. Sie dürfen nicht zu tief im suboccipitalen Weichteilgewebe liegen, da dort die Bewegung nicht zu spüren ist.
- Die andere Hand liegt in Längsrichtung auf dem Sacrum.
- Man lässt den Patienten tief ein- und ausatmen und beurteilt die Bewegung der Knochen unter den Händen.

Statt den craniosacralen Rhythmus (CRI) zu spüren, behilft man sich hier mit der korrespondierenden tiefen In- und Exspiration, um die Bewegung gut ertasten zu können. Ist die Bewegung gestört, erfolgt unmittelbar danach die **Therapie:**

- Die eine Hand umfasst mit Daumen und Mittelfinger das Occiput und führt eine leichte Kompression aus. Die Sutura occipitomastoidea darf dabei nicht erfasst werden, die Finger müssen streng auf dem Occiput liegen.
- Der Zeigefinger derselben Hand liegt auf dem Dornfortsatz von C2 und schiebt diesen bei Inspiration nach caudal, während Daumen und Mittelfinger das Occiput in Flexion drehen.
- Bei Exspiration kehrt sich der Vorgang um.
- Die zweite Hand liegt auf dem Sacrum und verstärkt ebenfalls Extension- und Flexionsbewegungen des Sacrums synchron zum Occiput.

4.1.4 Atlasimpuls, Impulstechnik (Punkt 3)

Die **Atlastherapie nach Arlen** ist eine eigenständige Diagnostik- und Therapiemethode, auf die hier nicht näher eingegangen werden kann (spezielle Kurse zum Thema bieten die Fachgesellschaften an (z.B. www.aegamk.de). Wer diese Technik beherrscht, kann sie jedoch durchführen, um die Spannung der Kaumuskeln und die zu hohe Spannung anderer Körpermuskeln zu detonisieren.

Man kann sich stattdessen mit der **Impulstechnik nach Goodheart** behelfen, die im Bereich des Ganglion cervicale superius ansetzt. Dieses große Ganglion liegt in Höhe des 2./3. Halswirbels unter dem M. sternocleidomastoideus, hinter der A. carotis interna und der V. jugularis. Leichte Impulse mit den Fingern in dieser Region haben eine ähnliche Wirkung wie die Atlastherapie (> Abb. 4.2).

4.1.5 Re-Test (Punkt 4)

Erst nach der OSS- und Atlastherapie (> Kap. 4.1.3, > Kap. 4.1.4) – wenn die Muskeln normoreaktiv sind

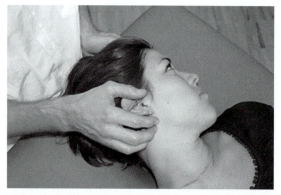

Abb. 4.2 In Rückenlage wird mit den Fingern DII–III etwa 20-mal im Bereich des Atlasquerfortsatzes geklopft (Goodheart-Technik). [6]

– nimmt man die genaue körperliche Untersuchung (➤ Kap. 4.1.6) vor. Nur auf diese Weise erhält man korrekte Untersuchungsergebnisse.

4.1.6 Funktionelle Untersuchung (Punkt 5)

Die Untersuchung des Patienten mit Haltungsanalyse erfolgt in acht Schritten (➤ Tab. 4.2). Daraus ergibt sich eine Liste pathologischer Befunde, die u.U. den Verdacht auf eine CMD nahe legen.

In der gleichen Behandlungssitzung erfolgt die vollständige Behandlung aller Pathologien (➤ Kap. 4.2.1). Der Patient hat dabei Watterollen im Mund, um einen Zahnkontakt zu vermeiden. Am Ende der Sitzung wird die Bissnahme durchgeführt (➤ Kap. 4.2.3).

Körperasymmetrie, Inspektion (Schritt 1)

Beim stehenden Patienten werden von dorsal die in ➤ Abbildung 4.3 aufgelisteten Punkte untersucht. Seitendifferenzen werden in die rechten Spalten eingetragen. Bei der Kopfhaltung wird besonderes Augenmerk auf eine leichte Torticollishaltung gelegt, um die pathologische Situation des **M. sternocleidomastoideus** zu

Tab. 4.2 Funktionelle Untersuchung in acht Schritten

Schritt 1	Körperasymmetrie, Inspektion
Schritt 2	Inspektion von lateral
Schritt 3	Gesichtsschädel und HWS, liegend von anterior
Schritt 4	Klinische Funktionsprüfung von Becken und Abdomen in Rückenlage
Schritt 5	Klinische Funktionsprüfung des TMG und der Okklusion im Sitzen oder Liegen
Schritt 6	Klinische Funktionsprüfung des TMG und der Okklusion in Rückenlage
Schritt 7	Untersuchung der Schädelknochenbeweglichkeit im Liegen
Schritt 8	Befunderhebung mittels AK-Muskeltest

Funktionelle Untersuchung der Auswirkungen der CMD auf die Körperhaltung, Schritt 1

Stehend von dorsal:

Kopfhaltung	l ____	r ____
Schultern	l ____	r ____
Skoliose	l ____	r ____
Taille	l ____	r ____
Glutäalfalte	l ____	r ____
Vorlaufphänomen im Stehen	l ____	r ____
Vorlaufphänomen im Sitzen	l ____	r ____
Faszienspannung Beckenkamm	l ____	r ____
Fußstellung	l ____	r ____
Valgusstellung OSG	l ____	r ____
Pes planus	l ____	r ____

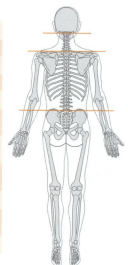

Abb. 4.3 Schritt 1 der funktionellen Untersuchung. [1]

erfassen. Die **Fußstellung** gibt Aufschluss über Muskelschwächen der Beine, die bei CMD oft auftreten.

Inspektion von lateral (Schritt 2)

Bei der Inspektion von lateral wird v.a. auf Kopfvorhalteposition, eine vermehrte BWS-Kyphose oder LWS-Lordose, auf die Bauchform und die Kniestellung geachtet. Eine **Schwerpunktverlagerung des Körpers nach dorsal** ist typisch für Patienten mit CMD (➤ Abb. 4.4).

Funktionelle Untersuchung, Schritt 2

Stehend von lateral:

Kyphose	________
Mastoidlot	________
Kopfposition	________
Abdomen nach Mayr	________
Kniestellung	________

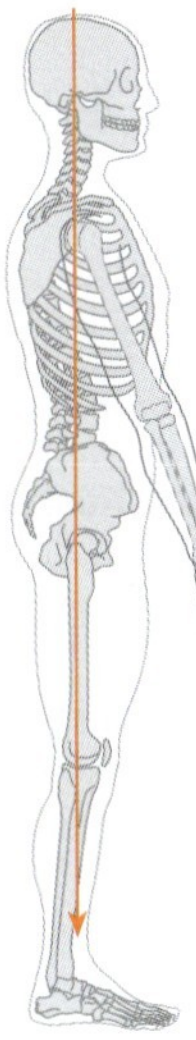

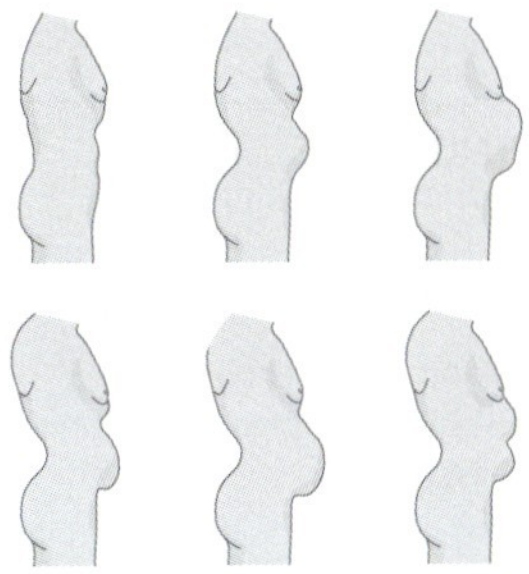

Abb. 4.4 Schritt 2 der funktionellen Untersuchung. [1]

Gesichtsschädel und HWS, liegend von anterior (Schritt 3)

Eine **Schulterprotraktion** findet sich meist physiologischerweise am dominanten Arm, kann bei CMD aber auch Ausdruck des Überwiegens der Pectoralismuskeln und der verstärkten BWS-Kyphose mit Lateralisation der Scapulae sein.

Unterschiedliche Orbitagrößen können ein Hinweis auf eine Störung im Gesichtsschädelbereich geben. Deshalb muss die Bewegung des **Os zygomaticum** immer überprüft werden.

Die Wichtigkeit der Untersuchung der Okklusionsebene wurde bereits vorher ausführlich beschrieben (➤ Kap. 2.6). Die seitenungleiche Bewegung des Mastoid bei Atmung wird dokumentiert und behandelt. Sowohl das **Hyoid** als auch der **Schildknorpel** sind oft durch die einseitig verspannte supra- und infrahyoidale Muskulatur zu einer Seite gezogen. Deshalb stehen hier die Behandlung mit Faszientechniken und die muskuläre Lockerung im Vordergrund (➤ Abb. 4.5).

Klinische Funktionsprüfung von Becken und Abdomen in Rückenlage (Schritt 4)

Unterschiedliche Beinlängen sind zu 85% funktionell und nur in ca. 15% der Fälle anatomisch bedingt. Diese funktionellen Störungen können manualtherapeutisch gut behandelt werden. An Sacrumtorsionsfehlstellungen stehen L/L oder L/R im Vordergrund, d.h. eine Kippung der Sacrumbasis nach links anterior über die linke diagonale (L/L) oder rechte diagonale Achse (L/R) (➤ Abb. 4.6). Ileumfehlstellungen nach anterior und

Funktionelle Untersuchung, Schritt 3

Liegend von anterior:

Schulterhaltung, z.B. Protraktion	l ____	r ____
Kopfrotation und -seitneigung	l ____	r ____
Augenebene	l ____	r ____
Orbitagröße	l ____	r ____
Okklusionsebene	l ____	r ____
Mastoidbewegung bei Atmung	l ____	r ____
Hyoid-beweglichkeit	l ____	r ____
Verlagerung des Schildknorpels	l ____	r ____

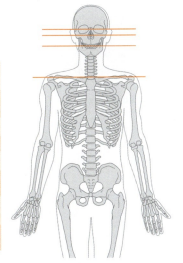

Abb. 4.5 Schritt 3 der funktionellen Untersuchung. [1]

4

posterior finden sich etwa gleich oft, häufig vergesellschaftet mit einer Pubisfehlstellung, die als erstes behandelt werden muss. Eingeschränkte Innenrotation der Hüfte und ein positiver Patrick-Test sind bei normalen Hüftgelenksituationen Ausdruck des **funktionellen Beckenschiefstandes** und verschwinden nach adäquater Behandlung.

Die **Untersuchung des Abdomens** umfasst das Sigmoid, die Radix mesenterica, die Leber und Niere sowie die Stellung des Diaphragmas. Vor der Therapie sollte ein Test auf schmerzhafte Druckpunkte an den Sehnenansatzstellen (vgl. Tenderpoints bei Fibromyalgie [> Kap. 3.1.6]) durchgeführt werden. Eine erneute Überprüfung dieser Punkte nach der Therapie zeigt meist eine deutliche Reduzierung bzw. ein Verschwinden der Schmerzen.

Klinische Funktionsprüfung des Temporomandibulargelenks und der Okklusion im Sitzen oder Liegen (Schritt 5)

Der **Watterollentest** (> Kap. 4.1.2) ist einfach durchzuführen und gibt bereits einen Hinweis auf mögliche Störungen. Der Patient wird gebeten, den Mund zu öffnen. In den geöffneten Mund werden auf die Zahnreihen zwei Watteröllchen gelegt, auf die der Patient beißen soll. Dabei stellt sich der Unterkiefer oft in einer anderen Stellung ein als vorher (> Abb. 4.7). Man kann auch einen Mundspatel verwenden, auf den man quer zubeißen lässt. Falls sich der Spatel verbiegt oder split-

Funktionelle Untersuchung, Funktionsprüfung des TMG und der Okklusion, Schritt 5

Sitzend:

Mundöffnung	___Querfinger
Deviation	___cm
Subluxation	l_____ r_____
Klickphänomen	ja/nein
Zunge	Eindrücke, Deviation
Watterollentest beim Schließen	

Abb. 4.7 Schritt 5 der funktionellen Untersuchung. [1]

Funktionelle Untersuchung, Klinische Funktionsprüfung des TMG und der Okklusion, Schritt 6

In Rückenlage:

Palpation des TMG bei ICP, in Schwebelage und beim Öffnen
Palpation der Kaumuskeln (siehe Extrablatt)
Palpation des Meatus acusticus ext. beim Öffnen und Schließen
Beurteilung der Okklusion

Abb. 4.8 Schritt 6 der funktionellen Untersuchung. [1]

Funktionelle Untersuchung, Schritt 4

Rückenlage:

Beinlänge, anatomisch oder funktionell	l_____ r_____
Innenrotation Hüfte	l_____ r_____
Außenrotation (Patrick)	l_____ r_____
Pubisstellung	l_____ r_____

Abdomen:

Sigmoid	_____
Leber	_____
Radix mesenterica	_____
Niere	_____

Test auf schmerzhafte Druckpunkte an Sehnenansatzstellen wie bei Fibromyalgie

Abb. 4.6 Schritt 4 der funktionellen Untersuchung. [1]

Kaumuskeln und andere Muskeln

Zungeneindrücke und Abweichung beim Herausstrecken	
Masseter	l_____ r_____
Temporalis	l_____ r_____
Pterygoideus medialis	l_____ r_____
Pterygoideus lateralis	l_____ r_____
Digastricus	l_____ r_____
Mundboden	l_____ r_____
Supra-, Infrahyoidale M.	l_____ r_____
SCM	l_____ r_____
Scaleni	l_____ r_____
Zusätzlich:	
Levator	l_____ r_____
Trapezius	l_____ r_____

Abb. 4.9 Kaumuskeln und andere Muskeln zur Untersuchung. [1]

tert, ist das immer ein Hinweis auf eine nicht suffiziente Zahnstellung und auf eine CMD.

Klinische Funktionsprüfung des Temporomandibulargelenks und der Okklusion in Rückenlage (Schritt 6)

Die **Palpation des Temporomandibulargelenks** (TMG) von außen während des gesamten Vorgangs der Öffnung und Schließung und bei maximalem Zubiss (ICP) gibt Aufschluss über die Anspannung der Kapsel und Bänder, über Schmerzempfindung und ggf. sogar über eine Verschiebung im Gelenk (> Abb. 4.8). Daran schließt sich die **Palpation der Kaumuskeln** (> Abb. 4.9, > Abb. 4.10, > Abb. 4.17) an, die Tenderpoints, Triggerpunkte oder nur Verspannungen zeigen können. Über die reinen Kaumuskeln hinaus werden auch Muskeln untersucht, die direkte Auswirkungen auf Schädel- und Kiefergelenkstellung haben wie z.B. die Mm. sternocleidomastoideus, trapezius und levator.

Die **Palpation im Meatus acusticus externus** mit dem Kleinfinger wird bei maximaler Mundöffnung durchgeführt (> Abb. 4.11), dann schließt der Patient

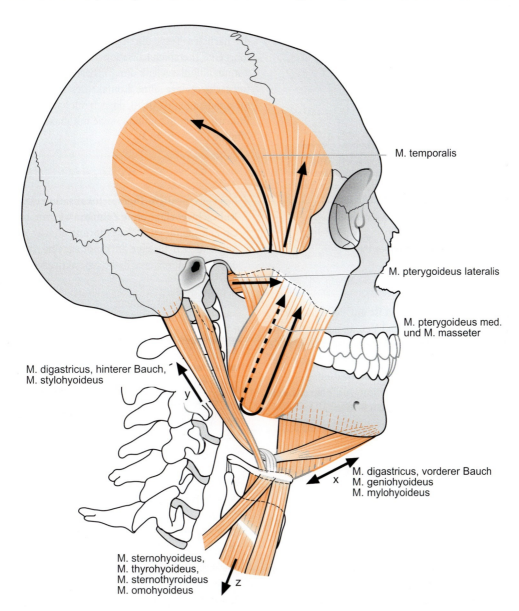

Abb. 4.10 Die Muskulatur des temporomandibulären Systems in ihrem Zusammenwirken. Die schwarzen Pfeile zeigen die globale Wirkrichtung der einzelnen Muskeln an. Die hyoidale Muskulatur hält das Hyoid in den drei Dimensionen des Raums. [3]

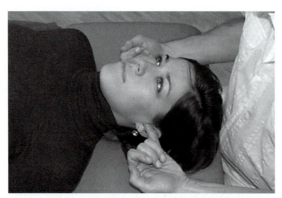

Abb. 4.11 Palpation im Meatus acusticus externus mit geschlossenem Mund, dann maximale Öffnung des Mundes und erneutes Schließen. Überprüfung der Größe des Meatus, auf Reibegeräusche und Schmerzphänomene. [6]

Funktionelle Untersuchung, Schritt 7

Im Liegen:

Untersuchung der Schädelknochenbeweglichkeit
Prüfung der Fascien an den zentralen Punkten wie z.B. Fascia clavipectoralis auf abnorme Spannungszustände
Prüfung der Spannung der Pleurakuppel
Prüfung der paravertebralen Muskeln auf Spannung in Bauchlage, Check von Ligamentum sacrotuberale und sacrospinale auf spondylogene Reflexe

Abb. 4.12 Schritt 7 der funktionellen Untersuchung. [7]

den Mund. Beim Mundschluss ist auf Reibegeräusche, Knackphänomene, Schmerz und Verengung des Meatus acusticus zu achten. Oft ist der Meatus sehr eng. Viele Patienten berichten über rezidivierende Ohrinfekte oder Schmerzen an diesem Ohr (oder auch beidseits).

Auf die Beurteilung der Okklusion wurde bereits weiter oben ausführlich eingegangen (➤ Kap. 2.3).

Untersuchung der Schädelknochenbeweglichkeit im Liegen (Schritt 7)

Die Untersuchung der Schädelknochenbeweglichkeit wird am liegenden Patienten durchgeführt (➤ Abb. 4.12). Besonderes Augenmerk gilt hier dem Os temporale, dem Os zygomaticum, der Maxilla, dem Vomer und dem Occiput.

Bei diesem Schritt werden – ebenfalls **in Rückenlage** – die Faszien an den zentralen Punkten (z.B. Fascia clavipectoralis) auf abnorme Spannungszustände geprüft.

Auch die Fasciae cervicalis media und superficialis und die Ligamente, die die Pleurakuppel aufspannen, wie z.B. das Lig. vertebropleurale, müssen auf Spannungen untersucht werden.

In Bauchlage erfolgt die Palpation der paravertebralen Muskeln auf Spannung. Falls diese einseitig vorhanden ist, müssen die Ligg. sacrotuberale und sacrospinale auf spondylogene Reflexe getestet werden.

Befunderhebung mittels AK-Muskeltest (Schritt 8)

Benötigt wird ein normoreaktiver Testmuskel, mit dem die nächsten Tests durchgeführt werden. Der Patient führt eine Therapielokalisation (➤ Kap. 2.5.3) am Temporomandibulargelenk durch. Diese erfolgt zunächst in Ruheschwebelage ohne Kontakt der Zähne, dann mit maximalem Zubiss (ICP), danach mit Lateralisation und Protrusion der Mandibula sowie mit maximaler Mundöffnung (➤ Abb. 4.13).

Interpretation der Muskeltests

- Liegt eine **positive Therapielokalisation (TL) bei Ruheschwebelage ohne Zahnkontakt** vor, ist dies ein Zeichen für eine lokale Störung im bzw. am Kiefergelenk, z.B. für eine Entzündung, eine Arthrose oder einen durch eine Pathologie aktiven Akupunk-

Funktionelle Untersuchung, Schritt 8

AK-Befunde:

Im Leertest:		
TL des TMJ:		
Ruheschwebelage	l_____	r_____
max. ICP	l_____	r_____
Lateralisation	l_____	r_____
Öffnung_____	Protrusion_____	
Muskeln:	l_____	r_____
Hamstrings	l_____	r_____
Piriformis	l_____	r_____
Gastrocnemius	l_____	r_____
Tibialis post.	l_____	r_____
Nackenflexoren	l_____	r_____
Rectus femoris	l_____	r_____
Andere		

Abb. 4.13 Schritt 8 der funktionellen Untersuchung. [1]

turpunkt. Dies kann vollkommen unabhängig von einer CMD der Fall sein, die positive TL kann aber auch gleichzeitig mit einer CMD vorliegen.
- Eine **positive TL bei maximaler Intercuspidation (ICP)** ist immer ein Hinweis auf eine Okklusionsstörung in Zusammenhang mit einer CMD. Da die Okklusion letztlich die Stellung des Caput mandibulae im Gelenk festlegt, kommt es zu Stress im Gelenk, der die positive TL hervorruft.
- Eine **positive TL bei Bewegungen der Mandibula** weist auf muskuläre oder arthrogene Störungen hin.
  – Bleibt die TL beim Zubeißen positiv, sind diese Probleme mit einer CMD vergesellschaftet.
  – Wird die positive TL beim Zubeißen aufgehoben, ist die Okklusion wahrscheinlich in Ordnung. Es liegt keine CMD vor, sondern es handelt sich lediglich um muskuläre Störungen. Allerdings können länger anhaltende muskuläre Störungen letztlich zu einer CMD führen.

Muskeldysfunktion und ihre Bedeutung

Da jedem Muskel in der Applied Kinesiology ein Organsystem zugeordnet ist, sollten folgende Muskeln immer getestet werden: Hamstrings, M. piriformis, M. gastrocnemius, M. tibialis posterior, Nackenflexoren, M. quadriceps femoris, M. infraspinatus, M. sternocleidomastoideus und M. psoas.

- Die **Hamstrings** (> Abb. 4.14) sind bei einer CMD fast immer funktionell abgeschwächt. Dies führt zu fehlender Stabilität lumbal und in den Knien, zu Lumbalgien und Gonalgien, v.a. beim Treppab- oder Bergablaufen.
- Der **M. piriformis** ist mit dem Gonadensystem gekoppelt. Er ist ein wichtiger Muskel, der oft auf der einen Seite hyper-, auf der anderen Seite hypoaktiv ist. Dies führt zu Torsionsfehlstellungen des Sacrums, die craniale Dysfunktionen auslösen (> Kap. 4.2.1).
- Der **M. gastrocnemius** (> Abb. 4.15) und der **M. tibialis posterior** sind dem Nebennierensystem zugeordnet. Meist sind sie bei länger andauernder CMD (chronischer struktureller Stress) funktionell schwach. Dies führt zu fehlender Kniestabilität mit Gonalgien und Achillodynien.
- Die **Nackenflexoren** bei fast allen Patienten mit CMD funktionell schwach. Diese Schwäche löst eine insuffiziente Kopfstabilität mit Schulter- und Na-

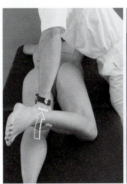
Test der lateralen Hamstrings

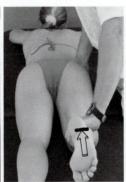
Test der Hamstrings global

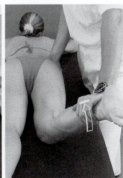
Test der medialen Hamstrings

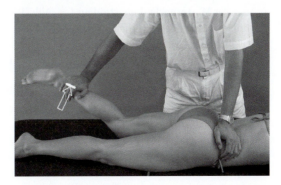
Test der Hamstrings global

Abb. 4.14 Hamstrings. [3]

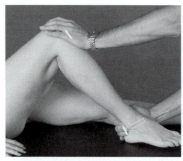
Test des M. gastrocnemius (beide Köpfe)

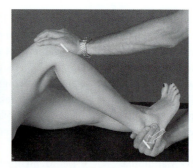
Test des Caput mediale des M. gastrocnemius

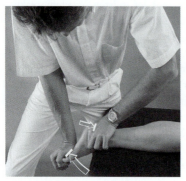
Test des M. gastrocnemius nach Leaf (1996)

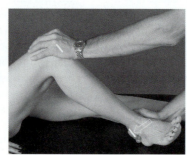
Test des Caput laterale des M. gastrocnemius

Abb. 4.15 M. gastrocnemius. [3]

ckenverspannungen aus. Oft sind damit auch Verspannungen der Fascia clavipectoralis kombiniert.
- Der **M. quadriceps femoris** ist als Testmuskel (sofern er nach der OSS-Behandlung normoreaktiv ist) gut geeignet, da er bei CMD meist nicht betroffen ist.
- Der **M. infraspinatus** ist dem Thymus und damit dem Immunsystem zugeordnet (> Abb. 4.16). Nicht selten findet sich bei einer CMD durch die ständige Ausschüttung von Stresshormonen ein geschwächtes Immunsystem, worauf der M. infraspinatus mit funktioneller Schwäche und Bildung von charakteristischen Triggerpunkten sowie Schmerzausstrahlung in den dorsalen Oberarm reagiert.
- Auch der **M. sternocleidomastoideus** (> Abb. 4.17) ist oft dysfunktionell betroffen. Er ist auf der einen Seite oft hyper-, auf der anderen hyporeaktiv. Dies wird entweder durch eine Fehlstellung der Ossa temporalia ausgelöst oder bedingt erst eine solche.
- Da das **Diaphragma** meist dysfunktionell mitbetroffen ist, und da die Leber mit dem Zwerchfell eng verbunden ist, ist oft die Leber in ihrer Bewegung gestört. Dies führt zu einer Muskeldysfunktion des **M. pectoralis major sternalis.**
- **M. psoas** (> Abb. 4.18) und **Zwerchfell** können sich gegenseitig negativ beeinflussen. Dies führt zu Nierenfehlstellungen und damit zu einer meist einseitigen Schwäche des M. psoas. Mitunter wird über Leisten- und Flankenschmerzen geklagt.

4.2 Therapie

Nachdem die ersten fünf Punkte des Untersuchungs- und Behandlungsgangs (= Schema 1 [> Tab. 4.1, > Kap. 4.1.2–4.1.6]) durchgeführt wurden, wird die Behandlung in der Reihenfolge der Punkte 6 bis 11 fortgesetzt (= Schema 2 [> Tab. 4.3, > Kap. 4.2.1–4.2.6]).

Die Bissnahme (vom Zahnarzt oder vom behandelnden Arzt) und die Abdrücke (vom Zahnarzt) benötigt der Zahntechniker für die Herstellung der Aufbissschiene.

4.2.1 Behandlung aller Pathologien (mit Watterollen im Mund) (Punkt 6)

Sinnvollerweise beginnt man mit dem stabilisierenden Element des Beckens als Vermittler zwischen unteren Extremitäten und Rumpf. Welche Techniken im Therapieverlauf angewendet werden, ist natürlich dem Arzt und Therapeuten überlassen. Auf die Fülle der Therapieformen kann hier aus Platzgründen nicht näher eingegangen werden. Es werden stellvertretend nur einige Techniken herausgegriffen.

Beckentorsion und segmentale Funktionsstörung LWK 5

Bei CMD-Patienten besteht meist eine Beckendysfunktion im Sinne einer **L/L-Störung,** d.h. eine Abkippung der Sacrumbasis nach anterior links über die linke Diagonale. Die osteopathische Behandlung erfolgt aus der Sims-Position heraus.

Befund   Rechter Sulcus tief, linker inferiorer-lateraler Winkel (ILA) dorsal-caudal, Vorlaufphänomen: rechts positiv

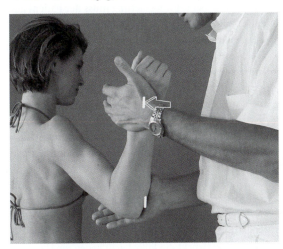

Test der kranialeren Infraspinatus-Fasern

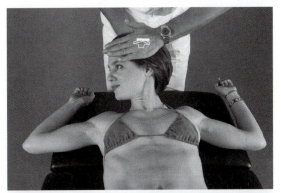

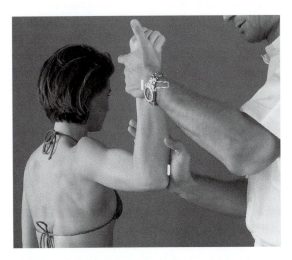

Test der kaudaleren Infraspinatus-Fasern

Abb. 4.16 M. infraspinatus. [3]

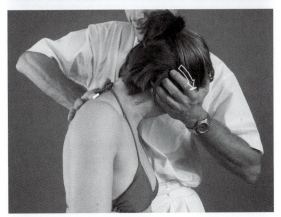

Abb. 4.17 M. sternocleidomastoideus. [3]

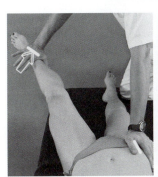 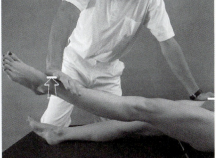

Abb. 4.18 M. psoas. [3]   Test des M. psoas in Rückenlage

Federtest Lendenlordose federt gut, entspricht L/L

Therapie (> Abb. 4.19, > Abb. 4.20):
- Ausgangsstellung ist die „Sims-Position", die aus der Bauchlage herbeigeführt wird. Hüft- und Kniegelenk werden jeweils um 90° Grad gebeugt, das Sacrum muss im rechten Winkel zur Unterlage stehen. Den Patienten möglichst nahe an die Kante der Liege bringen.
- Der Patient liegt immer auf der Seite der beteiligten Achse, d.h., bei L/L-Blockierung muss der Patient auf der linken Seite liegen.
- Der Behandler steht auf der blockierten Seite.
- Eine Hand liegt im Sulcus, die andere auf der Schulter.
- Die Hüfte wird passiv bewegt, bis eine Beugung am Ileum gefühlt werden kann. Das Sacrum darf sich nicht mitbewegen!
- Der Patient atmet ein und drückt die Schulter nach dorsal gegen die Hand des Therapeuten, beim Ausatmen wird der Arm Richtung Boden gezogen. Dies sollte mehrfach wiederholt werden.
- Die Hand gleitet von der Schulter zum Sulcus, die andere zu den Knöcheln des Patienten. Die Tasthand im Sulcus ist nötig, um zu spüren, dass man im SIG bleibt und nicht in die LWS hinein therapiert.
- Der Patient drückt die Füße leicht gegen die Hand des Therapeuten Richtung Decke. Nach fünf bis sechs Sekunden isometrischer Anspannung lässt der Pati-

Tab. 4.3 Schema 2: Behandlungsablauf bei CMD (Schema 1 > Tab. 4.1)

Punkt 6	Behandlung aller Pathologien (mit Watterollen im Mund)
Punkt 7	Ohrakupunktur
Punkt 8	Bissnahme im Sitzen Re-Check, ob beim Zubeißen alle Muskeln normoreaktiv bleiben und keine Pathologien mehr auftreten
Punkt 9	Prüfung, ob aszendierende Probleme vorhanden sind
Punkt 10	Bissnahme beenden, sechs- bis max. achtmal zubeißen lassen, dann Re-Check
Punkt 11	Schienentherapie

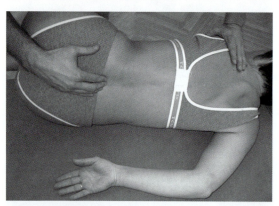

Abb. 4.19 Vorbereitung auf die Therapie von L/L über Dehnung des M. latissimus und leichte Rotation des Oberkörpers. Die palpierenden Finger liegen über der Sacrumbasis. [6]

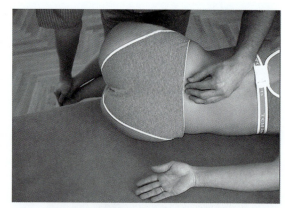

Abb. 4.20 Über die Arbeit mit dem M. piriformis wird das Sacrum wieder in die richtige Position hineingezogen. Die palpierenden Finger liegen zwischen L5 und S1, um zu verhindern, dass in die LWS hinein therapiert wird. [6]

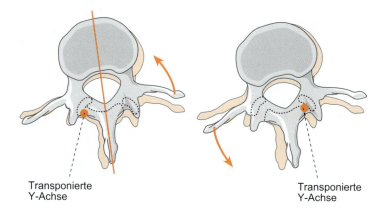

Abb. 4.21 Vertebrale Dysfunktion vom nicht neutralen Dysfunktionstyp II anhand von ERS links (Wirbel in Extension-Rotation-Seitneigung nach links). Hier öffnet die linke Facette bei Flexion nicht. [16]

ent locker, und der Therapeut führt die Beine bis zur nächsten Barriere Richtung Boden. Auch dies wird einige Male wiederholt.

> Der häufigste Fehler besteht darin, dass die Bewegung des Beins bis in die untere LWS hinein geführt wird. Das bedeutet jedoch, dass das SIG nicht mehr behandelt wird.
> Es darf nicht zu schnell gearbeitet werden.

Ebenfalls häufig zu beobachten ist eine **ERS-Störung von L5**, d.h., der LWK 5 steht in Extension, Rechtsrotation und Seitneigung (➤ Abb. 4.21) Da LWK 5 und Sacrum entgegengesetzt rotieren, liegt bei einer L/L-Störung z.B. eine ERS-Störung nach rechts vor.

Therapie (➤ Abb. 4.22, hier ERS L5 links):
- Der Patient sitzt und hat die Arme überkreuzt.
- Der Therapeut sitzt auf der kontralateralen Seite der Störung, d.h. bei ERS L5 links auf der rechten Seite.
- DII der rechten Hand liegt zwischen Dornfortsatz (DF) von L4/5, DIII auf dem Querfortsatz von L5, DIV zwischen DF L5/S1. Mit diesen Palpationsfingern wird erspürt, wann genau die Bewegung bei LWK 5 ankommt. Der Wirbel muss exakt dreidimensional eingestellt sein.
- Der Therapeut führt mit seiner rechten Hand an der Schulter des Patienten diesen passiv an die Barrieren der Flexion, Seitneigung und Rotation nach rechts.
- Der Patient richtet sich mit leichtem Druck gegen die Hand auf seiner linken Schulter in die freie Richtung auf, der Therapeut hält dagegen, sodass eine isometrische Anspannung für sechs bis acht Sekunden entsteht.
- Nach der Entspannung wird der Patient an die neue Barriere geführt. Das Manöver wird drei- bis fünfmal wiederholt.

Lig. sacrotuberale

Nach der Becken- und LWS-Behandlung (s.o.) sollte der Bereich der mittleren BWS auf einseitige paravertebrale Muskelverspannungen untersucht werden. Diese treten als spondylogene Reflexe bei Verspannungen des Lig. sacrotuberale auf, die bei Beckenstörungen fast immer vorhanden sind.

Therapie (➤ Abb. 4.23):
- Die Behandlung erfolgt von der kontralateralen Seite.
- Der Therapeut mittelt die Strecke zwischen Tuber und Sacrumspitze, geht dort medial vom M. gluteus maximus mit den beiden Daumen Richtung Schulter in die Tiefe, bis er am Ligament ist. Bei Verspannungen ist dies oft sehr schmerzhaft.
- Dann wird gedehnt oder eine Querfriktion durchgeführt.

Unter dieser Therapie lässt die muskuläre Spannung paravertebral sofort nach, was eine dritte Person gleichzeitig palpieren könnte.

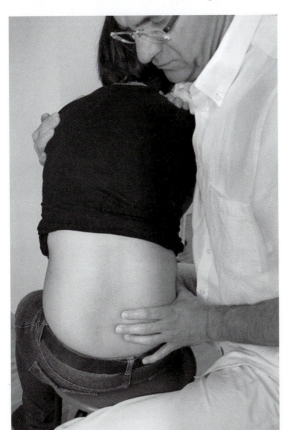

Abb. 4.22 Therapie der ERS im Sitzen. Bei der Flexion muss exakt der zu behandelnde Wirbel eingestellt sein. [6]

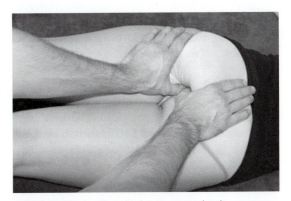

Abb. 4.23 Bei der Therapie des Lig. sacrotuberale muss streng medial des M. gluteus maximus auf der Hälfte der Verbindungslinie zwischen Tuber und Sacrumspitze in Richtung der ipsilateralen Schulter gedehnt werden. [6]

M. piriformis

Bei den Beckenfunktionsstörungen, die mit der CMD vergesellschaftet sind, muss der M. piriformis in die Untersuchung und Behandlung mit einbezogen werden. Er entspringt mit insgesamt drei Strängen an der anterioren Seite des Sacrums zwischen den Foraminae des ersten bis vierten Segments, zusätzlich am Rand des Foramen ischiadicum majus und an der Vorderfläche des Lig. sacrotuberale. Durch die letztgenannte Verbindungsstelle sind Dysfunktionen aus der Peripherie des Beins über das Lig. sacrotuberale und den M. piriformis in das Becken übertragbar. Der M. piriformis verläuft durch das Foramen ischiadicum majus und inseriert am Oberrand des Trochanter major hinter der gemeinsamen Sehne der Mm. obturatorius internus et gemellus. Seine Funktion besteht in der Außenrotation des Oberschenkels und in einer leichten Abduktion. Bei einer Flexion von über 90° wird er zum reinen Abduktor.

Verspannungen des M. piriformis können nicht nur Sacrumfehlstellungen, sondern aufsteigend auch **Funktionsstörungen des Craniosacralsystems** bewirken. Eine Hypertonie des Muskels führt zu einer Seitneigung und Torsion des Sacrums zur selben Seite, was aufsteigend zu einer Seitneigung und Torsion des Occiputs führt und eine Störung im Sphenobasilargelenk auslöst. Häufig wird die einseitige Verspannung des M. piriformis (speziell bei Männern) durch das Tragen der Geldbörse in der rechten Hosentasche ausgelöst oder durch ständige Fehlhaltungen des Beins in Außenrotation (z.B. Autofahren über lange Strecken). Allerdings kann es auch absteigend über eine CMD zu Rotationsfehlstellungen des Os temporale, des Occiputs und in der Folge des Sacrum und damit zu einer Verspannung des M. piriformis kommen, die in einer Außenrotation des Beins fortgesetzt wird.

Therapie Es gibt verschiedene Techniken der Muskeldehnung und -auflockerung, die den Patienten auch als Heimprogramm mitgegeben werden sollten.

M. obturatorius internus

Der M. obturatorius steht bei CMD-Patienten oft in Zusammenhang mit **Hüft- und Blasenproblemen**. Deshalb werden an dieser Stelle auch zwei Techniken für diese Behandlung vorgestellt:

Therapie (➤ Abb. 4.24, ➤ Abb. 4.25):
- In **Bauchlage** wird am Innenrand des Foramen obturatorium mit gestreckten Fingern der Muskel ertastet und durch Querfriktion aufgedehnt. Oft ist dieser Muskel sehr schmerzhaft verkürzt.
- In **Rückenlage** wird die Innenrotationsfähigkeit beider Hüften verglichen. Bei der Behandlung verstärkt man bei verminderter Innenrotation diese durch Traktion mit den Fingern nach ventrolateral am Trochanter major.

Brustwirbelsäule

Bei CMD-Störungen liegt fast immer eine **Hyperkyphose der BWS mit stark eingeschränkter Rotationsmöglichkeit** vor.

Therapie (➤ Abb. 4.26):
- Der Patient sollte in Seitenlage mit gestrecktem unterem und gebeugtem oberem Bein in eine Rotation gebracht werden.
- Bei jeder Ausatmung drückt der Therapeut an der Schulter und am Thorax weiter in die Rotation hinein.

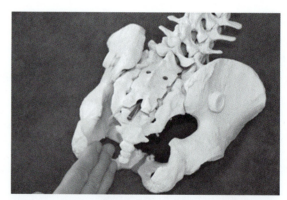

Abb. 4.24 Fingeranlage zur Therapie des M. obturatorius internus. [6]

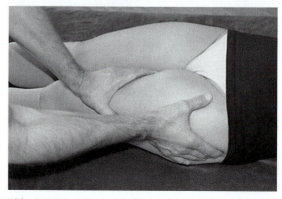

Abb. 4.25 Therapie des M. obturatorius internus in Rückenlage mit Fingeranlage hinter dem Trochanter major. [6]

> Rotationsübungen für die BWS kann der Patient auch im Heimprogramm ausführen.

Heimprogramm Der Patient soll sich bei jeder Exhalation vorstellen, dass sein Arm einen Zentimeter länger wird. Die Übung sollte in beide Richtungen ausgeführt werden.

Atlanto-Axial-Gelenk (C1–C2)

Nach der BWS sollten der **cervicothorakale Übergang (CTÜ)** und die **HWS** untersucht und behandelt werden. Bei einer CMD liegen fast immer segmentale Funktionsstörungen der oberen drei Halswirbel vor, aus denen Afferenzen in das Trigeminussystem gesendet werden.

Auf die Behandlung der einzelnen Fehlstellungen im Bereich der HWS kann hier nicht näher eingegangen werden. Da C2-Fehlstellungen oft zu deutlichen **Einschränkungen der Rotationsfähigkeit der HWS** führen, wird an dieser Stelle eine einfache und sehr effiziente Technik aus der Osteopathie vorgestellt.

Therapie (➤ Abb. 4.27):
- Die HWS wird in volle Flexion eingestellt.
- Dann wird die Rotation in die eingeschränkte Richtung bis an die Barriere geführt.
- Es erfolgt eine Blickwendung (evtl. mit leichter isometrischer Rotation) in die entgegengesetzte „freie" Richtung für ca. fünf Sekunden.
- In der Entspannung Einstellen der neuen Barriere in weitere Rotation.
- Wiederholung drei- bis fünfmal, dann Re-Test.

Rippen

Bei CMD treten häufig **Inhalationsdysfunktionen der oberen vier Rippen** auf, die sich bei der Ausatmung nicht mehr nach caudal bewegen können. Dies wird meist durch Verspannungen der Fascia clavipectoralis und des M. pectoralis minor verursacht.

Therapie Die Rippendysfunktionen können einfach behandelt werden, indem man die unterste Schlüsselrippe aufsucht, die sich nicht nach caudal bewegt und diese in der jeweiligen Exspirationsphase nach caudal mobilisiert (➤ Abb. 4.28).

Craniale Strukturen

Auf die Wichtigkeit der Behandlung des Vomers wurde bereits hingewiesen (➤ Kap. 2.4.2). Nachfolgend werden Diagnostik und Therapie weiterer wichtiger Schädeldysfunktionen erklärt. Dieser Buch soll zum Nachdenken anregen, kann jedoch kein Ersatz für die Kurse sein, in denen dieses Wissen vermittelt wird (z.B. www.dgom.info).

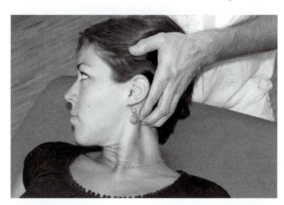

Abb. 4.27 Darstellung der Therapie von C2 bei maximaler Flexion des Kopfes. [6]

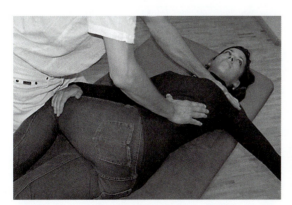

Abb. 4.26 Mobilisation der BWS mit gleichzeitiger Dehnung v.a. der Pectoralis- und Zwischenrippenmuskeln aus der Seitenlage heraus.[6]

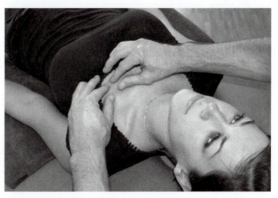

Abb. 4.28 Therapie der Inhalationsdysfunktion der Rippen I–III links. Schlüsselrippe ist die dritte Rippe. [6]

Vomer

Therapie
- Bei **Extensionsstellung** des Vomers induziert eine Hand die Flexion des Sphenoids über die Alae majores, die andere Hand führt eine Flexion des Vomers über Elevation des harten Gaumens anterior der Sutura palatina transversa durch (➤ Abb. 4.29 a, b).
- Bei **Flexionsstellung** des Vomers wird genau andersherum gearbeitet, d.h., die eine Hand induziert die Extension des Sphenoids über die Alae majores, während die zweite Hand eine Extension des Vomers über die Elevation des harten Gaumen posterior der Sutura palatina transversa herbeiführt.

Transversale Verschiebung des Vomers
Bei der transversalen Verschiebung ist der Vomer wie ein Stahlblech torquiert (➤ Abb. 4.30).

Therapie Das Sphenoid wird stabilisiert und die Maxilla transversal zunächst mit indirekter Technik in die leichte Richtung verschoben, dort für 10 bis 15 Sekunden gehalten, bis ein Release eintritt. Anschließend wird direkt in die andere Richtung gearbeitet.

Rotationsfehlstellung des Os temporale

Test Zum Testen positioniert man jeweils die Finger DII und DIII beider Hände anterior der Mastoidspitze und lässt den Patienten ein- und ausatmen. Bei Inspiration sollte die Mastoidspitze nach posterior-medial gehen, bei Exspiration nach anterior-lateral. Oft kommt es bei CMD zu einseitigen paradoxen Bewegungen des Os temporale, sodass dieses statt in Flexion zu gehen in Extension gleitet.

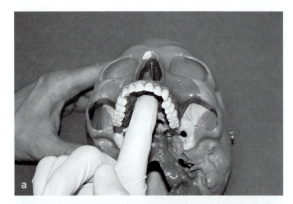
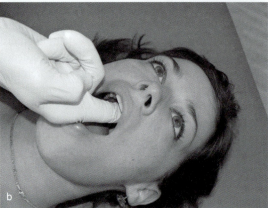

Abb. 4.29 Fingeranlage bei Therapie der Flexions- bzw. Extensionsdysfuktion des Vomers. [6]

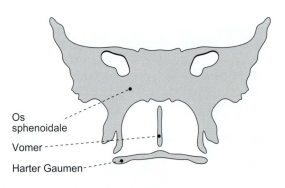
Normale Verhältnisse

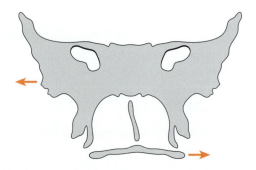
Transversale Verschiebung

Abb. 4.30 Transversale Verschiebung des Vomers zwischen Os sphenoidale und Maxilla.
Mit freundlicher Genehmigung von Eastland Press; aus: Upledger JE. Lehrbuch der Kraniosakral-Therapie, Haug Verlag, Heidelberg 1994.

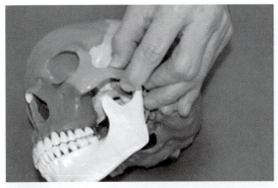 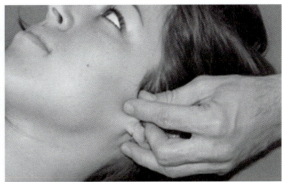

Abb. 4.31 Therapie der Fehlstellung des Os temporale mit Finger-in-the-ear-Test. Daumen und Zeigefinger umgreifen den Proc. zygomaticus des Os temporale, DIII liegt im Meatus, DIV und DV umfassen das Mastoid. Auf diese Weise kann leicht eine Rotation des Os temporale in Flexion bzw. Extension eingestellt werden. [6]

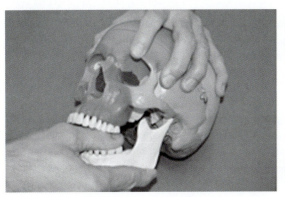 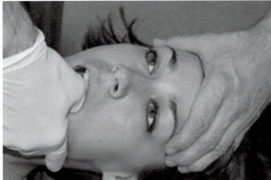

Abb. 4.32 Therapie des Lig. sphenomandibulare: Das Os sphenoidale wird über die Alae majores in Flexion gebracht, gleichzeitig über die Traktion an der Mandibula das Ligament gedehnt. [6]

Therapie (> Abb. 4.31):
- Daumen und Zeigefinger werden um den Proc. zygomaticus gelegt, der Mittelfinger liegt im Gehörgang, der Ringfinger wird vor und der Kleinfinger hinter dem Proc. mastoideus positioniert.
- Bei tiefer Inspiration des Patienten erfolgt der Druck auf Daumen und Ringfinger, sodass eine Außenrotation und Flexion des Os temporale induziert wird.
- Bei Exspiration erfolgt ein Druck auf Zeigefinger und Kleinfinger, sodass eine Innenrotation des Os temporale bzw. eine Extension induziert wird. Der Mittelfinger stellt die Bewegungsachse dar.
- Diese Bewegung sollte fünf- bis sechsmal wiederholt werden.

Lig. sphenomandibulare

Test Beim Test der Bewegung des Lig. sphenomandibulare wird die Bewegung der Alae majores bei sanfter caudaler und anteriorer Traktion registriert. Bei einer Verspannung des Ligaments steht die homolaterale Ala major in einer Extension (high sphenoid).

Therapie Bei der Behandlung werden die Alae majores in Flexion gebracht. Die Mandibula wird nach caudal gezogen und gehalten, bis ein Release eintritt (> Abb. 4.32).

Lig. stylomandibulare

Bei Verspannung des Lig. stylomandibulare geht das Os temporale durch den Zug des Bandes an der Mandibula in Außenrotation bzw. in Flexionsstellung.

Therapie Das Os temporale wird in Innenrotation bzw. Extension geführt. Gleichzeitig erfolgt ein sanfter Zug an der Mandibula nach caudal, bis ein Release zu fühlen ist (> Abb. 4.33).

Sutura petrobasilaris und sphenopetrosa – earpull

Bei Funktionsstörungen des Os temporale müssen auch die angrenzenden Suturen überprüft und behandelt werden.

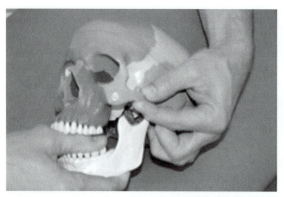
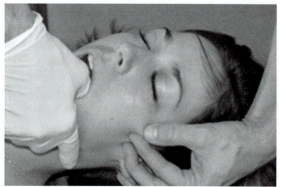

Abb. 4.33 Therapie des Lig. stylomandibulare: Dehnung des Bandes über Traktion an der Mandibula bei gleichzeitiger Rotation am Arcus zygomaticus. [6]

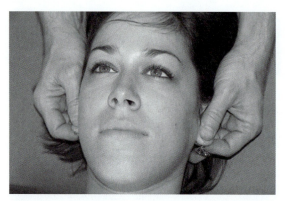

Abb. 4.34 Lösen der Sutura petrobasilaris und sphenopetrosa über den Earpull-Mechanismus. [6]

Test Durchführung eines vergleichenden Zugs am Ohr, der den Widerstand des Gewebes im Seitenvergleich prüft.

Therapie Für die Behandlung der Sutura petrobasilaris und sphenopetrosa (die Technik wird auch als „earpull" bezeichnet) legt man den Daumen nahe an den äußeren Gehörgang, Zeige- und Mittelfinger werden hinter das Ohrläppchen nahe dem Os temporale positioniert (➤ Abb. 4.34). Der Zug erfolgt nach lateral-posterior in Richtung Knie des Therapeuten, bis ein Release eintritt.

Sutura sphenosquamosa

Therapie Bei der Behandlung dieser Sutur gibt es direkte und indirekte Behandlungsmöglichkeiten:
- Die Fingeranlage am Os temporale erfolgt wie bei der Therapie des Schädelknochens mit „finger in ear" (➤ Abb. 4.31). Das Os sphenoidale wird mit den Langfingern DII und DIII auf der Ala major und mit dem Kleinfinger intraoral an den Weichteilen vor dem Pterygoid behandelt. Daumen und Zeigefinger der anderen Hand umfassen den Arcus zygomaticus des Os temporale, DIII liegt am Mastoid. Das Os temporale wird dann in Außenrotation gebracht, die Ala major nach medial-anterior (➤ Abb. 4.35).
- Alternativ kann eine Induktion gegenläufiger Bewegungen mit dem Os temporale in Innenrotation und dem Os sphenoidale in Außenrotation durchgeführt werden.

Os zygomaticum

Das Os zygomaticum ist bei CMD-Störungen sehr häufig mit betroffen, da die Fortleitung von Fehlstellungen des Os temporale über den Arcus zygomaticus ins Zygoma erfolgt. Oft gibt der Patient Beschwerden im Bereich des Wangenknochens schon bei Berührung an.

Test Das Os zygomaticum wird nach cranial und caudal gedrückt, wobei oft ein Schmerz in einer Bewegungsrichtung auftritt. Im Seitenvergleich wird danach die Beweglichkeit des Zygomas überprüft.

Therapie Die Behandlung erfolgt mit dem Zeigefinger intraoral, mit den Fingern DI–DIII der zweiten Hand extraoral direkt auf dem Zygoma (➤ Abb. 4.36). Es wird eine Achterbewegung des Knochens induziert, bis sich die freie Beweglichkeit wieder einstellt. Häufig ist die Behandlung recht schmerzhaft, aber äußerst effektiv.

Maxilla

Die Maxilla kann auf vielfältige Weise in ihrer Bewegung gestört sein. Sie kann sich z.B. **durch einen Biss auf et-**

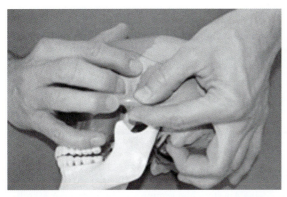 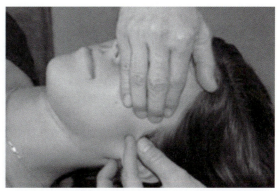

Abb. 4.35 Therapie der Sutura sphenosquamosa: Die eine Hand arbeitet mit Daumen und Zeigefinger am Arcus zygomaticus, die andere Hand mit Fingeranlage DII/III an der Ala major des Os sphenoidale und dem Kleinfinger am Proc. pterygoideus lateralis. Letzteres ist aus anatomischen Gründen nicht immer durchführbar. [6]

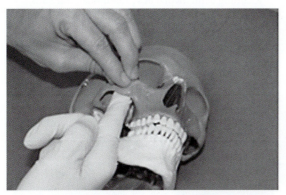 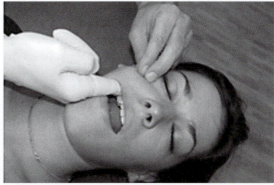

Abb. 4.36 Therapie des Os zygomaticum: Mit der Fingerkuppe von DII wird von intraoral innen das Os zygomaticum palpiert, die Finger DI bis DIII der anderen Hand liegen zusammen außen am Zygoma. Beide Hände führen eine Art Achterbewegung des Knochens aus, um alle Suturen zu lösen. [6]

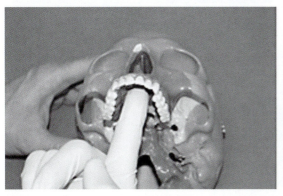 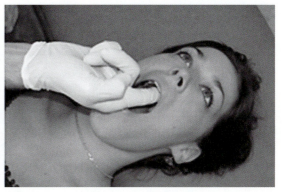

Abb. 4.37 Demonstration der Fingeranlage zur Behandlung der Maxilla. [6]

was **Hartes** (Kirschkern) durch die einseitige Belastung verdrehen, sodass sie auf dieser Seite weiter nach cranial steht. Die Behandlung erfolgt über den Druck mit dem Zeigefinger auf der kontralateralen Seite.

Therapie Nach Zahneingriffen im Molarbereich steht der an das Os palatinum angrenzende Teil der Maxilla oft cranial. Bei der Therapie wird mit DII im vorderen Bereich der Maxilla nach cranial gedrückt, um den posterioren Teil wieder nach caudal zu holen, gleichzeitig erfolgt mit dem dritten Finger (DIII, im Bild nicht dargestellt) der Druck am Os palatinum nach cranial (➤ Abb. 4.37).

Duralmembransystem

Die horizontal verlaufenden Duralmembranen stehen oft unter Spannung. Neben der Behandlung der Occiput-Sacrum-Schaukel wird bei CMD-Patienten auch eine Technik zur Balance der Duralmembranen ausgeführt.

Therapie Die Behandlung des Tentorium cerebelli erfolgt über den Unterkiefer und hat eine unmittelbare Auswirkung auf die temporoparietalen Knochennähte (Sutura squamosa). In ➤ Abbildung 4.38 sind die Auswirkungen der am Unterkiefer angesetzten Traktionen auf die Knochennähte zwischen Os temporale und Os parietale zu erkennen. Das Os temporale bewegt sich dabei nach cranial und an den oberen Rändern nach lateral. Damit entsteht zwar ein unphysiologischer Schub, aber die Ossa parietalia werden gleichzeitig nach cranial bewegt. Das hat wiederum Auswirkungen auf die Falx cerebri, die durch diesen funktionellen Zug nach cranial bewegt wird.

Allerdings widersetzt sich die Falx cerebri dieser Zugkraft nach cranial, sodass eine Außenrotation der Ossa parietalia entsteht. An diesem Punkt kommt es zu einer Schaukelbewegung der Mandibula und der Ossa temporalia. Durch Beibehaltung des cranialen Zugs an der Mandibula entsteht langsam ein Membranausgleich, der sich sowohl auf die Falx cerebri als auch auf das Tentorium cerebelli auswirkt, das an den Ossa temporalia befestigt ist. Schließlich kommt es zu einem Release des gesamten Membransystems im Schädel.

Weitere Techniken zur Ausbalancierung des craniosacralen Duralmembransystems können den Lehrbüchern entnommen werden (Upledger 1994, Liem 2001, Rang und Höppner 1997).

Kaumuskeln

Therapie (➤ Abb. 4.39–4.41):
- Der **M. pterygoideus medialis** wird am besten durch eine Ausstreichbewegung am Unterrand der Mandibula behandelt: Etwa in der Mitte des aufsteigenden Mandibulaastes beginnend, streicht der Therapeut in Richtung Kinn medial des Mandibularandes aus. Dies wird mehrfach wiederholt. Gleichzeitig wird ein Seitenvergleich zum Test der Verspannungen und der Schmerzhaftigkeit durchgeführt.

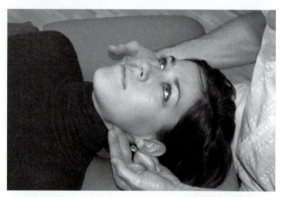

Abb. 4.39 Dehnung des M. pterygoideus medialis am Winkel der Mandibula. [6]

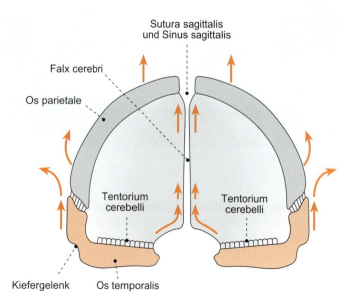

Abb. 4.38 Auswirkungen der am Unterkiefer angesetzten Traktion mit Behandlung der Sutura squamosa, des Sinus sagittalis, der Falx cerebri und des Tentorium cerebelli.
Mit freundlicher Genehmigung von Eastland Press; aus: Upledger JE. Lehrbuch der Kraniosakral-Therapie, Haug Verlag, Heidelberg 1994.

- Der **M. masseter** wird vom Tragus aus Richtung Mundwinkel mit kraftvoller Massagetechnik ausgestrichen und dabei gleichzeitig auf Triggerpunkte untersucht. Sollten Triggerpunkte vorliegen, ist eine Behandlung durch „dry needeling" mit einer Akupunkturnadel und anschließender Massage des Triggerpunktes indiziert (> Abb. 4.40).
- Bei der Therapie des **M. pterygoideus lateralis** kann man nicht direkt am Muskel arbeiten, da dieser von der Mundhöhle nur indirekt über das vor ihm liegende Weichteilgewebe erreichbar ist (> Abb. 4.41). Der Therapeut geht am besten mit DII oder DV entlang der oberen Zahnreihe bis zur Schleimhauttasche zwischen Mandibula und Maxilla. Dort wird mit der Fingerkuppe das Gewebe gedehnt. Über die Bindegewebezüge wird dadurch auch indirekt der M. pterygoideus lateralis erreicht und gedehnt. Nach suffizienter Behandlung sollte die Deflexion der Mandibula aufgehoben sein. Falls nicht, sollte geprüft werden, ob eine Subluxation des Discus die Abweichung der Mandibula verursacht.

Mimische Muskeln

Die mimische Muskulatur zählt zu den Abkömmlingen der Kiemenbögen (v.a. des zweiten Bogens) und wird von den Ästen des N. facialis (VII) innerviert. Ihren Ursprung haben die meisten Muskeln an den Schädelknochen bzw. an den darüber verlaufenden Faszien.

Über die Behandlung der Muskeln können auch die Faszien entspannt werden. Die Faszien der mimischen Muskulatur setzen sich in die Kopfhaut und von dort weiter in die Nackenfaszien fort. Deshalb kann durch eine Therapie der mimischen Muskeln eine Reduzierung der Spannung im Nacken erreicht werden. Für diesen Entspannungseffekt ist neben der Faszienbehandlung wohl auch die Verbindung zwischen N. facialis und N. trigeminus verantwortlich.

Therapie (> Abb. 4.42, > Abb. 4.43): Der Therapeut beginnt an der Nasenwurzel (1) und streicht mit leichtem Druck bis zur Schläfe aus, an der in Kreisen massiert wird. Dies wird (wie auch alle anderen Schritte) mehrfach wiederholt (2). Danach erfolgt die Massage des M. orbicularis oculi unter dem Auge (3), gefolgt von der Ausstreichung der Nasolabialfalte (4). Dann wird der M. orbicularis oris massiert (5) und abschließend die Kinnpartie (6).

Faszien und Ligamente

Thoracic-inlet-Syndrom

Beim Thoracic-inlet-Syndrom handelt es sich um drei Syndrome (> Kap. 3.7.5), da in dieser Region drei enge Passagen aufeinander folgen: obere Thoraxapertur, Scalenuslücke und costoclaviculäre Passage. Zusätzlich kommen die Faszien des Hals- und Nackenbereichs sowie die thorakalen Faszien hinzu. Das Gefäß-Nerven-Bündel in der jeweiligen anatomischen Kompressions-

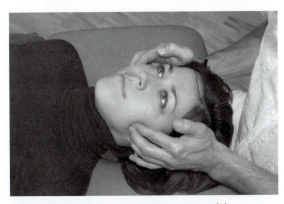

Abb. 4.40 Massagebehandlung des M. masseter. [6]

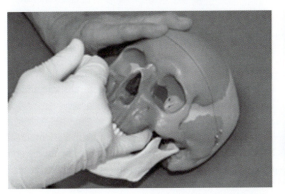

Abb. 4.41 Therapie des M. pterygoideus lateralis indirekt über die davor liegenden Weichteile. [6]

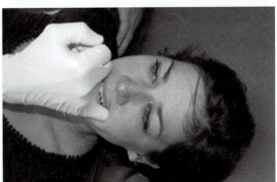

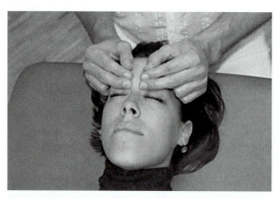
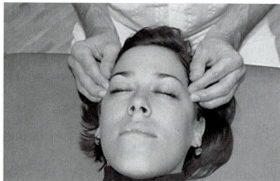

Abb. 4.42 Therapie der mimischen Muskeln über eine Massage, die jeweils von medial nach lateral die Muskeln ausstreicht. Erster Schritt von der Nasenwurzel bis zur Schläfe. [6]

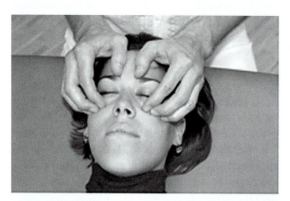
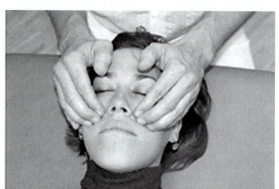
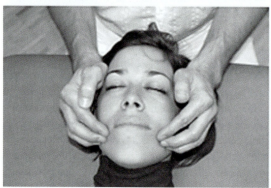
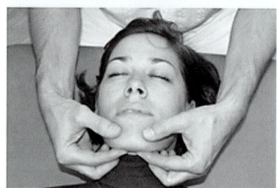

Abb. 4.43 Weitere Reihenfolge der Therapie der mimischen Muskeln. [6]

stelle ist dabei von einem Komplex aus Knochen, Muskelfasern und Faszien umgeben.

Therapie Bei der Behandlung des Thoracic-inlet-Syndroms müssen daher neben der Therapie des M. subclavius sowie der Fascia clavipectoralis und der Fascia cervicalis media auch die transversalen Restriktionen am Thorakaleingang beseitigt werden.

Fascia clavipectoralis

Zunächst sollte der M. subclavius behandelt werden. Damit erfolgt bereits oft eine Lösung der Faszie. Ansonsten arbeitet man mit myofascialer Lösetechnik (MFR) mit einer Hand tief im M. pectoralis, die andere Hand umfasst die Clavicula.

Test Zunächst geht der Therapeut beim Patienten (in Seitenlage) mit dem rechten Daumen medial auf die erste Rippe, die linke Hand führt die Schulter nach anterior-medial. Dabei wird eine Einschätzung der Elastizität

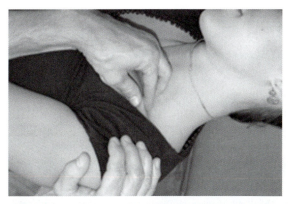 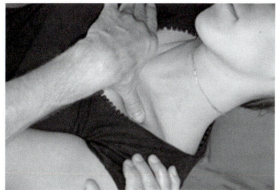

Abb. 4.44 In Seitenlage wird durch Druck auf die oben liegende Schulter die Spannung des M. subclavius getestet. Bei der Behandlung erfolgt die Längsdehnung des Muskels mit dem Daumen der patientennahen Hand. [6]

Mittlere Halsfaszie

Therapie einer Restriktion der linken Seite (nach dem Konzept der myofascialen Lösetechniken der Osteopathie) Der Therapeut stellt den rechten Fuß auf die Liege, der rechte Arm des Patienten ruht auf dem Bein des Therapeuten. Die linke Hand des Therapeuten wird um die Clavicula herum aufgelegt, sodass die mittlere Halsfaszie oberhalb der Clavicula, die Fascia subclavicularis unterhalb der Clavicula palpiert werden kann. Die rechte Hand des Therapeuten liegt am Kopf des Patienten und induziert eine Seitneigung und Rotation nach rechts (> Abb. 4.45). Mit dem aufgestellten Bein kann ggf. die Spannung durch Seitneigung des Patienten verstärkt werden.

Transversale Restriktionen

Therapie Der Patient liegt auf dem Rücken. Eine Hand des Therapeuten liegt quer zum cervicothorakalen Übergang (CTÜ). Die andere Hand liegt auf der vorderen Wand des Thorax mit Kontakt auf den Sternoclaviculargelenken, dem Jugulum und den oberen Rippen. Diese Hand übt einen langsam stärker werdenden Druck von anterior nach posterior aus und registriert dabei die Bewegungen der verschiedenen Gewebeschichten. Bei Restriktionen derselben folgt der Therapeut mit Release-Techniken dieser Spannung, bis eine Auflösung der Spannung eintritt, dabei wird der Druck konstant gehalten. Der Druck muss allerdings ständig der Reaktion des Körpers angepasst werden, sodass man der Bewegung noch folgen kann. Bei zu starker Kraftanwendung würde man die ausgleichende Eigenbewegung des Gewebes unterdrücken. Insgesamt sollte die Kraft maximal bis 1,5 kg gehen.

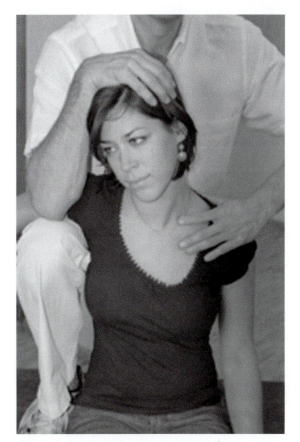

Abb. 4.45 Therapie der mittleren Halsfaszie und der Fascia clavipectoralis mit Seitneigung des Kopfes zur kontralateralen Seite. [6]

und des Bewegungsspiels vorgenommen (> Abb. 4.44). Es folgt der Vergleich mit der Gegenseite.

Therapie Aus der gleichen Ausgangsstellung wie beim Test wird der Gegenhalt an der ersten Rippe ausgeführt. Bei maximaler Spannung des Muskels kann dann entweder mit einer direkten Technik, mit einem Unwinding oder/und einem Recoil gearbeitet werden.

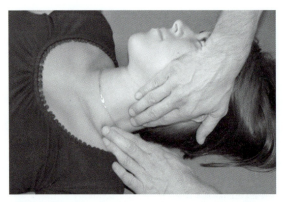

Abb. 4.46 Palpation der Ligg. vertebropleurale und transversopleurale. [6]

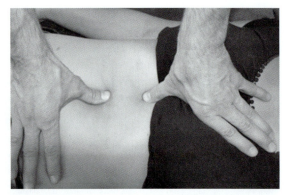

Abb. 4.48 Therapie des Diaphragmas in Rückenlage durch Annäherung des Lig. teres hepatis mit gleichzeitiger Dehnung des Diaphragmas. [6]

ne Seitneigung und Rotation von Kopf und HWS zur Gegenseite induziert, die Spannung aufgenommen und nur gehalten. Die andere Hand monitoriert zuerst die verspannten Ligamente der Pleurakuppel (> Abb. 4.47). Dann wird diese Hand unterhalb der Clavicula gelegt und nimmt Kontakt mit der Fascia clavipectoralis bzw. mit der Pleura auf. Die Dehnung erfolgt nach inferiorlateral, während der Patient ausatmet.

Diaphragma

Die besondere Bedeutung des Diaphragmas für die myofascialen Ketten im Körper wurde bereits ausführlich besprochen (> Kap. 3.6.4). Ebenfalls von entscheidender physiologischer Bedeutung ist die Verbindung zwischen Thorax und Becken über die Verzahnung der Zwerchfellschenkel mit den Ursprüngen des M. psoas. Die Behandlung des Diaphragmas sollte deshalb integrativer Bestandteil des Therapiekonzepts sein.

Therapie Aus der Fülle der Möglichkeiten werden hier zwei Behandlungen herausgegriffen:
- Am **liegenden Patienten** wird mit dem Daumen der einen Hand ein sanfter, aber stetiger Druck unterhalb des Xyphoids in Richtung Nabel ausgeführt, gleichzeitig mit dem Daumen der anderen Hand ein Druck im Nabel in Richtung Xyphoid. Bei jeder Ausatmung des Patienten sinkt der Therapeut mit den Daumen etwas weiter in das Gewebe ein (> Abb. 4.48). Cave: Nicht zu schnell und zu kräftig drücken, da dies einen Gegendruck und Schmerzen erzeugt. Der Therapeut führt die Behandlung etwa über fünf Atemzüge fort und lässt dann plötzlich im Sinne eines Recoils los.
- Am **sitzenden Patienten** greift der Therapeut von hinten unter die Rippenbögen, lässt die Hände lang-

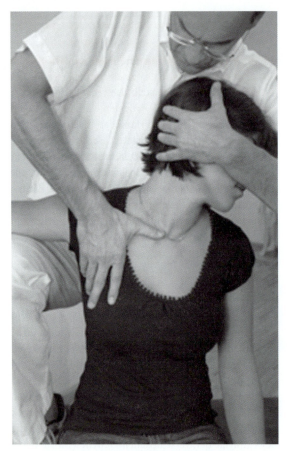

Abb. 4.47 Therapie der Ligamente der Pleurakuppel. [6]

Pleurakuppel und Lig. transversopleurale

Test Mit den palpierenden Fingern beider Hände wird festgestellt, welches Band verspannt ist und in welche Richtung der Faszienzug die Finger zieht (> Abb. 4.46).

Therapie Bei der Behandlung des Lig. transversopleurale sitzt der Patient, der Rumpf wird durch den Therapeuten fixiert. Mit der gegenseitigen Hand wird ei-

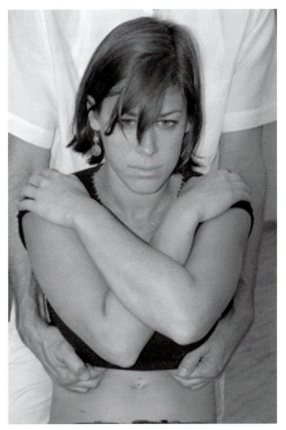

Abb. 4.49 Dehnung des Diaphragmas subcostal im Sitzen. [6]

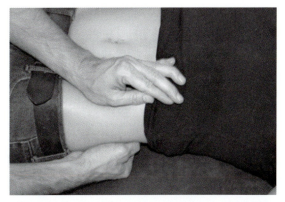

Abb. 4.50 Therapie der linken Niere: Hypothenar und Thenar kommen am unteren Nierenpol zu liegen, die andere Hand palpiert von dorsal die Nierenkapsel. [6]

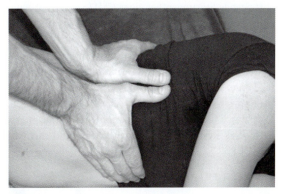

Abb. 4.51 Horizontale Kompression der Leber in Seitenlage zur Therapie der „frozen liver". [6]

sam ins Gewebe einsinken und führt dann eine vorsichtige Dehnung des Zwerchfells durch, indem er die Arme nach cranial-lateral bewegt (> Abb. 4.49). Auch dies wird synchron mit der Ausatmung durchgeführt.

Viscerale Organe

Nieren

Der **M. psoas** stellt die Bewegungsscheide für die Nieren dar. Bei Beckenfunktionsstörungen im Rahmen einer CMD sind die Nieren häufig in ihrer Bewegung gestört.

Therapie der linken Niere Die obere Hand wird unterhalb des Rippenbogens zwischen dem Colon descendens und dem Jejunum positioniert. Der Hypothenar wird dabei am caudalen Pol der Niere positioniert, d.h. ca. 1–3 cm unterhalb des Nabels. Der Therapeut lässt die Hand langsam nach dorsal einsinken (> Abb. 4.50). Mit der dorsalen Hand hebt er im Grynfelt-Raum die Niere nach anterior an. Dann schiebt er die linke Niere nach superior bis an die erste Barriere. Mit jeder Exspiration dehnt er wieder aus dem lockeren Zustand heraus das Gewebe, bis eine Spannung zu spüren ist. Dies wird mehrfach wiederholt, bis sich die Niere richtig bewegt.

Leber

Durch die Fixationen der Leber an diverse Strukturen wird ihr Gewicht von 1.500 g (entblutet) auf 400 g reduziert. Dies geschieht im Wesentlichen durch die Fixation an die V. cava inferior, die Area nuda des Diaphragmas und darüber hinaus durch den Unterdruck im Thorax. Bei Störungen des Diaphragmas kann daher die Leber ebenfalls mit betroffen sein. Die folgende Behandlungsmöglichkeit der **Kompression der „frozen liver"** (in ihrer Mobilität stark eingeschränkte Leber) ist nur eine von vielen.

Therapie Patient liegt auf der linken Seite. Die Hände werden über den Rippenbogen gelegt. Mit Körpergewicht werden die unteren Rippen und die Leber nach medial gedrückt (> Abb. 4.51). Auf diese Weise wird die Fähigkeit der Leber getestet, sich relativ zum Diaphragma zu bewegen. Diese Bewegung ist bei „Verklebung" mit dem Zwerchfell stark eingeschränkt. Man bringt dann die Leber direkt an die Barriere und behandelt repetitiv mit der Geschwindigkeit, die das Gewebe zulässt. Die Therapie wird mit einem Recoil beendet.

> Indikationen für eine Leberbehandlung (neben der zugrunde liegenden CMD): schlechter Lebermetabolismus, intrahepatische Cholestase, Depression, geschwächtes Immunsystem, chronische Sinusitis oder Bronchitis sowie Periarthritis der rechten Schulter.

Mesosigmoid

Faszienverspannungen im linken Unterbauch, die durch absteigende Störungen bei einer CMD verursacht wurden, betreffen oft das Sigma und das Mesosigmoid.

Therapie Die Finger werden oberhalb, die Daumen unterhalb der Linie vom Mesosigmoid bis zur Duodeno-Jejuno-Junction gelegt, und der Therapeut palpiert bis in die Tiefe (> Abb. 4.52). Der Bewegungstest erfolgt durch Schieben nach superior-lateral und inferior-medial. Restriktionen werden erfasst und mit Unwinding-Techniken oder vergleichbaren Techniken behandelt. Der Therapeut sollte außerdem versuchen, den medialen Anteil nach superior und gleichzeitig den lateralen Anteil nach inferior zu schieben (und vice versa).

Sigmoid

Nach der Therapie des Mesosigmoids (s.o.) wird das Sigma behandelt.

Therapie Der Patient liegt in Seitenlage links, die Hüften sind gestreckt. Die Finger des Therapeuten liegen lateral vom Sigmoid. Es wird ein Zug nach superior-medial mit gleichzeitiger Spreizung der Finger durchgeführt (> Abb. 4.53). Die Therapie wird in entgegengesetzter Richtung wiederholt.

Es gibt noch weitere Behandlungstechniken zur kombinierten Therapie von Mesosigmoid und Sigma sowie zur Induktionen der Motilität, auf die aber aus Platzgründen nicht eingegangen werden kann (Detailinformation z.B. in den Kurse der DGOM [www.dgom.info], oder bei Barral und Mercier 2002).

Ansatztendinosen im Bereich der Fibula

Bei CMD-Patienten liegt in den meisten Fällen eine Hyporeaktivität (Muskelschwäche [> Kap. 2.3.4]) der ischiocruralen Muskeln vor. Durch den Zug der Mm. peronaeus longus und tibialis anterior kommt es zu einer Verlagerung des Caput fibulae nach anterior mit schmerzhaften Ansatztendinosen der Muskulatur in diesem Bereich und gleichzeitiger Einschränkung der Rotation des Caput fibulae (> Kap. 3.1.4).

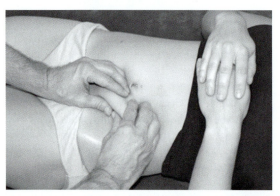

Abb. 4.52 Therapie des Mesosigmoids in Rückenlage. [6]

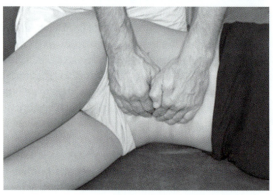

Abb. 4.53 Therapie des Sigmoids in Seitlage. [6]

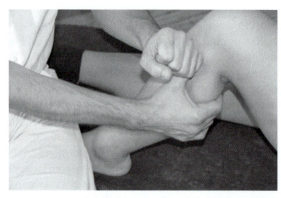

Abb. 4.54 Anterior stehendes Fibulaköpfchen und Impulstechnik auf den Daumen des Therapeuten. [6]

Therapie Bei aufgestelltem Bein mit ca. 90°-Flexion im Kniegelenk legt der Therapeut bei anteriorer Stellung des Fibulaköpfchens den Daumen von vorn als Schienung auf das Köpfchen. Mit der anderen Hand übt er einen kurzen, aber heftigen Impuls auf den Daumen aus, um das Fibulaköpfchen nach dorsal zu bringen (> Abb. 4.54). Damit das Bein nicht wegrutscht, sollte sich der Therapeut auf den Vorfuß des Patienten setzen. Anschließend erfolgt die Dehnung des M. peronaeus.

Oberes Sprunggelenk

Die Abkippung der Fibula nach anterior im cranialen Bereich führt zu einer Dorsalverlagerung der Tibia im caudalen Bereich, was wiederum die Bewegungsfähigkeit im oberen Sprunggelenk einschränkt, das eine verminderte Flexion aufweist. Nach längeren Gehstrecken klagt der Patient außerdem über Schmerzen im Bereich des OSG.

Therapie Am ausgestreckten Bein wird der Fuß knapp distal des OSG mit ineinander verkreuzten Fingern gefasst, die Daumen liegen an der Fußsohle. Der Patient wird aufgefordert, ein- und dann auszuatmen. Bei der Ausatmung erfolgt dann ein kurzer, heftiger chirotherapeutischer Impuls nach caudal (> Abb. 4.55).

4.2.2 Ohrakupunktur (Punkt 7)

Im Anschluss an die Behandlung aller Pathologien (> Kap. 4.2.1) erfolgt eine Ohrakupunktur, um Kiefergelenk und Kaumuskeln zu entspannen. Dabei nimmt man v.a. die folgenden sechs Punkte (> Abb. 4.56):
- An der Rückseite des Ohrs den Punkt für die motorische Versorgung des Kiefergelenks (2)

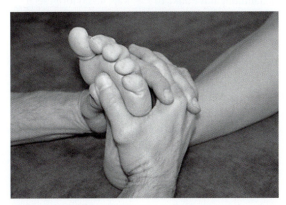

Abb. 4.55 Chirotherapeutische Manipulation des oberen Sprunggelenks mit Kreuzgriff. [6]

- An der Vorderseite den Punkt für die sensible Versorgung (1)
- Ergänzend die Punkte der meist verspannten Mm. masseter (3) und temporalis (4)
- Als allgemeiner Detonisierungspunkt für das Kiefergelenk und die Muskeln Nadelung des Mundbodens (5)
- Ebenso empfiehlt sich das Stechen der Region C1/2 (6). Bei CMD-Patienten, bei denen oft Stress, Angst, Unruhe und weitere emotionale Probleme vorliegen (können), empfiehlt sich eine zusätzliche Nadelung der Punkte Angst (7), Ärger (8) und Antidepression (9) (> Abb. 4.57). Da der N. trigeminus bei der CMD immer involviert ist, sollte man die Trigeminusregion ebenfalls nadeln (10).

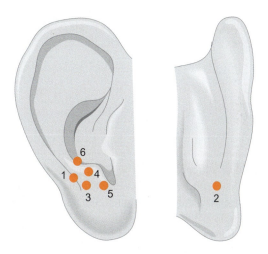

Abb. 4.56 Ohrakupunktur mit den Punkten Kiefergelenk motorisch (1), Kiefergelenk sensibel (2), M. masseter (3), M. temporalis (4) und Mundboden (5). Region C1/2 (6). [7]

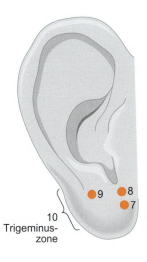

Abb. 4.57 Ohrakupunktur an den Punkten Angst (7), Ärger (8) und Antidepression (9). [7]

Die Nadelung der genannten Punkte (1–10) bereiten die Bissnahme vor (> Kap. 4.2.3). In späteren Behandlungssitzungen kann die Akupunktur erfolgreich in Rahmen der Zahnheilkunde eingesetzt werden, z.B.:

- Zur **Verringerung von Schmerzen** während einer zahnärztlichen Behandlung
- Zur **Ausschaltung des Würgereizes** durch Stimulation des Pe 6 (auf dem Unterarm zwei Fingerbreit von der Handgelenksfalte entfernt) oder Druck (Akupressur) auf das Kinngrübchen
- Zur **Reduzierung von Kaumuskulaturverspannungen**
- Zur **Herabsetzung von Angstzuständen** vor einer zahnärztlichen Behandlung.

Zur **Angstlösung** können die Akupunkturpunkte Di 4, Gb 20, Ex-6 stimuliert werden. Erfolge werden dabei jedoch auch mit anderen Punkten (z.B. Ma 5, Ma 7) erzielt, die eher der Analgesie dienen.

4.2.3 Bissnahme im Sitzen – Re-Check (Punkt 8)

Nach der Therapie der OSS (> Kap. 4.1.2) sowie der Behandlung aller Pathologien (> Kap. 4.2.1) und der Ohrakupunkturbehandlung (> Kap. 4.2.2) wird eine Bissnahme mit einem Bissregistriermaterial (z.B. Futar®) durchgeführt (> Abb. 4.58). Es ist wichtig, dass die Bissnahme im Sitzen durchgeführt wird, z.B. auf der Untersuchungsliege oder auf einem Hocker. Der Patient sitzt aufrecht, ggf. muss der Arzt die Haltung korrigieren. Wichtig ist außerdem die bipolare Aufrichtung zwischen Becken und Schädel. Es ist darauf zu achten, dass der Patient den Mund langsam schließt. Daher ist es sinnvoll, ihn vorher einige Male den Mund öffnen und schließen zu lassen, um die richtige Geschwindigkeit festzulegen. Es darf jedoch kein Zahnkontakt bestehen. Bei der Bissnahme sollte der Arzt die Front freilassen, damit er sehen kann, wie weit der Patient zubeißt, und mögliche Abweichungen rechtzeitig diagnostizieren und korrigieren kann.

Nach Aushärtung des Bissregistriermaterials nach ca. 30 Sekunden erfolgt die AK-Muskeltestung zur Prüfung, ob die Bissnahme in der für den Patienten richtigen Stellung erfolgte. Der Patient beißt mehrfach in das ausgehärtete Registriermaterial, während unterschiedliche Muskeln auf Kraft getestet werden. Diese dürfen keine Abschwächung zeigen. Auch darf es zu keiner erneuten Beckenverschiebung oder segmentalen Funktionsstörungen der HWS durch Zubiss kommen, andernfalls ist die Bissnahme nicht korrekt.

4.2.4 Prüfung, ob aszendierende Probleme vorhanden sind (Punkt 9)

Der Patient läuft auf dem Boden die Figur einer Acht, dabei sollte er den Mund leicht geöffnet und keinen Zahnkontakt haben (Non-Okklusion). Danach werden wichtige Kennmuskeln auf Normoreaktivität überprüft. Der Therapeut kann auch den Patienten auf der Stelle hopsen lassen, um die Muskeln zu testen. Falls es zu einem Rezidiv (Muskelschwäche) kommt, müssen die nicht-craniomandibulären Strukturen nachgebessert werden, z.B. USG, OSG, SIG etc. Danach wird eine erneute Prüfung durch Provokation der Gelenke vorgenommen. Falls keine Rezidiv mehr auftreten, wird die Behandlung mit Punkt 10 (> Kap. 4.2.5) fortgesetzt.

4.2.5 Bissnahme beenden, IKP, Re-Check (Punkt 10)

Das Bissregistriermaterial (> Kap. 4.2.3) wird entfernt. Danach lässt man den Patienten etwa zehnmal zubeißen. Stellen sich die zuvor beseitigten Dysfunktionen wieder ein, ist der Beweis für das Vorliegen einer CMD erbracht, da als einziger Testparameter das Zubeißen (= die Okklusion) verändert wurde. Es ist faszinierend zu beobachten, wie sich nach einer zehnmaligen maximalen Intercuspidation erneut eine Beckenverschiebung mit Blockierung des SIG, segmentale Dysfunktio-

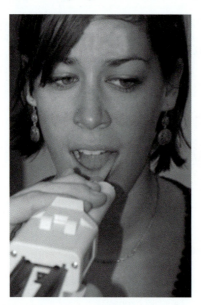

Abb. 4.58 Durchführung der Bissnahme mit Futar®. Beim Zubeißen ist darauf zu achten, dass der Kiefer nicht passiv geführt wird und der Patient langsam und entspannt zubeißt. [6]

nen der HWS, die vorher beseitigte Muskelschwäche der ischiocruralen Muskeln und weitere Pathologien in Sekundenschnelle wieder einstellen.

Beim Zahnarzt werden die Abdrücke angefertigt und ein Gesichtsbogen durchgeführt. Ob der Gesichtsbogen sinnvoll ist und nicht ggf. bei einem engen Meatus acusticus zu falschen Werten bei der Messung führt, wird kontrovers diskutiert. Diese Diskussion soll aber an anderer Stelle geführt werden. Der Zahntechniker fertigt schließlich nach Vorlage der Abdrücke und der Bissnahme die Aufbissschiene an. Auf die Darstellung dieses Anfertigungsprozesses wird hier aus Platzgründen verzichtet (vgl. Ash 2006, Ahlers und Jakstat 2000).

4.2.6 Schienentherapie (Punkt 11)

Die Schiene sollte im Unterkiefer getragen werden und eine ausreichende Eckzahnführung besitzen. Die ausschlaggebende Voraussetzung für den Erfolg der Schienentherapie ist die suffiziente Behandlung des ganzen Körpers (➤ Kap. 4.2.1–Kap. 4.2.2) und die Bissnahme im Anschluss an die Behandlung (➤ Kap. 4.2.5). Führt die Überprüfung der Schiene mittels Muskeltests und weiteren Provokationen nicht zu einem erneuten Auftreten von Dysfunktionen, ist die Position der Schiene korrekt.

Schienenmodelle

Aus osteopathischer Sicht und mittlerweile auch nach Meinung vieler Zahnärzte sollte die Schiene möglichst für den Unterkiefer angefertigt werden, da die Versorgung mit einer Oberkieferschiene (z.B. Michigan-Schiene) die Bewegung in den Suturen des Oberkiefers stören und damit zu cranialen Problemen führen kann. ➤ Abbildung 4.59 zeigt eine modifizierte **Aufbissschiene nach Gelb.** Die Gelb-Schiene wurde in der Vergangenheit häufig angefertigt und wird es nicht selten auch heute noch. Die Schneidezähne im Unterkiefer werden bei der modifizierten Gelb-Schiene freigelassen, der sublinguale Bügel teils mit einem ummantelten Metallbügel verstärkt.

Falls es nach der Therapie zu einer Veränderung der Lage der Mandibula kommt und falls sich beim Patienten ein Kopfbiss einstellen sollte, bietet sich eine modifizierte Aufbissschiene nach Gelb an, andernfalls sollte besser die Front mitgefasst werden (➤ Abb. 4.60). Wird die Front nicht mitgefasst, kann es zu einer unerwünschten Elongation der Incisivi kommen.

Es herrschen sehr unterschiedliche Ansichten über die Schienentherapie und die Herstellung von Aufbissschienen. Ash hat in seinem Buch über die Schienentherapie auf über 80 Seiten die unterschiedlichsten Aspekte der verschiedenen Schienen aufgeführt (Ash 2006). Eine intensive Auseinandersetzung mit diesem Thema kann daher nicht Gegenstand dieses Buches sein.

In diesem Zusammenhang sei auf die Studie von Türp zum Thema Okklusionsschienen hingewiesen (Türp 2004). Im Zentrum der Untersuchung stand die Frage, ob mit einer Michigan-Schiene ein größerer Behandlungserfolg bei Kaumuskelschmerzen erzielt werden könne als mit anderen Behandlungsmitteln. Dazu wurde eine Recherche in verschiedenen elektronischen Datenbanken (u.a. Cochrane Library und web of science) durchgeführt. Türp konnte keine Belege dafür finden, dass mit einer Michigan-Schiene eine effizientere Beschwerdebesserung erzielt wurde als z.B. mit Physio-

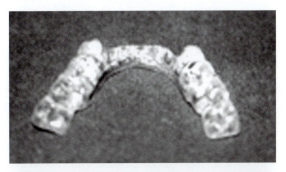
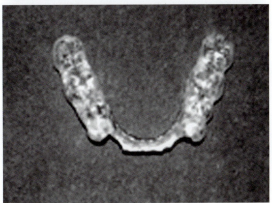
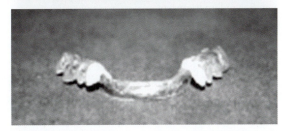

Abb. 4.59 Modifizierte Form einer Aufbissschiene nach Gelb mit Freilassung der Front. [6]

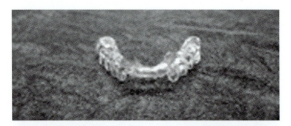
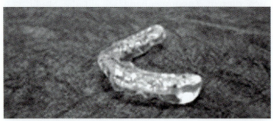
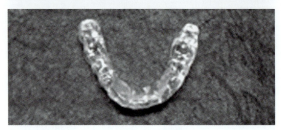

Abb. 4.60 Aufbissschiene für den Unterkiefer mit Fassung der Front und Aufbau einer Eckzahnführung. [6]

therapie oder Körperakupunktur. Angesichts der Begleitumstände ist dieses Ergebnis nicht verwunderlich:
- In den einbezogenen Studien wurden die Patienten vor Anfertigung der Bissnahme bzw. Michigan-Schiene nicht adäquat, d.h. komplett behandelt. Insofern konnte sich keine suffiziente Neueinstellung der Okklusion ergeben.
- Darüber hinaus behindert die Michigan-Schiene die Bewegung der Sutura intermaxillaris und kann dadurch craniale Störungen verursachen.

Das gleichwertige Abschneiden der Michigan-Schiene im Vergleich zur Physiotherapie oder Akupunktur bedeutet demnach nicht, dass eine Schienenbehandlung generell nicht sinnvoll ist. Die unabdingbare Voraussetzung für eine erfolgreiche Therapie ist nämlich eine Herangehensweise gemäß dem in diesem Buch beschriebenen Behandlungskonzept.

> Ziel der Schienentherapie ist eine stabile Beziehung der Okklusion von Ober- und Unterkiefer im Zusammenspiel mit Kiefergelenk und Kaumuskulatur.

Eine erfolgreiche Schienentherapie beseitigt den Einfluss okklusaler Störungen und entlastet das Kiefergelenk. Des Weiteren wird einer Überbelastung des Zahnhalteapparates entgegengewirkt und somit die Ausdehnung einer Parodontitis bzw. Parodontose reduziert oder aufgehalten. Auch die übermäßige Abnutzung des Zahnschmelzes wird vermindert. Oft kann auch die Schlafqualität erheblich verbessert werden.

Relaxierungsverfahren der Kaumuskeln

Verschiedene Methoden sind dazu geeignet, um im Vorfeld der Anfertigung einer Aufbissschiene eine bessere Okklusion zu erhalten, die dann mittels Registriermaterial festgehalten wird. Die bekanntesten sind die Myozentrik, die Benutzung von TENS-Geräten und die IPR. Bei der **Myozentrik** handelt es sich um eine muskelgeführte, zentrale Lage des Unterkiefers nach neuromuskulären Kriterien (Jankelson 1990) zur Neupositionierung des Unterkiefers mittels Aufbissschiene oder Zahnersatz. Dabei werden mittels TENS-Therapie über die Stimulierung der Nn. trigeminus und facialis die Kaumuskeln entspannt. Danach wird die Bissnahme in der neuen Position der Mandibula durchgeführt.

Der generelle Kritikpunkt an diesen Denkmodellen besteht darin, dass sie lediglich die Arbeit im Bereich der Kiefer- und Kaumuskulatur vorsehen, während der übrige Körper nicht in die diagnostischen und therapeutischen Überlegungen mit einbezogen wird. Zwar können diese Verfahren zum Teil gute Erfolge erzielen. Ein schnellerer, suffizienterer, effektiverer und dauerhafterer Behandlungserfolg wird jedoch mit dem in diesem Buch vorgestellten Verfahren erzielt, das den ganzen Menschen in das Verfahren mit einbezieht.

Schema für die Schienentherapie

Unmittelbar bevor die Schiene beim nächstmöglichen Termin eingesetzt wird, wird der Patient noch einmal vollständig behandelt, da er mittlerweile wieder einige Hundert Male zugebissen und erneut diverse Dysfunktionen im Körper aufgebaut hat. Im Anschluss an die Behandlung wird die Schiene eingesetzt, von den Ärzten geprüft und, falls erforderlich, eingeschliffen.

An das Einsetzen der Aufbissschiene schließt sich eine vier- bis sechswöchige **Physiotherapie** an. In dieser Zeit ist ein konsequentes Tragen der Schiene wichtig, möglichst auch tagsüber. Nach der Physiotherapie werden **Kontrolltermine** beim Arzt mit Behandlung und beim Zahnarzt mit eventuellem Nachschleifen der Schiene vereinbart. Nach Absprache mit dem Arzt wird die **Physiotherapie** weitergeführt, die Schiene wird weiter getragen, ggf. auch tagsüber, sonst nur nachts.

> Physiotherapeutische Maßnahmen stellen eine wichtige Behandlungskomponente dar, da sich der Patient zuvor meist über viele Jahren an die Fehlstellungen gewöhnt hatte, sodass es einer gewissen Zeit der intensiven Behandlung und des Trainings bedarf, um ihn aus den Dysfunktionen wieder herauszubekommen.

Die nächsten **Kontrolltermine** beim Arzt und ggf. beim Zahnarzt erfolgen nach zwei bis drei Monaten und nach weiteren vier bis sechs Monaten.

Wenn die Lage im weiteren Behandlungsverlauf sowohl subjektiv als auch objektiv stabil ist, sollte die Schiene nur noch nachts getragen werden und **einmal pro Jahr eine Kontrolle** erfolgen. Da die Schiene möglichst keine jahrelange Dauertherapie werden sollte, stellt sich die Frage nach einer definitiven zahnärztlichen Versorgung, möglicherweise in Kombination mit einer kieferorthopädischen Behandlung (➤ Kap. 4.3.1). Diese Planung muss mit dem Patienten ausführlich besprochen und kann aus verschiedenen Gründen nicht immer durchgeführt werden.

4.3 Weitere Untersuchungs- und Behandlungstechniken

4.3.1 Kieferorthopädische Behandlung

Aus Platzgründen kann an dieser Stelle nur auf die Möglichkeit hingewiesen werden, nach einer erfolgreichen Schienenbehandlung eine kieferorthopädische Behandlung durchzuführen, um die exakte Position, die die Schiene vorgegeben hat, definitiv und dauerhaft auch ohne Schiene zu erhalten. Da die kieferorthopädische Behandlung nicht immer ein hundertprozentig befriedigendes Ergebnis erbringen kann, muss u.U. an einigen Zähnen eine weitere prothetische Versorgung erfolgen. Eine enge interdisziplinäre Zusammenarbeit zwischen Kieferorthopäden, Zahnärzten und Orthopäden ist in diesen Fällen zwingend notwendig.

4.3.2 Zebris® Kiefer-Registriersysteme

Bei den Untersuchungen der Kiefergelenkbeweglichkeit können verschiedene Systeme eingesetzt werden. Ein gängiges System, das auch in der Praxis des Autors eingesetzt wird, ist das Zebris® Kiefer-Registriersystem, mit dem sich alle Freiheitsgrade der **Unterkieferbewegungen** nach der Methode der Laufzeitmessung von Ultraschallimpulsen erfassen lassen.

Über einen Gesichtsbogen mit integrierten Empfängermodulen und mit einem gelenknah messenden Unterkiefersensor werden die Bewegungen des Unterkiefers registriert. Da der Gesichtsbogen nicht im Gehörgang fixiert wird, wird die Gelenkbahnbewegung nicht gestört.

Das System ermöglicht eine **Scharnierachsenbestimmung,** die in zentrischer Kondylenposition oder als kinematische Achse aus Protrusions- und Öffnungsbewegungen bestimmt wird.

4.3.3 Wirbelsäulenvermessung mit der MediMouse®

Die MediMouse® ist ein Messgerät zur computerunterstützten Darstellung und strahlenfreien Untersuchung der Form und Beweglichkeit der Wirbelsäule und Körpergelenke.

Im Vergleich zur konventionellen Röntgenaufnahme bietet die MediMouse® wesentliche Vorteile bei der Darstellung der Messwerte in statischer und v.a. in dynamischer Position. Die anwender- und patientenfreundliche Messung ist nicht-invasiv, und der Patient wird keinerlei Strahlung ausgesetzt.

Die MediMouse® wird von Hand entlang der Wirbelsäule und der Körpergelenke geführt. Dabei passt sich der Messkopf den Konturen an. Klinisch relevante Daten wie z.B. die Rückenlänge, die Inklination relativ zum Lot, die Kypho- und Lordosierung einzelner Wirbelsäulenabschnitte, die segmentalen Winkel und die Beckenstellung werden drahtlos an den Computer übermittelt.

Die Software generiert selbstständig übersichtliche graphische Darstellungen und Vergleichstabellen. Auffälligkeiten werden sofort am Bildschirm sichtbar. Damit können die beim Patienten gefundenen Werte mit physiologischen und krankheitsspezifischen Normwerten verglichen werden.

4.3.4 Orthomolekulare Therapie

Die Grazer Parodontose-Studie (Olbertz 2005) hat bestätigt, dass eine orthomolekulare Therapie bei CMD-Störungen wegen der Mitbehandlung der Parodontitis durchaus sinnvoll ist. Neben der Behandlung des Darms können z.B. bei Gelenkarthrose Chondroprotektiva eingesetzt werden. In die therapeutischen Überlegungen sollten außerdem metabolische Faktoren mit Auswirkung auf die (orofaciale) Muskulatur wie Lymphstau durch Herde und Störfelder, Unverträglichkeiten und Allergien sowie toxische Substanzen mit einbezogen werden.

Die bei einer CMD vorliegenden allgemeinen Muskeldysbalancen können hilfreich unterstützt werden durch die Supplementierung z.B. von Folsäure, Vitamin B$_{12}$, Vitamin E sowie Magnesium und Kalzium für die muskuläre Leistungskraft.

Nicht selten liegen bei einer CMD **neurogene Störungen** als Begleiterkrankung vor. Daher ist die Infusion mit Thiogamma® sowie die Therapie mit Liponsäure, Lymphpräparaten und Vitamin-B-Komplexen überlegenswert. Auch die Behandlung mit Hypericum bei neurogenen Läsionen zeigt oft erstaunliche Wirkung, da Hypericum nicht nur als Antidepressivum eingesetzt werden kann, sondern auch bei neuralen Verletzungen.

Der durch die CMD ausgelöste **strukturelle Stress** kann den Patienten anfälliger machen für Herpes-Infektionen und andere virale Erkrankungen. Neben den gängigen antiviralen Therapien ist die Behandlung mit Medizinalpilzen und weiteren immunstimulierenden Maßnahmen sinnvoll.

4.3.5 Physiotherapie

Eine erfolgreiche CMD-Therapie wird sinnvollerweise durch eine Physiotherapie ergänzt. Die Auswahl der Techniken ist dabei zweitrangig. Es kommt v.a. darauf an, dass der Physiotherapeut die Prinzipien der durch die CMD bedingten Störungen versteht und diese adäquat behandeln kann. Darüber hinaus ist es sehr hilfreich, wenn er die Grundlagen der Faszienbehandlung, der Osteopathie und der Spiraldynamik kennt.

Einen wesentlichen Teil der Behandlung nimmt die **Therapie der Kaumuskeln** in Anspruch. Dem Patienten sollte daher ein Programm zur Eigenbehandlung beigebracht werden (➤ Kap. 6). Für die Eigenbehandlung besonders geeignet ist das Konzept der Spiraldynamik (➤ Kap. 6.1.6). Vertiefende Information dazu sind in der Fachliteratur zu finden bzw. in Kursen zur Spiraldynamik zu erfahren (z.B. www.spiraldynamik.com).

KAPITEL 5
Ausblick

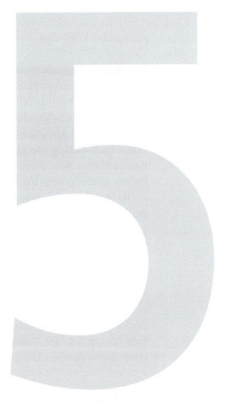

Das Editorial der Manuellen Medizin (Ausgabe 6/2008) wurde vom Autor mit den Worten überschrieben:

Über Jahre angefeindet, etabliert sich allmählich in der Medizin das Wissen um die CMD. Hier stehe ich, ich kann nicht anders, ... (Kopp 2008)

Kopp zitiert die letzten Worte des Reformators Martin Luther aus dem Jahr 1521 auf dem Reichstag zu Worms. Mit diesem Zitat schlägt Kopp die Brücke zu seinem eigenen Standpunkt bezüglich der Diagnostik und Therapie der CMD. Über Jahre angefeindet, etabliert sich allmählich in der Medizin das Wissen um die CMD, auch wenn laut Kopp *[...] noch relativ wenige vergleichende Studien zum wissenschaftlichen Beweis für die Effektivität diagnostischer und therapeutischer Verfahren gerade in der funktionsorientierten Therapie von Schmerzen und Dysfunktionen im Bewegungssystem vorliegen.*

Deppe formulierte in seinem Aufsatz zur craniomandibulären Dysfunktion seinen Standpunkt folgendermaßen: *Statt industrieorientiert dem Familienzahnarzt den Einsatz des Lasers schmackhaft zu machen, so eines der Ansinnen des diesjährigen Zahnärztetages, ist es an der Zeit, dass der zahnärztliche Berufsstand das Berufsbild des Oralmediziners entwickelt, das sich an den realen Versorgungsdefiziten orientiert, und Forschung und Konsensbildung einfordert, um dem Bedarf des Niedergelassenen an Konzepten für eine erfolgreiche Behandlung der Patientinnen und Patienten Rechnung zu tragen. Mit CMD könnte endlich ein Anfang gemacht werden.* (Deppe 2008)

Aufgaben für die Zukunft

Mit dem vorliegenden Buch wurde versucht, die Erkenntnisse und Ergebnisse zahlreicher Studien zusammenzutragen und den Blick für die Zusammenhänge zwischen craniomandibulärem System und Körper zu schärfen. Es soll Ärzte und Physiotherapeuten verschiedener Fachrichtung anregen, über das Problem CMD nachzudenken, neue Wege zu beschreiten und Symptome aus einem anderen Blickwinkel zu betrachten.

Die Forschung der vergangenen Jahre auf dem Gebiet der Fasziensysteme im Körper hilft dabei, die Zusammenhänge zwischen Okklusion, Kiefergelenk, craniomandibulärem System und Körper zu begreifen. Es stehen noch viele Fragen im Raum, aber es wurden auch bereits sehr viele beantwortet.

In diesem Buch wurde der mögliche Zusammenhang zwischen Verbiegung (Skoliose) der Sutura mediana und der Wirbelsäule aufgezeigt. Den Fragen, die sich daraus hinsichtlich der Behandlung im kieferorthopädischen wie orthopädischen Bereich ableiten, sollte dringend nachgegangen werden. Die interdisziplinäre Zusammenarbeit ist hier ein Muss.

Praktische Fragen und interdisziplinäre Zusammenarbeit

Auch die Frage nach der besten **vorbereitenden Therapie** für eine optimale Bissnahme muss weiterhin diskutiert werden. Verschiedene Verfahren konkurrieren miteinander und bringen unterschiedliche Ergebnisse am selben Patienten. Aus der Sicht des Autors kann nur das perfekte Zusammenspiel zwischen Arzt und Physiotherapeuten einerseits, die sich in Richtung CMD weitergebildet haben, und dem Zahnarzt bzw. Kieferorthopäden andererseits zu einem wirklich guten Ergebnis führen.

Die Relaxierung der Kau- und Nackenmuskeln allein kann den optimalen Biss nicht hervorbringen. In zahlreichen Untersuchungen konnte mittlerweile nachgewiesen werden, dass **periphere Störungen** (z.B. Beckenschiefstand) die Okklusion ebenfalls beeinflussen. Diese peripheren Störungen müssen deshalb vor der Bissnahme beseitigt werden. Das erfordert eine zeitlich wie räumlich enge Zusammenarbeit der verschiedenen Disziplinen – im besten Fall im selben Haus.

Nicht nur bei der vorbereitenden Therapie, sondern auch bei der **Herstellung der Aufbissschiene** ergeben sich Fragen:
- Wie behandelt man Patienten, die nur wenige Symptome aufweisen und nicht mit einer Aufbissschiene oder mit einem kieferorthopädischen oder zahnärztlichen Verfahren behandelt werden wollen?
- Wie geht man in diesen Fällen vor, wenn sich nach einigen Therapiesitzungen oft auf beiden Seiten (Patient wie Therapeut) eine gewisse Frustration einstellt, weil sich der Erfolg nicht recht einstellen will bzw. kann?
- Wie verfährt man mit Patienten, die einen extremen Deckbiss haben und nach der kompletten Behandlung in einer Position landen, was einen Aufbau von 3–4 mm im Seitenzahnbereich bedeuten würde?
- Kann das Kiefergelenk und können die umgebenden Strukturen dieses nötige Remodelling tolerieren und wenn nicht, welche suboptimale Position sollte man einnehmen?

Auch bei der **Umsetzung von der Schienenposition in die normale Okklusion** ergeben sich eine Fülle von Schwierigkeiten und Fragen, die täglich in der Praxis auftauchen und ebenfalls eine enge interdisziplinäre Zusammenarbeit erfordern.

Dringend erforderlich ist die **Mitarbeit des Physiotherapeuten.** Stelzenmüller führt in seinem Artikel

„Physiotherapie im Wandel" dazu einige zukunftweisende Aspekte an. Durch die in Zukunft möglichen Bachelor- und Masterstudiengänge in Physiotherapie wird sich das Berufsbild ändern, und es werden mehr Therapeuten wissenschaftlich arbeiten. Als ein Ansatz könnte z.B. vor und nach der Therapie der **Therapieerfolg** mittels EMG gemessen werden (Stelzenmüller 2009). Da CMD-Patienten auch physiotherapeutisch behandelt werden müssen, sollten gemeinsame Ansätze weiterverfolgt und ausgearbeitet werden.

CMD-Forschung

Immer wieder begegnet man Patienten, die eindeutig eine starke CMD haben, aber praktisch keine Symptome. Bekannt ist, dass über sportliche Aktivitäten die negativen Folgen einer CMD lange Zeit kompensiert werden können. Es gilt zu erforschen, ob es für dieses **Kompensationsvermögen** noch andere Gründe gibt, z.B. eine stabilere Psyche oder eine genetische Disposition. Möglicherweise wird die zukünftige Forschung noch ganz andere Aspekte erbringen wie z.B. die Arbeiten von Hodges und Richardson (1996, 1998) über Patienten mit **chronischen unspezifischen Rückenschmerzen.** Hodges und Richardson konnten zeigen, dass bei diesen Patienten beim Heben eines Arms die tief liegenden Rumpfmuskeln (M. multifidus und M. transversus abdominis) zu spät aktiviert werden. Auch der Zusammenhang zwischen Psyche und Motorik sollte dabei noch genauer erforscht werden. Die Koordination der tiefen Rumpfmuskeln war nämlich auch dann gestört, wenn eigentlich gesunde Personen Angst hatten vor einem nächsten Rückenschmerzereignis, das sie bereits einmal erlitten hatten. Insgesamt sind Patienten anfälliger für spinale Instabilitäten, wenn sie gestörte Reflexantworten ihrer Muskeln haben. Hodges und Richardson konnten darüber hinaus zeigen, dass der M. erector spinae bei Patienten mit unspezifischen chronischen Rückenschmerzen eine verlängerte Reaktionszeit aufweist.

Muskeldysfunktionen sind auch der geeignete Anknüpfungspunkt für die zukünftige CMD-Forschung, denn es gibt fast keinen Patienten mit CMD, der nicht an **multiplen Muskeldysfunktionen** leidet, wie im Muskeltest mit dem Digimax®-Gerät (> Kap. 3.1.4) oder per AK-Muskeltest (> Kap. 2.5.1) nachgewiesen werden kann. Die Verbindung von hyporeaktiven (funktionell schwachen) ischiocruralen Muskeln über das Lig. sacrotuberale, dann weiter über den M. erector spinae bis zum Schädel stellt die Schwachpunkte in der muskulären Kette bei CMD dar. Diese funktionell schwache rückwärtige Kette erklärt auch die Haltung der meisten CMD-Patienten mit Fuß- und Knieinstabilität, Beckenkippung, vermehrter BWS-Kyphose, Kopfvorhalteposition etc. Es wäre z.B. interessant, in einer Forschungsarbeit die Messungen von Hodges und Richardson (1996, 1998) an einer Gruppe von CMD-Patienten vor und sechs Monate nach der Behandlung durchzuführen.

Seit Jahren besteht grundsätzlich Übereinstimmung über den Nutzen der Manualtherapie bzw. der manuellen Medizin bei musculoskelettalen Problemen. Der Nutzen der Manualtherapie bzw. der Osteopathie wird in vielen aussagefähigen Studien unterstrichen. Lediglich die Validität und Effektivität der unterschiedlichen Test- und Behandlungsverfahren werden weiterhin diskutiert. Eine der größten Schwierigkeiten besteht darin, **Doppelblindstudien** in der manuellen Therapie durchzuführen, denn grundsätzlich gilt: Sobald Hand angelegt wird, können sich Befunde verändern. Umso erfreulicher sind die wissenschaftlichen Veröffentlichungen der vergangenen Jahre, die nicht nur den Nutzen der manuellen Medizin beweisen, sondern auch zu neuen Denkweisen anstoßen, wie die bereits erwähnten Arbeiten von Hodges und Richardson (1996, 1998) oder die von Thiel und Richter (2009). Thiel und Richter kommen bei der Analyse relevanter Literatur zum Thema SIG-Dysfunktion und Auswirkung auf die Körperstatik in ihrer Veröffentlichung in der „Manuellen Medizin" (2009) zu dem Schluss, dass bei der Betrachtung von **komplexen biokinematischen Ketten** die Funktion des Beckenrings immer mit einbezogen werden muss, da eine Beckenasymmetrie, die durch eine einseitige ISG-Dysfunktion ausgelöst wurde, immer eine Skoliose der Wirbelsäule verursacht. Auch wenn keine Schmerzsymptomatik vorliegt, wird die Körperstatik damit verändert. Thiel und Richter ziehen folgende Schlussfolgerung:

Zukünftige Studien, die das Ziel haben, durch eine Mobilisation der ISG den Einfluss von Symptomen auf die Körperstatik zu untersuchen, sollten als alleinigen Messparameter die Wirbelsäulenaufrichtung wählen. (Thiel und Richter 2009)

Kopf und Becken bilden die zwei Pole der Wirbelsäule, die sich im harmonischen Kräftegleichgewicht befinden müssen. Veränderungen der Okklusion führen zu craniosacralen Dysfunktionen mit **absteigenden segmentalen Funktionsstörungen** der HWS, der LWS und der Beckenstatik. Eine alleinige Behandlung lediglich der Kaumuskeln und der Okklusion wäre bei CMD-Störungen nicht ausreichend, da die Wirbelsäule und das Becken als zentrale Koordinationsstelle des Körpers nicht mit einbezogen werden. Umgekehrt reicht die Behandlung des Beckens mit Aufrichtung der Wirbelsäule nicht aus, sofern die HWS, der Schädel und die Okklusion ihre Störungen noch behalten.

KAPITEL 6 Anhang

6.1 Anleitung für Patienten zur selbstständigen Behandlung der Kaumuskulatur und der Kiefergelenke 220
6.1.1 Behandlung der Kaumuskulatur 220
6.1.2 Behandlung des Kiefergelenks 221

6.2 Literatur 221

6.1 Anleitung für Patienten zur selbstständigen Behandlung der Kaumuskulatur und der Kiefergelenke

6.1.1 Behandlung der Kaumuskulatur

Die Grundvoraussetzungen für die Eigenbehandlung ist entweder ein entspanntes Sitzen oder ein bequemes Liegen. Während der gesamten Behandlung ist es empfehlenswert, die Zungenspitze entspannt am vorderen Gaumen direkt hinter den oberen Schneidezähne zu positionieren. Ein Zusammenbeißen und damit Kontakt der Zahnreihen sollte vermieden werden.

Die Reihenfolge der Behandlung entspricht in etwa der Abfolge beim Testen der Kaumuskulatur durch den Behandler (➤ Kap. 4.1.6). Auch mit der Eigenbehandlung fängt man möglichst etwas weiter entfernt von den zentralen Kaumuskeln an, am besten an der Schläfe und oberhalb des Ohres am M. temporalis.

Behandlung des M. temporalis (➤ Abb. 6.1)

Von der Schläfe aus wird in kleinen kreisenden Bewegungen entlang der Linie oberhalb des Ohres mehrfach hintereinander entlang massiert. Bei stärkeren lokalen Verspannungen kann man auch mit etwas stärkerem Druck arbeiten.

Behandlung des M. masseter (➤ Abb. 6.2)

Man kann den Muskel sowohl im Faserverlauf als auch quer zum Faserverlauf lockern, wobei die Lockerung quer zum Faserverlauf eine bessere Wirkung ergibt, in der Regel aber etwas schmerzhafter ist. In diesem Fall beginnt man besser mit dem Längsverlauf.

Zur Therapie stützt man die Finger DII bis IV an der Stirn ab und geht mit dem Daumen vom Ohr quer zur Faserrichtung des M. masseter in Richtung Mundwinkel und dehnt diesen Muskel durch kräftige Quermassage auf. Bei knotigen Veränderungen (Triggerpunkt) kann in dem Bereich mit kreisenden, kräftigen Bewegungen massiert werden.

Lockerung des M. pterygoideus medialis (➤ Abb. 6.3)

Man platziert die Finger DII bis V in entspannter Weise auf dem Jochbeinbogen, der behandelnde Daumen wird unterhalb des Ohrläppchens hinter den Bogen der Mandibula gelegt und von dort kräftig nach vorn Richtung Kinnspitze ausgestrichen. Diese Therapie kann dadurch unterstützt werden, dass man beim Ausstreichen den Mund etwas gegen Widerstand öffnet.

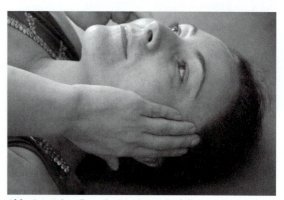

Abb. 6.1 Behandlung des M. temporalis. [6]

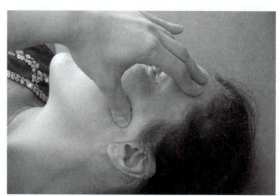

Abb. 6.2 Behandlung des M. masseter. [6]

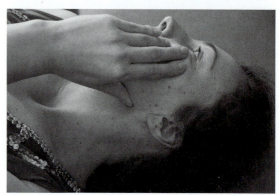

Abb. 6.3 Therapie des M. pterygoideus medialis. [6]

Behandlung des M. pterygoideus lateralis
(> Abb. 6.4)

Mit dem Zeigefinger der Hand auf der gleichen Körperseite fährt man entlang der Oberkieferzähne so weit nach hinten, bis man an eine weiche Umschlagfalte kommt. Dies ist das Gewebe, das vor dem M. pterygoideus lateralis liegt, der nicht unmittelbar erreicht werden kann. Durch Bewegen der Fingerkuppe und durch gleichzeitiges Saugen am Finger erreicht man über die Dehnung des Bindegewebes auch eine Dehnung des Muskels.

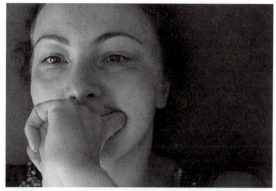

Abb. 6.4 Therapie des M. pterygoideus lateralis. [6]

Behandlung des Mundbodens
(> Abb. 6.5)

Die Daumen werden unterhalb der Kinnspitze angelegt und mit Druck nach hinten geschoben. Gleichzeitig wird gegen Widerstand der Mund leicht geöffnet. Pro Längsstrich wandert der Daumen dann etwas nach außen, um den gesamten Mundboden zu erfassen.

6.1.2 Behandlung des Kiefergelenks

Die beste Übung ist der sogenannte Kieferachter, der Patienten im Rahmen der Spiraldynamik gezeigt wird (www.spiraldynamik.com). Auch bei dieser Übung sollte man entspannt aufrecht sitzen. Das beste Beispiel für einen Kieferachter zeigen uns die Wiederkäuer, z.B. Kühe, die die Kieferachterbewegung in vollendeter Weise vormachen. Zusätzlich unterstützen sie mit ihrer großen Zunge diese Bewegung, indem sie den Nahrungsbrei von einer Seite ihres Mauls zur anderen schieben. Wenn man sich bei der Durchführung des Kieferachters dieses Bild vorstellt, gelingt er sicherlich besser.

Der Mund wird leicht geöffnet und mit dem Unterkiefer eine Schleife nach unten links seitlich durchgeführt, so weit es geht. Dann wird der Unterkiefer in einem oberen Bogen wieder bis zur Mitte zurückgeführt. Zur anderen Seite wird genau dieselbe Bewegung durchgeführt, der Unterkiefer schiebt dann nach rechts unten und führt über einen oberen Bogen wieder in die Mitte zurück.

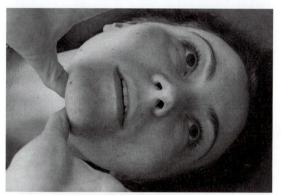

Abb. 6.5 Therapie des Mundbodens. [6]

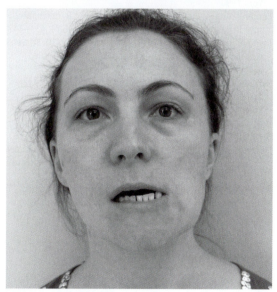

Abb. 6.6 Kieferachter. [6]

6.2 Literatur

Adams T et al. Parietal bone mobility in the anesthetized cat. J Am Osteopath Assoc 1992;92:599–622

Ahlers MO, Jakstat HA (Hrsg.). Klinische Funktionsanalyse. 2. Aufl. dentaConcept, Hamburg 2000

Ahland A. Neuromuskuläre Kraftlenkung in der Haltungsschulung. Enke Verlag, Stuttgart 1996

Alastair J, Wood J et al. Migraine current understanding and treatment. N Engl J Med 2002;346(4): 257–270

Albert G et al. Strength and bite, Part II: Testing isometric strength using a mora set to a functional criterion. J Craniomandibular Practice 1992;10(1):13–20

Alexander FM. Die universelle Konstante im Leben. Karger Verlag, Freiburg 2009

Ash MM. Schienentherapie. 3. Aufl. Elsevier/Urban & Fischer Verlag, München, 2006

Ayad S et al. The Extracellular Matrix (Facts Book). Academic Press, San Diego 1998

Ayub E, Glasheen-Wray MB, Kraus SL. Head Posture: a Case Study on the Effects of the Rest Position of the Mandibule. J Orthop Sports Phys Ther 1984;5:179

Bahnemann F. Der Bionator in der Kieferorthopädie. Haug, Heidelberg 1993

Barral JP, Mercier P. Lehrbuch der Visceralen Osteopathie, Band I + II. Urban & Fischer Verlag, München 2002

Bauer J. Das Gedächtnis des Körpers, Eichborn 2002

Bennett TJ. Dynamics ot Correction of Abnormal Function. Sierra Madre, privately published 1977

Bennett RM. Myofascial pain syndromes and the fibromyalgia syndrome: a comparative analysis. Chap. 2. Raven Press, New York 1990

Berger R. Augen und CMD: Kopffehlhaltungen z.B. durch falsche Brille als CMD- Ursache, Man Med 2008;46(6): 431–442

Berke A. Biologie des Auges, WVAO-Bibliothek, Bd. 10. Wissenschaftliche Vereinigung für Augenoptik und Optometrie, Mainz 1999

Bernateck M, Fischer MJ. Störfähigkeit des kraniomandibulären Systems. Prospektive kontrollierte Studie bei Patienten mit komplex-regionalem Schmerzsyndrom (CRPS Typ1, M. Sudeck). Man Med 2008;6:407

Bernhöft K, Klammt J. Untersuchungen über Beziehungen zwischen funktionellen Störungen an den Kiefergelenken und der Halswirbelsäule. Zahn-, Mund- und Kieferheilkunde mit Zentralblatt 1998;76:36–9

Biesinger E. Der chronische Tinnitus im Zusammenhang mit funktionellen Störungen der HWS. In: Göbel G (Hrsg.). Ohrgeräusche. Psychosomatische Aspekte des komplexen, chronischen Tinnitus. Quintessenz, München 1992

Biesinger E. Das C2/C3-Syndrom – Der Einfluss zervikaler Afferenzen auf HNO-ärztliche Krankheitsbilder. Man Med 1997;35:12–19

Blood SD. The craniosacral mechanism and the temporomandibular joint. J Am Osteopath Assoc 1986;86:512–9

Bogduk N. Cervikal causes of headache and dizziness. In: Grieve G (ed.). Modern Manual Therapy of the Vertebral Column. Churchill-Livingstone, London 1986

Boisserée W. Zahnärztliche prothetische Maßnahmen nach Therapie einer kraniomandibulären Dysfunktion. Teil 1: Die Übertragung der Aufbissschiene in die prothetische Erstversorgung. Man Med 2003;41:224–229

Brasse M, Tanne K, Matsubara S et al. Biomechanische Auswirkungen eines Headgears auf Suturen des Viszerocraniums. IOK 1996;28(2): 253–259

Bruckmann et al. Das Wiener parodontologische Behandlungskonzept. Teil I. Stomatologie 2006;103(1):5–10

Bryden L, Power A. An Investigation into the Interrelationship between Clinical Measurement of Cervical Posture and X-ray Measurement of Cervical Lordosis and Hyoid Bone Position. Manipulative Physiotherapist 1992;24(2):18–22

Bumann A, Kopp S, Ewers R. Compression joint as a differential diagnosis in chronic facial pain. Dtsch Zahnärztl Z 1989;44(12):962–963

Bumann A, Lotzmann U. Farbatlanten der Zahnmedizin, Bd. 12, Funktionsdiagnostik und Therapieprinzipien. Thieme, Stuttgart 2000

Carlsson GE. Epidemiology and treatment need for temporomandibular disoreders. J Orofac Pain 1999;13:232–237

Carreiro J. Osteopathie in der Kinder- und Jugendmedizin. 2. Aufl. Elsevier/Urban & Fischer Verlag, München 2011

Carreiro J. Pädiatrie aus osteopathischer Sicht – Anatomie, Physiologie und Krankheitsbilder. Elsevier/Urban & Fischer Verlag, München 2004

Catcheva J et al. Der vertebrale Faktor in der Pathogenese eines erhöhten Augendruckes und dessen Beeinflussung durch physikalische und manuelle Therapie. Man Med 1986;24:105–108

Celic R, Panduric J, Dulcic N. Psychologic status in patients with temporomandibular disorders. Int J Prosthodont 2006 ;19(1): 28–29

Chaitow L. Soft-Tissue Manipulation. Thorsons, Wellingborough 1988

Chaitow L. Modern neuromuscular technics. Churchill Livingstone, London 1996

Chole PA, Parker WS. Tinnitus and vertigo in patients with temporomanibular disorder. Arch Otolaryngol Head Neck Surg 1992;118:817–821

Clark GT, Green EM, Dornan MR, Flack VF. Craniocervical dysfunction levels in a patient sample from a temporomandibular joint clinic. J Am Dent Assoc 1987;115:251–6

Cooper BC, Cooper DL. Das Erkennen von otolaryngologischen Symptomen bei Patienten mit temporomandibulären Erkrankungen, ICCMO (International College of Cranio-Manibular Orthopedics) 1999;6:40–47

Costen JB. A syndrome of ear and sinus symptoms dependent upon disturbed function of the temporomanibular joint. Ann Otol, Rhinol Laryngol 1934;4:1–15

Damasio AR. Descartes Irrtum. Fühlen, Denken und das Gehirn. List, München 1995

Dapprich J. Tinnitus – Kiefergelenk und Wirbelsäule. Tinnitus Forum 2005;4:15–16

Debroux JJ. Faszienbehandlung in der Osteopathie. Hippokrates, Stuttgart 2004

Debrunner A. Orthopädie – Orthopädische Chirurgie. Huber, Bern 1995

Dejung B, Ernst-Sandel B. Triggerpunkte im M. glutaeus medius – eine häufige Ursache von Lumbosakralgie und ischialgiformem Schmerz. Man Med. 1995;33:74–78

De Laat A, Meulemann H, Stevens A, Verbeke G. Correlation between cervical spine and temporomandibular disorders. Clin Oral Investig 1998;2:54–7

Deppe C. Craniomandibuläre Dysfunktion – mehr als nur Vorkontakte. Dental Barometer 2008;7:58–63

Diatchenko L, Nackley AG, Tchivileva IE et al. Genetic architecture of human pain perception. Trends Genet 2007;23:605–613

Dos Santos JJ, Murakami T, Nelson SJ. Orthopedic Considerations of Cervical Syndrome and Temporomandibular Disorders. Texas Dental J 1989;106:8–13

Duus P. Neurologisch-topische Diagnostik. Thieme, Stuttgart 1983

Dvorak J, Dvorak V, Schneider W, Spring H, Trischler T. Manuelle Medizin, Diagnostik. Thieme, Stuttgart 1991

Edvinsson L, Falck B, Owmann C. Possibilitis for a cholinergic action on smooth musculature and on sympathetic axons in brain vessel mediated by muscarinic and nicotinic receptors. J Pharmacol Exp Ther 1977;200:117–126

Fanghänel J. Der Nucleus ambiguus – nur eine anatomische Nomenklatur. Vortrag beim Curriculum Anatomie und Schmerz 2001 in Greifswald

Farrar WB, William L. McCarty Outline of Temporomandibular Joint Diagnosis and Treatment. The Normandie Study Group 1982

Farrar WB. Characteristics of the condylar path in internal derangements of the TMJ. J Prosth Dent 1978;39:319–323

Fascia Research Congress. About Fascia. www.fasciacongress.org/2007/about.htm

Feldenkrais M, Bewusstheit durch Bewegung. Der aufrechte Gang. Insel, Frankfurt a. M. 1968

Felsinger C. Bitte zubeißen. Cavallo 2003;11:60–63

Fink M, Tschernitschek H, Wähling K, Stiesch-Scholz M. Einfluss okklusaler Veränderungen auf die Funktion der Wirbelsäule. ZWR 2004;113(7/8):314–321

Fink MG, Gutenbrunner C, Gehrke A. Physikalische Medizin bei schmerzhaften Erkrankungen der Kiefergelenksregion. Phys Ther 2000;9:525–530

Flöter T. Grundlagen der Schmerztherapie. Medizin & Wissen, München 1998

Flöter T, Zimmermann M. Der multimorbide Schmerzpatient. Thieme, Stuttgart 2003

Fonder AC. The Dental Distress Syndrome Quantified. ICNR, Langhorne USA, www.icnr.com/DentalDistressSyndrome/DentalDistressSyndrome.html

Forsberg CM et al. Postural Muscle Activity of the Neck Muscules in Relation to Extension and Flexion of the Head. Eur J Ortho 1985;7:177–184

Franks AST. Cervical spondylosis presenting as the facial pain of temporomandibular joint disorder. Ann Phys Med 1968;9(5):193–6

Friction JR, Dubner R. Oralfacial Pain and Temporomandibular Disorders Advances in Pain Research and Therapy. Vol. 21. Raven Press, New York 1995

Frisch H. Programmierte Untersuchung des Bewegungsapparates. Springer, Berlin/Heidelberg 1995

Frymann VM. A study of the rhythmic motions of the living cranium. J Am Osteopath Assoc 1971;70:928–945

Funakoshi M, Fujita H, Takehana S. Relationship between Occlusal Interference and Jaw Muscles Activities in Response to Changes in Head Position. J Dent Res 1976;55:684–690

Galm R, Rittmeister M, Schmitt E. Vertigo in patients with cervical spine dysfunction. Eur Spine J 1998;7:55–58

Garten H. Lehrbuch Applied Kinesiology. Elsevier/Urban & Fischer Verlag, München 2004

Gelb H, Tarte J. A two-year dental clinical evaluation of 200 cases of chronic headache: the craniocervical-mandibular syndrome. JADA 1975;91:1230–6

Gelb H. Head, Neck and TMJ Pain and Dysfunction. 3. ed. Ishiyaku EuroAmerican, St. Louis 1991

Gelb H, Mehta NR, Forgione AG. Relationship of Muscular Strength to Jaw Posture in Sports Dentistry. NYSDJ 1995: 58-66

Gelb H. New Concepts in Craniomandibular and Chronic Pain Management. Mosby-Wolfe, London 1997

Goldmann R et al. The early axial traction of the cervical spine after anesthesia with intubation and extreme reclination of the head. Anaestesiol Intensivmed Notfallmed Schmerzther 2002;37:94–98

Goodfriend DJ. Symptomatology and treatment of abnormalities of the mandibular articulation. Dental Cosmos 1933;75: 844–852, 947–960

Goodheart GJ. Applied Kinesiology, Workshop Procedure Manual. Privatly published, Grosspoint (MI), USA 1965

Graber G. Der Einfluss von Psyche und Stress bei dysfunktionsbedingten Erkrankungen des stomatognathen Systems. In: Hupfauf L: Funktionsstörungen des Kauorgans. 2. Aufl. Urban und Schwarzenberg, München 1989

Graber G. Psychosomatik und fronto-lateraler Bruxismus – Myofunktionelle Aspekte der Therapie. Dtsch Zahnärztl Zschr 1980;35:592–4

Gray RJM, Davies SJ, Quayle AH. Temporomandibular Disorders: A Clinical Approach. B.D.A. Publication. Chapter 1. 1995:1–7

Greenough WT, Bailey C. The anatomy of memory: convergence results across a diversity of tests. Trends Neurol Sci 1988;11:142–147

Haberfellner H. Wechselwirkung zwischen Gesamtkörperhaltung und Gesichtsbereich. Pädiatrie und Pädologie 1981;16(2):1203–25

Hack GD, Koritzer RT, Robinson WL et al. Anatomic relation between the rectus capitis posterior minor muscle and the dura mater. Spine 1995;20:2484–86

Haldemann S. Spinal manipulative therapy in sports medicine. Clin Sports Med 1986;5:277–293

Hedley G. The Integral Anatomy Series, Bd. 1–3: Cranial and Visceral Fasciae. DVD. Integral Anatomy Productions 2005

Heine H, Bergsmann O, Perger F (Hrsg.). Das System der Grundregulation: Grundlagen einer ganzheitsbiologischen Medizin. Haug, Heidelberg 1975

Heines J. Regulationsmedizin – ein Ausweg aus der chronischen Krankheit. Naturmed 1996;11:30–39

Henning P. Das Zwerchfell – ein wichtiger Muskel des Bewegungssystems? Man Med 2009;47(4):235–237

Heymann W v, Köneke C. Tinnitus bei „Hirnstamm-Irritations-Syndrom", Man Med 2009;47(4):239–246

Hirsch C. Kraniomandibuläre Dysfunktionen (CMD) bei Kindern und Jugendlichen. Habilitationsschrift an der medizinischen Fakultät an der Universität Halle 2003

Hochschild J. Strukturen und Funktionen begreifen. Thieme, Stuttgart 1998

Hodges PW, Richardson CA. Inefficient muscular stablilization of the lumbar spine associated with low back pain. A motor control evaluation of transversus abdominis. Spine 1996;21:2640–2650

Hodges PW, Richardson CA. Delayed postural contraction of transversus abdominis in low back pain associated with movement of the lower limb. J Spinal Disord Teck 1998;11: 46–56

Holmes TH, Rahe RH. The social readjustment rating scale. J Psychosom Res 1967;11:213–218

Hoppenfeld S. Klinische Untersuchung der Wirbelsäule und der Extremitäten. 2. Aufl. Fischer, Stuttgart 1992

Hülse M, Losert-Bruggner B. Der Einfluss der Kopfgelenke und/ oder der Kiefergelenke auf die Hüftabduktion. Man Med Osteopath Med 2002;40:97–100

Hülse M, Losert-Bruggner B. Die Bedeutung elektromyographischer Messungen in der Diagnostik und Therapie von craniomandibulären Dysfunktionen. Zschr Physiotherap 2003;55:230–234

Hülse M, Losert-Bruggner B. Die kraniomandibuläre Dysfunktion. Eine nicht beachtete Pathologie des sog. HWS-Schleudertraumas. Man Med 2009;47(1):7–15

Hülse M, Losert-Bruggner B, Kuksen J. Schwindel und Kiefergelenkprobleme nach HWS-Trauma. Man Med Osteopath Med 2001;39:20–24

Hülse M, Losert-Bruggner B, Schöttl R, Zawadski W. Neuromuskulär ausgerichtete Bisslagebestimmung mit Hilfe niedrigfrequenter transcutaner elektrischer Nervenstimulation, Wechselwirkung der Kraniozervikalen und kraniomandibulären Region, Man Med Osteopath Man 2003;41:120–128

Hülse M, Neuhuber W, Wolff HD. Die obere Halswirbelsäule. Springer, Berlin/Heidelberg 2005

Huether G et al. Psychische Belastung und neuronale Plastizität. In: Kropiunigg U, Stacher A (Hrsg.). Ganzheitsmedizin und Psychoneuroimmunologie. Vierter Wiener Dialog. Facultas, Wien 1997

Irnich D. Leitfaden Triggerpunkte. Elsevier/Urban & Fischer Verlag, München 2008

Janda V. Muscle Testing and Function. Butterworth Heinemann, London 1993

Jankelson RR. Neuromuscular Dental Diagnosis and Treatment. Ishiyaku EuroAmerica Publishers, St. Louis/Tokyo 1990

John MT, Miglioretti DL, LeResche L et al. Widespread pain as a risk factor for dysfunctional temporomandibular disorder pain. Pain 2003;102:257–263

Kapandji IA. Funktionelle Anatomie der Gelenke. Bd. 3: Rumpf und Wirbelsäule. 2. Aufl. Enke Verlag, Stuttgart 1992

Kaute BB. The influence of atlas therapy on tinnitus. Int Tinnitus J 1998;4:165–167

Keidel M. Der posttraumatische Verlauf nach zervikozephaler Beschleunigungsverletzung. In: Kügelgen B (Hrsg.). Die Beschleunigungsverletzung der Halswirbelsäule. Springer, Berlin/Heidelberg 1996

Kempf H-G. Zusammenhang zwischen Kiefergelenkserkrankungen und Tinnitus. Tinnitus Forum 2005;4: 17–19

Kendall HO, Kendall FP. Developing and Maintaining Good Posture. Phys Ther 1968;48(4):319–336

Kendall FP, McCreary EK, Provance PG. Muscles: testing and function. 4th ed. Lippincott Williams & Wilkins, Baltimore 1993

Kiefer K-R. Dysfunktionsbehandlung im Rahmen eines ganzheitlichen zahnärztlichen Behandlungskonzepts. Das gnathologisch-neuromuskuläre Konzept, Manuskript, Freiburg 1994 (Literatur beim Verfasser)

Kierner AC, Mayer R, Kirschhofer K v. Do the tensor tympani and tensor veli palatini muscles of man form a functional unit? A histochemical investigation of their putative connections. Hear Res 2002;165(1/2):48–52

Kirveskari P et al. Assiocation of functional state of stomatognathic system with mobility of cervical spine and neck muscle tenderness. Acta Odontol Scandinav 1988;46:281–6

Kisner C, Colby LA. Vom Griff zur Behandlung, Thieme. Stuttgart 1997

Klemm S. Okklusionsstörungen und Beweglichkeit der HWS. Man Med 2009;47(4):255–260

Kobau C. Ganzheitlich und naturheilkundlich orientierte Zahnmedizin. Kobau, Klagenfurt, 1999

Kobayashi Y, Hansson TI. Auswirkungen der Okklusion auf den menschlichen Körper, Philipp Journal 1988;5:255–263

Kobayashi Y, Yagi T, Kamio T. Cervico-vestibular interaction in eye movements. Auris Nasus Larynx 1986 ;13(suppl 2):87–95

Kokich VG. Age changes in the human frontozygomatic suture from 20 to 95 years. Am J Orthodont 1976;69:411–430

Kopp S, Plato G, Bumann A. Die Bedeutung der oberen Kopfgelenke bei der Ätiologie von Schmerzen im Kopf-, Hals-, Nackenbereich. Dtsche Zahnärztl Zschr 1989;44:966–7

Kopp S, Sebald WG, Plato G. Erkennen und Bewerten von Dysfunktionen und Schmerzphänomenen im kraniomandibulären System. Man Med 2000;38:329–334

Kopp S. Orientierende Untersuchung des Cranio-Mandibulären Systems (CMS) – Teil 1. ZMK 1999;9:532–539

Kopp S. Hier stehe ich, ich kann nicht anders, ... Man Med 2008;6: Editorial

Kopp S. Diagnostik im craniomandibulären System. Zbay 20009:41–43

Krausse J, Lichtenstein C. Your Private Sky. R. Buckminster Fuller. Design als Kunst einer Wissenschaft (Ausstellungskatalog des Museums für Gestaltung Zürich). Müller, Baden 2000

Krogh-Poulsen W. Die Bewegungsanalyse. Dtsch Zahnärztl Zschr 1966;21:877–882

Krogh-Poulsen W. Die klinische Untersuchung und Befundaufnahme am Kiefergelenkpatienten durch den Zahnarzt. In: Gerber A, Weber F (Hrsg.). Okklusion und Kiefergelenk. Procedings of the SSO-Fortbildungskurs. 12. Aufl. Hans Huber, Bern 1973

Krout RM, Anderson TP. Role of anterior cervical muscles in production of neck pain. Arch Phys Med Rehab 1966;69:603

Langevin M. Connective tissue: A bodywide signaling network? Med Hypotheses, 2006;66:1074–1077

Langevin HM, Huijing PA. Communicating about fascia: History, pitfalls, and recommendations. Int J Therap Massage Bodywork 2009;2(4):12

Larsen C. Gut zu Fuß ein Leben lang. Trias, Stuttgart 2004

Larsen C. Die zwölf Grade der Freiheit. Via Nova, Petersberg 2007

Leaf D. Applied Kinesiology Flowchart Manual III, 159 Samoset St. Plymouth (MA) USA 2000

Lee WY, Okeson JP, Lindroth J. The Relationship Between Forward Head Posture and Temporomandibular Disorders. J Orofac Pain 1995;9(2):161–7

Lehmann H-J. Akupunkturpraxis. Urban & Fischer Verlag, München 1999

Lentzen H-J. Die Bedeutung der Front-/Eckzahnführung für eine langfristig stabile prothetische Rekonstruktion (Manuskript beim Autor)

Levy PH. Physiological Response to Dental Malocclusion and Misplaced Mandibular Posture: The Keys to Temporomandibular Joint and Associated Neuromuscular Disorders. Basal Facts 1981;4(4):103–122

Liebetrau A, Wagner H, Puta C et al. Ansätze zur modellbasierten Präventivdiagnostik des unspezifischen chronischen Rückenschmerzes. In: Grieshaber R, Schneider W, Scholle H-C (Hrsg.). Prävention von arbeitsbedingten Gesundheitsgefahren und Erkrankungen. Kongressband 13. Erfurter Tage. Monade, Leipzig 2007

Liem T. Craniosakrale Osteopathie. Hippokrates, Stuttgart 2001

Lippert H. Lehrbuch Anatomie. 7. Aufl. Elsevier/Urban & Fischer Verlag, München 2006

Lippold C, van den Bos L. Beziehungen zwischen kieferorthopädischen und orthopädischen Befunden. Man Med 2000;38:346–350

Locher H, Böhni U. Management von Distorsionstraumen der HWS aus manualmedizinischer Sicht. Man Med SAMM, 47. Jahresversammlung, Interlaken 2006 (Vortrag)

Lohse-Busch H. Manuelle Medizin bei kindlichen muskuloskeletalen Schmerzen. Man Med 2002;40:32–40

Losert-Bruggner B. Gleichgewichtsstörungen und Schwindelgefühl, Man Med Osteopath Med 1999;37:101–103

Losert-Bruggner B. Therapieresistente Kopfschmerzen, Probleme im Bereich der HWS, Schwindel, Augenbrennen und Tinnitus können ihre Ursache im Zahnsystem haben. Z. f. Physiotherapeuten 2000A;52–11:1923–1927

Losert-Bruggner B. Trigeminusneuralgie oder neuromuskuläre Dysfunktion der Kau-, Kopf-, und Halsmuskulatur. Man Med 2000B;38:192–197

Losert-Bruggner B, Dudek B, Hülse M. Die kraniomandibuläre Dysfunktion (CMD). Man Med 2010;48:343–352

Lotzmann U. The effect of divergent positions of maximum intercuspation on head posture. J Gnathol 1991;10(1):63–8

Lotzmann U. Okklusion, Kiefergelenk und Wirbelsäule, ZM 2002;92(9):1004

Lotzmann U, Steinberg JM. Klinische Anwendung des Kistler-Meßplattform zur computergestützten Posturographie im Rahmen einer funktionsdiagnostischen Vergleichsstudie. ZWR: Dtsche Zahnärztebl1993A;102(8):535–45

Lotzmann U, Steinberg JM. The influence of occlusal stability on postural sway behaviour. J Gnathol 1993B; 12:7-13

Louis R. Vertebroradiccular and vertebromedullar dynamics. Anatom Clin 1981;3:1–11

Maghsudi M. Untersuchung zur Validität und diagnostischen Aussagekraft der „kleinen Funktionsanalyse" nach Krogh-Poulsen als Screening Test für craniomandibuläre Dysfunktionen. Dissertation zur Erlangung des Grades eines Doktors der Zahnmedizin, Hamburg 2000

Mannino JR. The application of neurologic reflexes to the treatment of hypertension. J Osteop Assn 1979;79:225–47

Markowitz S, Saito K, Moskowitz MA. Neurogenically mediated leakage of plasma protein occurs from blood vessels in dura mater but not brain. J Neurosci 1987;59:648–666

Marx G. Über die Zusammenarbeit mit der Kieferorthopädie und Zahnheilkunde in der Manuellen Medizin. Man Med 2000;38(6):342–345

Marxkors R, Wolowski A. Unklare Kiefer-Gesichtsbeschwerden. Deutscher Zahnärzte-Verlag, Köln 1999

Massion J. Postural Function of Respiratory Muscles. In: Colloque Respiratory Centres and Afferent Systems. Paris, INSERM 1976:175–182

Meyer G. Praxisrelevante interdisziplinäre Aspekte in der zahnmedizinischen Funktionsdiagnostik und Funktionstherapie. Zahnmedizin MM, Braunlage 2000

Meyer G. Okklusionsstörung als Ursache für chronische Kopfschmerzen, ZBW 1997;11:71–75

Meyer G. Das Kiefergelenk – nur die Spielwiese der Kieferorthopäden? Vortrag beim 5. Curriculum „Anatomie und Schmerz" der Deutschen Gesellschaft zum Studium des Schmerzes e.V. (DGSS) 2002 in Greifswald

Meyer R. Kopfschmerzen aus Sicht des Zahnmediziners, Dtsches Ärztebl 1997;94(40):36

Micheal DK, Retzlaff EW. A preliminary study of cranial bone movement in the squirrel monkey. J Am Osteopath Assoc 1975;74:866–869

Mitchell FL, Mitchell PKG. Handbuch der MuskelEnergieTechniken. Bd. 1–3. Hippokrates, Stuttgart 2005

Mohl ND. Reliability and Validity of Diagnostic Modalities for Temporomandibular Disorders. Advances in Dental Research 1993;7(2):113–9

Mohl ND, Dixon DC. Current Status of Diagnostic Procedures for Temporomandibular Disorders. J Am Dent Assoc 1994;125:56–64

Moorhouse KM, Granata KP. Role of reflex dynamics in spinal stability: intrinsic muscle stiffness alone is insufficient for stability. J Biomech 2007;40:1058–1065

Moskowitz MA. Basic mechanims in vascular headache. Neurol Clin. 1990;8:801–815

Moskowitz MA et al. Intra- and extracraniovascular nociceptive mechanisma and the pathogenesis of head pain. In: Olesen J, Edvinsson L (eds.). Basic mechanisms of headache. Elsevier Science Publishers, Amsterdam/New York 1988

Mountcastle JB, Powel TPS. Central nervous mechanisms subserving positions, sense and kinesthesis. Bull. Johns Hopkins Hospital 1975;105:173–200

Muehlberger T et al. Die Anatomie der chirurgischen Migränetherapie. Vortrag auf dem 123. Kongress der Deutschen Gesellschaft für Chirurgie in Berlin (2006)

Myers TW. Anatomy Trains, Myofasciale Meridiane. Elsevier/Urban & Fischer Verlag, München 2004

Myers TW. Anatomy Trains. Myofasziale Leitbahnen. 2. Aufl. Elsevier/Urban & Fischer Verlag, München 2010

Naber M. Das Kiefergelenk als Ursache für Schmerzen im Bewegungsapparat. Therapieoptionen mittels Akupunktur. Schmerz Akupunktur 2007;3:124–128

Nagai M, Kudo A, Matsuno et al. Hyoid Bone Position and Airway Accompanied with Influence of Head Posture (Abs). Nippon Kyosei Shika Gakkai Zasshi 1989;48(2):214–225

Nebe E: Behandlung von Unterkiefer-Dysfunktionen mit Magnesium – ein Erfahrungsbericht. Schweiz Monatsschr Zahnmed,1997;107(1):48–50

Netter F. Farbatlanten der Medizin. Bd. 7: Bewegungsapparat I. Thieme, Stuttgart 1992

Neuhuber WL. Der kraniozervikale Übergang: Entwicklung, Gelenke, Muskulatur und Innervation. In: Hülse M et al. (Hrsg.). Der kranio-zervikale Übergang. Springer, Berlin/Heidelberg 1998

Neumann HD. Manuelle Medizin. 6. Auf. Springer, Berlin/Heidelberg 2003

Nicolakis P et al. Zusammenhänge zwischen Haltungsasymmetrien und dem Ruhetonus des M. masseter. Dtsche Zahnärztl Ztschr 1998;53:608–12

Nilner M. Epidemiologic studies in TMD. In: McNeill C (ed.). Current Controversies in Temporomandibular Disorders. Quintessence, Chicago 1992

Nöcker K. Zähne und Halswirbelsäule. Tinnitus Forum 2005;2:13–14

Ogawa A et al. Hard-food mastication suppresses complete freund's adjavantinduced nociception. Neuroscience 2003;122:1081–1092

Ohlendorf D et al. Können experimentell herbeigeführte Veränderungen der Okklusion das menschliche Gleichgewicht beeinflussen? Man Med 2008;6:412A

Ohlendorf D, Pusch K, Kopp S. Beinlängendifferenz versus zentrische Lage des Unterkiefers. Man Medizin 2008;6:418B

Ohlendorf D et al. Posturographische Untersuchungen bei Kindern und jungen Erwachsenen mit und ohne Kreuzbiss. Man Medizin 2009;47(1):33–38

Okeson JP. Orofacial pain. Quintessenz, Carol Stream 1996

Olbertz H-P. Orthomolekulare Substitution bei Parodontitis und Regulationsstörungen, Grazer Parodontose-Studie 2005. Verlegerbeilage zur Zeitschrift OM 2006;1

Olbertz H-P, Ridder P-H, Volkmann P-H. Biss-Störungen und CMD ganzheitlich integrativ. Zahnmedizinisch-orthopädische und naturheilkundliche Fachartikel, 7. Lübecker hoT-Workshop 2006

Oschman JL. Energiemedizin. 2. Aufl. Elsevier/Urban & Fischer Verlag, München 2009

Oschmann JL. Energy Medicine: The scientific basis. Churchill Livingstone/Harcourt, Edinburgh 2000

Oudhof HA, van Doorenmaalen WJ. Skull morphogenesis and growth: Hemodynamic influence. Acta Anat 1983;117: 181–186

Owens C. An Endocrine Interpretation of Chapmans Reflexes. Academy for Applied Osteopathy, California 1963

Paoletti S. Fascien. Urban & Fischer Verlag, München 2001

Passero PL, Wymans BS, Beil JW et al. Temporomandibular Joint Dysfunction Syndrome: A Clinical Report. Physic Ther 1985;65(8):1203–1207

Pecina M, Lulic-Dukic O, Pecina-Hrncevic A. Hereditary orthodontic anomalies and idiopathic scoliosis. Int Orthop 1991;15:57–59

Perry HT. Facial, Cranial and Cervical Pain Associated with Dysfunctions of the Occlusion and Articulations of the Teeth. Angle Orthod 1956;26:121–128

Piekartz HJM. Dysfunction and Pain. Manual Therapy, Assessment and Management. Butterworth-Heinemann/A Member of the Reed Elsevier Group, Oxford 2001

Piekartz HJM. Kraniofaziale Dysfunktionen und Schmerzen. Thieme, Stuttgart 2000

Pischinger A. Das System der Grundregulation. 9. Aufl. Haug, Heidelberg 2004

Plato G. Gesichtsschmerz aus manualmedizinischer und kieferorthopädischer Sicht. Man Med 2001;39:254–258

Plato G. Der Weg zur Chronifizierung der kraniomandibulären Dysfunktionen (CMD). Die Sicht des Orthopäden/Manualtherapeuten. Man Med 2008;6:384

Plato G, Kopp S. Kiefergelenk und Schmerzsyndrome. Man Med 1999;37:143–151

Plesh O, Wolfe F, Lane N. The relationship between fibromyalgia and temporomandibular disorders: prevalence and symptom severity. J Rheumatol 1996;23:1948–1952

Poeck K, Hackel W. Neurologie. Springer, Berlin/Heidelberg 1998

Prager A. Vergleichende Untersuchungen über die Häufigkeit von Zahnstellungs- und Kieferanomalien bei Patienten mit Deformitäten der Wirbelsäule. Fortschr. Kieferorthop 1980;41:163–168

Prochno T. Tinnitus aus Sicht der Zahnmedizin, Dtsch Ärztebl 1997;94(7):45

Putz R, Pabst R (Hrsg.). Sobotta-Becher. Atlas der Anatomie des Menschen. Bd. 1, 22. Aufl. Elsevier/Urban & Fischer Verlag, München 2005

Radanov BP, Dvorak J, Valach L. Psychische Veränderungen nach Schleuderverletzungen der Halswirbelsäule. Schweiz Med Wschr 1989;119:536–43

Radanov BP et al. Ergebnisse der einjährigen Verlaufsstudie nach HWS-Schleudertrauma. Schweiz Med Wschr. 1993;123:1545–52

Rang NG, Höppner S. Craniosakral Osteopathie. Hippokrates, Stuttgart 1997

Raphael KG, Marbach JJ. Widespread pain and the effectiveness of oral splints in myofascial face pain. J Am Dent Assoc 2001;132:305–316

Remvig L et al. Do patients with Ehlers-Danlos Syndrome and/or Hypermobility Syndrome ... In: Findley TW, Schleip R: Fascia Research. Elsevier/Urban & Fischer, München 2007

Retzlaff EW et al. Possible automatic innervation of cranial sutures of primates and other mammals. Anat Rec 1982;202:156A

Retzlaff EW et al. Histological detail of cranial sutures as seen in plastic embedded specimens. Anat Rec 1984;208:145A

Retzlaff EW et al. Cranial bone mobility. J Am Osteopath Assoc 1975;74:869–873

Ridder P-H. Kieferfunktionsstörungen und Zahnfehlstellungen mit ihren Auswirkungen auf die Körperperipherie. Man Med 1998;36:194–212

Richter I. Lehrbuch für Heilpraktiker. 7. Aufl. Elsevier/Urban & Fischer Verlag, München 2009

Ridder P-H. Die Rolle des Sakrums bei Rückenproblemen. Man Med 2000A;38:165–174

Ridder P-H. Medizinische Probleme durch Gleitsichtgläser? Optometrie 2000B;2:29–33

Ridder P-H. Coccygis. Vortrag beim 9. Kongress: Anatomie und Schmerz, „LWS und Abdomen", Greifswald 2006

Rocabado M. Diagnosis and Treatment of Abnormal Craniocervical and Craniomandibular Mechanics. Rocabado Institute, Tacoma 1981

Rocabado M. Biomechanical Relationship of the Cranial, Cervical, and Hyoid Regions. J Craniomandib Pract, 1983;1(3): 61–66

Rocabado M, Iglash ZA. (1991). Musculoskeletal Approach to Maxillofacial Pain. J.B. Lipincot, Philadelphia 1991

Rogers JS, Witt PL. The Controverssy of Cranial Bone Motion. JOSPT 1997;26(2):95–103

Rohen JW. Funktionelle Neuroanatomie. 6. Aufl. Schattauer, Stuttgart 2001

Rohen JW, Lütjen-Drecoll E. Funktionelle Embryologie: Die Entwicklung der Funktionssysteme des menschlichen Organismus. Schattauer, Stuttgart 2006

Rohmert W. Grundzüge des funktionalen Stimmtrainings, Gesellschaft für Arbeitswissenschaft e.V., Dortmund 1987

Rubach A. Propädentik der Ohrakupunktur Hippokrates, Stuttgart 2000

Seedorf H et al. Zusammenhänge zwischen Wirbelsäulenfunktion, Beckentiefstand und craniomandibulärer Dysfunktion. Dtsche Zahnärztl Ztschr 1999;54:1–4

Segter RGM et al. Oberservation of the anterior loop of the inferior alveolar canal. Int J Oral Maxillofac Implants 1993;8: 295–300

Seifert K. Obere HWS und Globus-Gefühl. In: Wolff HD (Hrsg.). Die Sonderstellung des Kopfgelenkbereiches. Springer, Berlin/Heidelberg 1988

Selye H. Einführung in die Lehre vom Adaptationssyndrom. Thieme, Stuttgart 1953

Silvermann J et al. Quantative cervical flexor strength in healthy subjects and in subjects with mechanical neck pain. Arch Phys Med Rehab 1991;72:679

Skandalakis JE, Skandalakis PN, Skandalakis LJ, Skandalakis J: Surgical Anatomy and Technique. 2. Aufl. Springer, Atlanta 2002

Slade GD, Diatchenko L, Bhalang K et al. Influence of psychological factors on risk of temporomandibular disorders. J Dent Res 2007 ;86:1120–1125

Slavinek R, Mack H. Messung der Auswirkung von unterschiedlichen Okklusionsbeziehungen auf die Kiefergelenke. Schweiz Mschr Zahnheilk 1979;89:925–930

Sutherland WG. Teachings in the Science of Osteopathy. Rudra Press; 1990

Schneider W, Dvorak J, Dvorak V, Tritschler T. Manuelle Medizin, Therapie. Thieme, Stuttgart 1986

Schöttl R. Die Myozentrik. Einstellung des Unterkiefers in die muskuläre Harmonie. Man Med 2004;42:236–245

Schupp W. Funktionslehre in der Kieferorthopädie. FDK, Bergisch-Gladbach 1993

Schupp W. Schmerz und Kieferorthopädie. Man Med 2000;38:322–328

Schupp W. Gesichtsschmerz aus Sicht der Kieferorthopädie. Man Med 2001;39:327–336

Schupp W. Kraniomandibuläre Dysfunktionen und deren periphere Folgen. Eine Literaturübersicht. Man Med 2005;43: 29–33

Schupp W, Säckler I. Überprüfung der Okklusion bei einer kraniomandibulären Dysfunktion mit manualmedinischer Diagnostik und der Formetric-Vermessung. Man Med 2005;5: 331–340

Schupp W, Zernial P. Die Diagnose von Dysgnathien im frühen Wechselgebiss. Fortbildung DFZ 1996;3:50–57

Schupp W et al. Interdiziplinäre Behandlung von Patienten mit kraniomandibulärer Dysfunktion. Man Med 2008;6:393

Steinhaus M. Ein (Kopf-)Problem mit vielen Gesichtern. Orthopädie & Rheuma. 2005:5:40–42

Steinmetz A, Ridder P-H, Reichelt A. Craniomandibuläre Dysfunktionen als ein Einflussfaktor für die Entstehung von Überlastungsbeschwerden bei Geigern, DGFMM Mainz. Ztschr Musikphysiol Musikermed 2003;4:203–209

Steinmetz A, Ridder P-H. Unveröffentlichte Studie an 80 Musikern, die mit einer Aufbißschiene versorgt wurden (2005) (Literatur beim Verfasser)

Steinmetz A, Ridder P-H. Kiefergelenk-Dysfunktionen bei Geigern. Das Orchester 2005;6:27–30

Steinmetz A, Ridder P-H, Methfessel G, Muche B. Professional musicians with craniomandibular dysfunctions treated with oral splints. CRANIO 2009;27(4):221–30

Steinhardt G. Untersuchung über die Beanspruchung der Kiefergelenke und ihre geweblichen Folgen. Dtsche Zahnheilk. Thieme, Leipzig 1934

Stelzenmüller W. Physiotherapie im Wandel. Wege zu größerer Therapiesicherheit bei kraniomandibulären Dysfunktionen. Man Med 2009;47(1):16–22

Still AT. Das große Still-Kompendium. Jolandos, Pähl 2002

Tamaki K et al. The Relationship between the Jaw Position and Systemic Diseases. Part 1 + 2 (Manuskript beim Verfasser)

Tanne K et al. Three-dimensional model of the human craniofacial skeleton: method and preliminary results using finite element analysis. J Biomech Eng 1988;10:246–52

Taylor GW. Prevalence and trends in periodontitis in the USA. J Periodontol 200§,74.1415–1422

Thiel M, Richter M ‚Wie gesichert ist unser Wissen über ISG-Dysfunktionen und deren Auswirkung auf die Körperstatik? Eine Analyse relevanter Literatur. Man Med 2009;47(1):52–56

Todd TW, Lyon DW. Endocranial suture closure. Am J Phys Anthropol 1924;7:325–384

Todd TW, Lyon DW. Cranial suture closure-Its progress and age relationship. Parts II–IV. Am Phys Anthropol 1925;8:23–45, 46–71, 149–168

Travell JG, Simons DG. Myofascial Pain and Dysfunction: The Trigger Point Maunal. Vol. 1 + 2. Lippincott Williams & Wilkins, Baltimore 1992

Treuenfels H v. Orofaziale Dyskinesien als Ausdruck einer gestörten Wechselbeziehung von Atmung, Verdauung und Bewegung. Fortschr Kieferorthop 1985;46:1191–208

Treuenfels H v. Das Gnatho-Vertebral-Syndrom. Erfahrungsheilk 1989;11:805–818

Türp JC. Myoarthropathien des Kausystems – ein chronisches Schmerzproblem. Fortbildung DFZ 1999;9:52–57

Türp JC. Zum Zusammenhang zwischen Myoarthropathien des Kausystems und Ohrenbeschwerden. HNO 1998;46:303–310

Türp JC. Okklusionsschienen. Dtsche Zahnärztl Ztschr 2004;59(7):370–371

Umstadt EH et al. Behandlung hyperaktiver Kaumuskulatur mit Botulinumtoxin. A ZMK 2004;20(7/8):475–284

Upledger JE. Lehrbuch der Kraniosakral-Therapie. Haug Verlag, Heidelberg 1994

Ursin H, Olff M. The stress response. In: Standford SC, Salmon P (eds.). Stress. From Synapse to Syndrome. Academic Press, London 1992

Valentin AH. Von Zahnarzt zu Zahnarzt. Das Orchester 1998;1:20–23

Van den Berg F. Angewandte Physiologie. Thieme, Stuttgart 2000

Vernon LF, Ehrenfeld DC. Treatment of Temporomandibular Joint Syndrome for Relief of Cervical Spine Pain. J Manipul Physiolog Therap 1982;5(2):79–81

Volkmann P-H. Orthomolekularstudie 2002 zur Darmsanierung ohne Diät. Sonderdruck aus CO-Med 2003;3:1–4

Vroon P. Drei Hirne im Kopf. Warum wir nicht können wie wir wollen. Kreuz Verlag, Zürich 1993

Wagner H et al. Chronischer unspezifischer Rückenschmerz. Von der Funktionsmorphologie zur Prävention. Man Med 2009;47(1):39–51

Walther DS. Applied Kinesiology. Synopsis. 2nd ed., Pueblo, Systems 2000

Walther DS. Applied Kinesiology. Vol. II. Pueblo, Systems 1983

Wancura-Kampik I. Segment-Anatomie: Der Schlüssel zu Akupunktur, Neuraltherapie und Manualtherapie. Elsevier/Urban & Fischer Verlag, München 2009

Ward RC, Hruby RJ, Falls WM. Integratives Behandlungskonzept bei Kopf- und Nackenschmerzen. Man Med 1998;36(4): 182–193

Watted N, Witt E, Kenn W. The temporomanidbular joint and the disc-condyle relationship after functional orthopaedic treatment: a magnetic resonance imaging study. Eur J Orthodont 2001;23683–693

Weinberg LA. The etiology, diagnosis and treatment of TMJ dysfunction-pain syndrome. Part III: treatment. J Prosthet Dent 1980;43(2):186–96

Weisskircher HW. Ein Therapiefeld auch für Zähne. zm 1997;87(16):1918

Winkel D, Vleeming A, Fischer S. Nichtoperative Orthopädie, Teil IV: Therapie der Wirbelsäule. Gustav Fischer Verlag, München 1987

White WK, White JE. Central X-ray beam recoding: A clinical quantifying system. J Am Osteopath Assoc 1984;84:81–86

White JC, Sweet WH. Pain and the neurosurgeon. A 40 year experience. C. C. Thomas, Springfield 1969

Willard FH. Anatomy of the Fascial System, Lehrertagung der DGOM vom 29.–31.1 2010 in Boppard (Seminarskript)

Wörz R. Differenzierte medikamentöse Schmerztherapie. 2. Aufl., Urban & Fischer Verlag, München 2001

Wolff HD. Anmerkungen zur Pathophysiologie der Funktionsstörungen des Kopfgelenkbereiches. In: Hülse M, Neuhuber WL, Wolff HD (Hrsg.). Der kranio-zervikale Übergang. Springer, Berlin/Heidelberg 1998

Wolff HD. Neurophysiologische Aspekte des Bewegungssystems. Springer Berlin/Heidelberg 1996

Wühr E. Form und Funktion des Kraniomandibulären Systems. Manuskript (www.kraniofaziale-orthopaedie.de) 2004A

Wühr E. Vernetzung des Kraniomandibulären Systems mit anderen Körpersystemen über das Fasziensystem. Manuskript (www.kraniofaziale-orthopaedie.de) 2004B

Zakrzewska JM. Trigeminal neuralgia, major problems in neurology. WB Saunders, Philadelphia 1995

Zentner A, Filippidis G, Sergl HG. Holographische Untersuchung zur Darstellung initialer Verformungen eines mazerierten menschlichen Schädels unter der Einwirkung einer orthopädischen Kraft durch einen Headgear mit verschiedenen Zugrichtungen. Fortschr Kieferorthop 1995;56:118–126

Zilles K, Rehkämper G. Funktionelle Neuroanatomie. Springer, Berlin/Heidelberg 1994

Zimmermann M. Physiologische Grundlagen des Schmerzes und der Schmerztherapie. In: Zenz M, Jurna I (Hrsg.). Lehrbuch der Schmerztherapie. WVG, Stuttgart 1993

Zonnenberg AJ, Van Maanen CJ, Oostendoorp RA, Elvers JW. Body Posture Photographs as a Diagnostic Aid for Musculoskeletal Disorders Related to Temporomandibular Disorders (TMD). J Craniomandib Pract 1986;14(3):225–32

Zusmann M. Spinal manipulative therapy: review of some proposed mechanisms and a new hypothesis. Aust J Physiother 1986;32:89–99

Register

A
Abdomen, Untersuchung 188
Abwehrreaktion 40
ACTH 163, 164
Adaptationssyndrom 40, 41, 121
ADHS 178
Adrenalin 41, 67, 120
Afferenz
– nozizeptive 142, 149
– propriozeptive 141–142, 149
Akkommodationsstörung, Auge 133, 135
Akupunktur 31–32, 210
Alterungsprozess, Discus 108
Alveoli dentales 11
Ambiguuskomplex 174
Anamnese 10
Angle-Klassifikation 19–20, 52
– Klasse I 19
– Klasse II 19, 82, 86, 109
– Klasse III 19
Angulus mandibulae 11
Anpassungssyndrom, Stress 164
Applied Kinesiology 28–33
Armlinie, myofasciale 99–102
Arthritis, rheumatoide 102–103, 112
Arthrose 10
Artikulator 22
Atemtrakt, Schnarchen 115–116
Atlanto-Axial-Gelenk 197
Atlastherapie 185
Aufbissschiene 216
– Gelb-Schiene 211
– Michigan-Schiene 211, 212
Augenheilkunde 129–137
Augenmuskeln 75
– Akkommodation 135
Augennerven 130–133
Augensymptome 135–137
Autismus 178
Axon 40, 45, 124, 164

B
Bauchbeschwerden, funktionelle 164–166, 173–174, 176
Beckenaufrichtung, M. psoas 90
Beckenbodenschwäche 180
Beckenfunktionsstörung 86–92
Beckenschiefstand 86, 176, 188
Beckenverwringung 24, 180, 193–195
Begleitreaktion, viscerosomatische 30
Beinlängendifferenz 4, 24, 70, 86, 87, 92–97, 187
Bewegungsprogramm, Cortex 119–120
Bindegewebe 38, 40, 44, 48
– interstitielles 41
Bissmodell, Angle-Klassifikation 19–20
Bissnahme 210–211, 216
Blasenstörung 180–181
Botulinustoxin
– Dysphonie 147
– Migräne 36
Burning-mouth-Syndrom 113

BWS
– Hyperkyphose 84
– Kyphose 8, 98, 187, 196
– Thoraxschmerz 166

C
Caput
– fibulae 95, 208
– mandibulae 11, 34, 191
Carbamazepin, Trigeminusneuralgie 126
Cerebellum 120
Cervikalschwindel 149
Challenge 29
Chapman-Reflexe 30
Chorda tympani 106, 108
CMD 210, 216
– Bauchbeschwerden 164–166
– Beckendysfunktion 193–195
– Beinlängendifferenz 92–97
– Blasenstörung 180
– Cervicalschwindel 149
– Coccygodynie 91
– Diaphragmenkette 147–148
– Engpasssyndrom 97–98
– Fallbeschreibung 73–75, 117–118, 129–130, 137–138, 151–152, 162–163
– Fersensporn 96–97
– Fibulafehlstellung 94
– Forschung 217
– Fußfehlstellung 96
– Haltungsstörung 80–81
– Herzrhythmusstörungen 153, 155
– Hormonstörung 163–164
– Hörsturz 150
– Hyperlordose 84
– iatrogene 116
– Kiefergelenkstörung 108–110
– Konzentrationsstörungen 178
– Kopfhaltung 52
– Kopfvorhalteposition 48, 52, 80, 143
– Kopfzwangshaltung 136
– Leberstörung 170–171
– Leitsymptome 7
– Lumbalgie 84–85
– Migräne 124
– Muskelaktivität 111
– Myalgie 112
– N. vagus 159
– Narbe 51
– Nasennebenhöhlenstörung 150
– Ohrsymptome 106–107
– Okklusionsstörung 70, 79–80, 111
– Otalgie 150
– Otitis media 150–151
– Parodontose 113
– Schnelltest 184
– Schwerpunktverlagerung 187
– Schwindel 148
– Skoliose 85–86
– Stress 40, 63, 177, 120–123
– Sutura occipitomastoidea 173
– Tenderpoints 103

– Tendopathie 97–98
– Therapie 192–214, 220–221
– Thoraxschmerz 166–168
– Tinnitus 148–149
– Trigeminusneuralgie 126
– Triggerpunkt 112
– Vegetativsymptome 107–108
– Würgereiz 150
Coccygodynie 91
Collum mandibulae 11
Corpus mandibulae 11
Cortex 119, 120, 121, 122
Cortisol 68, 164
Cortison 41, 120
Craniosacralbewegung 25–28
Craniosacraltherapie 210, 216
– Duraspannung 93, 94
– Kopfschmerz 125
CRH-System 163, 164

D
Deckbiss, tiefer 108
Deflexion 34
Dekompensation 69, 121, 135, 164
Dermatom 57, 155
Desmodontium 59, 110
– Okklusionsstörung 22
Deviation 34
Diagnostik 103, 184–192
– Applied Kinesiology 28–33
– Artikulator 22
– Elektromyographie 52
– zahnärztliche 16–19
Diaphragma 156–159, 166, 192, 206–207
– abdominalis 148
– cervicothoracales 170
– Dauerspannung 165
– Dysfunktion 165
– Leberbewegung 171
– oris 148
– palatini 148
– Pars lumbalis 165, 166
– pelvis 91, 148
– sellae 148
– urogenitale 148
Diaphragmenkette 147–148
Dickdarmsanierung, Parodontitis 113
Differenzialdiagnose, Läsionsketten 68–70
Dimension, vertikale 23, 24, 52
Discus
– Alterungsprozess 108
– articularis 12–13
– Verlagerung 16, 17, 108
Distorsionstrauma, HWS 77
Dura mater 47, 64–65, 66, 124, 130
Duralmembranen 202
Duraspannung 31, 47, 66, 83, 124–125, 93, 94, 130, 135, 178, 185
Dysfunktion
– Atemwegs-/Zungenmuskulatur 115
– craniale 130
– craniomandibuläre, s. CMD

– Diaphragma   148, 165
– hormonelle   163–164
– ligamentäre   8
– M. psoas   89–90
– mandibuläre   7, 8
– oromandibuläre   7, 124
– segmentale   32
– temporomandibuläre   8, 23
Dysfunktionskette
– absteigende   217
– aufsteigende   8
– muskuläre   143
– myofasciale   7
Dysphonie   143, 147
Dys-Stress   40

E
earpull   199
Eckzahnführung   22–23
Elektrolytspiegel, Immunabwehr   40
Elektromyographie   52
Embryologie   19–20
Embryonalentwicklung
– Extremitäten   98–99
– Segmentierung   57
Endomysium   44
Engpasssyndrom
– Gleitsichtbrille   134
– M. pectoralis minor   98
Enterom   57
Entzündung
– Mediatoren   45, 97, 124
– neurogene   45
– Sehnenansatz   97
Epidemiologie, CMD   6
Epikondylopathie, Musiker   97
Epimysium   44
Erregungsleitung, trigeminovasculäre   67
Eu-Stress   40
Ewing-Sarkom   104–105
Exspiration, OSS   185
Extension-Rotation-Seitneigung   195
Extremitätenmuskulatur, Embryonalentwicklung   98–99

F
Fallbeschreibung
– Epigastriumschmerzen/ Herzbeschwerden   151–152
– Ewing-Sarkom   104–105
– Gleitsichtbrille   134
– Lagerungsschwindel   137–138
– LWS-Schmerzen   73–75
– Myalgie   162–163
– Spasmus hemifacialis   117–118
– Tränenkanalverschluss   129–130
– Traumatisierung   159
Falx cerebri   47, 66, 202
Fascia
– cervicalis   47, 161, 168, 190
– clavipectoralis   100, 168, 204
– endothoracica   84, 167–168, 170
– mediastinalis   47
– pharyngobasilaris   48, 153
– renalis   178
– transversalis   167
Fasciitis plantaris   97
Faszie   41–52
– appendiculäre   43
– axiale   44, 168
– Definition   38
– Fixierungspunkt   68
– Funktion   48
– meningeale   47
– Nozizeption   50
– oberflächliche (panniculäre)   43
– parietale   46
– Sibson   170
– umbilicovesicale   181
– viscerale   45, 46
– Viskoelastizität   50
Faszienrhythmus   51, 170
Fasziensack, visceraler   45, 47
Fasziensystem   37–52, 91
Faszienverspannung   168, 170
Fernpunkt, Akupunktur   32
Fersensporn   96–97
Fibromyalgie   45, 103–104
Fibula, Fehlstellung   94–95
Fissura orbitalis superior   126, 133
Flexionsläsion, Schädel   125
Flexionsphase, Os temporale   127
Foramen
– jugulare   47, 83, 133, 135, 150
– lacerum   136
Fossa mandibularis   11–12
Frequenz, Craniosacralbewegung   25
Frontallinie
– oberflächliche   54–56, 81
– tiefe   56–61, 81, 82, 86, 87, 153
frozen liver   207–208
Führung, retrale   23
Funktionsstörung, segmentale   29–30
Fußfehlstellung   96

G
Ganglion
– cervicale superius   133, 185
– oticum   108
– pterygopalatinum   124, 133
– trigeminale   126, 130
Gaumennahterweiterung, forcierte   116–117
Gefäßdehnung, Migräne   124
Gesichtsbogen   22, 211, 213
Gesichtsmigräne   112
Gesichtsneuralgie   127
Gesichtsschädel, Untersuchung   187
Gesichtsschmerz, atypischer   10, 113
Gleichgewicht   76–77
Gleitsichtbrille, Akkommodationsstörung   133–135
Glossopharyngeusneuralgie   127
Glykosaminoglykane   40
Golgi-Rezeptoren   13
Grundregulationssystem   41
Grundsubstanz   40, 50
Grynfelt-Raum   179

H
Hallux
– rigidus   96
– valgus   96
Halsfaszie   8
– mittlere   205
– tiefe   161–162
Halsflexoren, Überdehnung   8
Haltefunktion, Faszie   50
Haltungsstörung   80–81
Hämodynamik, Faszie   50, 156
Hamstrings   191
Handgelenkextensoren   97
Hautfasziensystem   43
Headgear, CMD   116
Hemispasmus   127
Herpes labialis   130
Herzbeutel   153–156
Herzrhythmusstörungen   153, 155, 156
Hinterhorn   140
Hirnhäute s. Meninges   64
Hirnnerven   66, 79, 120, 130–133, 135
– Gesichtsneuralgie   127
– Neurodynamik   124
Hirnstamm   66
HNO-Störung   137–151
Homöostase   163, 165
Hormonsystem   163–164
Hörsturz   150
Hüftschmerz   92
HWS
– Distorsionstrauma   77
– Fehlstellung   79
– Gleichgewicht   76–77, 142
– Schleudertrauma   173
– Untersuchung   187
Hyaluronsäure   50
Hyoideus   48
Hyperlordose   84
Hypertonus
– Kaumuskeln   7, 177
– M. piriformis   196
– M. rectus capitis lateralis   159
– M. sternocleidomastoideus   159
– M. subclavius   168
– Nackenstrecker   83
Hypophyse   163–164
Hyporeaktivität   94, 122
– M. psoas   91
– Muskulatur, ischiocrurale   93
Hypothalamus   163

I
Ileumfehlstellung   187
Immunreaktion   41
Impulstechnik nach Goodheart   185
Indikatormuskel, normoreaktiver   184
Infraokklusion   3
Inhalationsdysfunktion   197
Inhibition   138
Input, sensibler   59, 138
Inspektion   186–187
Inspiration
– Diaphragma   168
– OSS   185
– tiefe   178

Intercuspidation, maximale 22, 51, 63, 111, 177, 191, 210
Interzellularsubstanz 38
Intestinum 174–176

K

Kardiologie 151–162
Karotisscheide 159
Kaumuskel 14–17, 106, 202–203
– Aktivität 52, 70
– Embryonalentwicklung 19
– Hypertonus 7, 63, 177
– Palpation 35
– Parese 8
– Relaxierungsverfahren 212
– Schmerz 211
– Verspannung 8
Kehlkopf 143–146, 147
Kern, subcorticaler 119, 120
Kieferasymmetrie, Skoliose 86
Kiefergelenk 108–110
– Anatomie 106
– Arthritis, rheumatoide 102–103
– Arthrose 10
– Beweglichkeit 114, 213
– Degeneration 109–110, 190
– Gelenkkapsel 12
– Geräusch 7
– Knacken 108
– Krepitation 108
– Remodelling 109, 216
– Restriktion 108
– Schmerz 7
– Selbstbehandlung 221
– Subluxation 34
– symmetrisches 18
– Tumor 109
Kiefergelenkstörung, innere 108
Kiefergelenksyndrom 7
Kieferklemme 108
Kieferorthopädie 213
Kiefer-Registriersystem 115, 213
Kieferschluss 22
Kiemenbogenapparat 54
Kiemenbogenmesenchym 19
Kleinhirn, s. Cerebellum
Kleinhirnbrückenwinkel 79, 128
– Kopfschmerz 124
Knirschen, s. Zähneknirschen
Knochenzyste, Coccygodynie 91
Kollagen 40, 45
– Manschette 45
– Netzwerk 39
Kompensationsfähigkeit, Organismus 51, 68, 135, 217
Kondylenposition 14, 23–24
– retrale 23
– zentrale 24
Kondylus 13–15
Konzentrationsstörungen 178
Kopfbewegung 66
Kopfbiss 20
Kopffehlhaltung 8, 81–84
Kopfhautmassage 37, 53
Kopfmesenchym 19
Kopfneigung, laterale 66

Kopfschmerz
– chronischer 10
– Klassifikation 123
– Kopfhautmassage 53
– N. trigeminus 67
– vasculärer 66
Kopfschmerz 123–125
Kopfstellung 145–147
Kopfvorhalteposition 8, 48, 52, 56, 77, 80, 143, 187
Kopfzwangshaltung 136
Körperasymmetrie, Inspektion 186
Körperfehlhaltung 8
Körperstatik 217
Kosten-Syndrom 7
Kreislauf, venöser 171
Krepitation, Kiefergelenk 108
Kreuzbiss 21
Kyphose 8, 84, 98

L

Lagerungsschwindel 137–138
Lamina praevertebralis 161–162
Läsion, vertebrale 29–30
Läsionskette 68–70
– absteigende 69, 70, 86–89, 153
– myofasciale 153–156
Laterallinie 56
Leberbewegung 171
Leberptose 171, 173
Leitsymptome, CMD 7
Ligamentum(-a)
– cervicopericardiaca 153
– coronarium 171
– costopleurale 84
– falciforme hepatis 171
– sacrospinale 190
– sacrotuberale 87, 88, 190, 195, 217
– sphenomandibulare 199
– sternopericardiaca 153, 155
– stylomandibulare 199
– teres hepatis 46, 171
– transversopleurale 84, 206
– tympanomandibulare 106
– umbilicale medianum 181
– vertebropericardiaca 153, 155
– vertebropleurale 84, 190
Lumbalgie 84–85
Lupus erythematodes 103, 112
LWS, Lordose 85, 90, 187

M

Magnetresonanztomographie (MRT) 17, 18, 28, 108
Malokklusion, Angle-Klassifikation 19–20, 52, 109
Mandibula 11, 52, 53, 82, 191
– Craniosacralbewegung 27
– Fehlstellung 8, 10, 108, 109
Mastoid, Bewegung 187
Matrix, extrazelluläre 39–41, 97, 104
Maxilla 11, 190, 200
Meatus acusticus 35, 150, 151, 190
Medulla oblongata 164
Meninges 64–65, 123, 124

Meridian
– Armlinie 99
– Sedierungspunkt 32
– Tonisierungspunkt 32
Mesenchym 39
Mesenterium 46
Mesoderm 39
Mesosigmoid 176, 208
Michigan-Schiene 211, 212
Migräne 123–125
– Botulinustoxin 36
– faciale 112
– Schienentherapie 125
Mittelohrentzündung, chronische 150–151
Morton-Neuralgie 96
MRT, s. Magnetresonanztomographie
Multibandapparatur 117
Mundboden 221
Mundbodenmuskulatur 56
– Parese 8
– Verspannung 8
Mundöffner 15
Mundöffnung 13, 14, 16, 34, 66, 93
– Kieferklemme 108
Mundschließer 15
Mundtrockenheit, Burning-mouth-Syndrom 113
Musculus(-i)
– biceps 97
– brachioradialis 97
– colli 81
– cricoarytaenoidus posticus 144
– cricothyreoideus 144, 145
– erector spinae 217
– gastrocnemius 122, 123, 191
– iliopsoas 176
– infrahyoidei 81
– infraspinatus 192
– levator ani 91
– longus capitis 81
– masseter 11, 133, 203, 220
– obturatorius 181, 196
– omohyoideus 15
– orbicularis oris 37
– pectoralis major 100, 192
– pectoralis minor 98
– peronaeus 95
– piriformis 191, 196
– psoas 89–90, 166, 179, 192, 207
– pterygoideus 15, 16, 66, 133, 202, 203, 220, 221
– quadriceps femoris 192
– rectus capitis anterior 81
– rectus capitis lateralis 159
– rectus femoris 133
– scaleni 56, 100, 156
– sphincter pupillae 135
– sternocleidomastoideus 55, 56, 100, 128, 156, 159, 168, 186, 192
– subclavius 168
– suboccipitales 75, 76
– temporalis 15, 35, 53, 220
– tensor tympani 149
– tensor veli palatini 149
– tibialis anterior 95

– tibialis posterior 191
– trapezius 156, 168
– vocalis 144, 145
Musiker
– Epikondylopathie 97
– Hörsturz 150
– Kopfhaltung 145–147
– Tendopathie 97
Muskel
– hyperreaktiver 28, 32
– hypertoner 63
– hyporeaktiver 29, 32, 208
– hypotoner 149
– normoreaktiver 28, 185, 190
Muskelafferenz, cervicale 141
Muskelansatzstelle 92
Muskelfunktionsstörung 29–33, 51, 191–193
– M. psoas 89–90
– multiple 217
Muskelgleichgewicht 52
Muskel-Nährstoff-Beziehung 33
Muskel-Organ-Beziehung 32–33
Muskelschlinge 15
Muskelschwäche
– funktionelle 93
– Stressreaktion 164
Muskeltest
– Hamstrings 191
– isometrischer 93, 94
– manueller 28–29, 170, 190–193
– M. gastrocnemius 122, 192
– M. infraspinatus 193
– M. psoas 193
– M. sternocleidomastoideus 193
Muskelverspannung, Beckenfunktionsstörungen 87, 88
Muskulatur
– craniocervicale 52–53
– Embryonalentwicklung 98
– Extremitäten 98–99
– hyoidale 147
– infrahyale 8, 15
– infrahyoidale 8, 168
– ischiocrurale 93–94, 97, 208, 217
– mimische 36–37, 144, 203
– suprahyale 8, 15
Muster, kompensatorisches 143
Myalgie 112, 162–163
Myofibroblasten 50
Myotom 57, 155
Myozentrik 24, 212

N

Nackenbeuger
– Funktionsschwäche 191
– Test 82
– Verspannung 100
Nährstoffdysbalance 33
Narbe, CMD 51
Nasennebenhöhlenstörung 150
Nebenniere 121, 122
Nebennierenrinde, Hormonstörung 163
Nervendehnung 65

Nervenfaser
– afferente 58, 63, 110, 140, 175
– efferente 59, 110, 140
– parasympathische 135
Nervenkompressionssyndrom, s. Engpasssyndrom
Nervenscheiden, periphere 65
Nervensystem 56–68
– Längenveränderung 68
– sympathisches 63
Nervus(-i)
– abducens 133
– accessorius 47, 83, 84, 135, 159
– ambiguus 174
– auriculotemporalis 106, 107, 108
– cutaneus femoris lateralis 179
– facialis 133
– genitofemoralis 179
– glossopharyngeus 47, 115, 135, 150, 159
– iliohypogastricus 179
– ilioinguinalis 179
– lingualis 66
– mandibularis 63, 66–68, 126, 127
– occipitalis minor 156
– oculomotorius 133, 135
– petrosus major 136
– phrenicus 155, 156, 167, 168, 170, 173
– subcostalis 179
– suboccipitalis 75
– supraclaviculares 156
– thoracici 158
– trigeminus 10, 57–63, 65, 66, 67, 68, 78–79, 110–113, 125–127, 138–140, 106, 120, 124, 133, 149, 177, 178
– trochlearis 133
– vagus 47, 115, 159–161, 133, 135, 147, 159, 164, 174
Neurocranium 54
Neurodynamik 50, 65–66, 156
Neurologie 117–129
Neuropathie 112
Neuroplastizität 142
Neurotom 57
Nieren 178–179, 207
Nierenptose 90, 179
Noradrenalin 41, 67, 120, 140
Normokklusion 19
Noziafferenz 149
Nozizeptor 13, 50, 51
Nucleus
– ambiguus 164
– cuneatus 141
– vestibularis 138

O

Oberbauchbeschwerden, funktionelle 173–174
Oberkieferschiene 211
Occiput 34, 87, 178, 184, 190, 196
Occiput-Sacrum-Schaukel (OSS) 184, 185
OFL s. Frontallinie, oberflächliche 54
Ohrakupunktur 209–210
Ohrsymptome, CMD 106–107
Okklusion 3, 4, 14, 19–24, 52, 92, 210, 212
– dynamische 22
– eckzahngeführte 22

– Funktionsprüfung 188, 189
– maximale 22
Okklusionsstörung 7, 79–80, 22, 47, 51, 70, 111, 191, 212
– Os temporale 128
– Stressreaktionsprozess 121
Organismus
– Bewegungsprogramm 119–120
– Homöostase 163, 165
– Kompensationsfähigkeit 51, 68, 135, 217
– Stressreaktionsprozess 120–123
ORL s. Rückenlinie, oberflächliche 53
Orthomolekulartherapie, Parodontitis 113–114, 213–214
Orthopädie 73–104
Os
– coccygis 91
– ilium 128
– temporale 8, 52, 64, 127–129, 163, 178, 190, 192, 198–199
– zygomaticum 187, 190, 200
OSS, s. Occiput-Sacrum-Schaukel
Otitis media 150–151
Output, motorischer 59, 138

P

Palpation
– Kaumuskel 35, 189
– Meatus acusticus externus 189
– Temporomandibulargelenk 34, 189
Palpationsschema, Kaumuskeln 35
Parafunktion, Zahnapparat 23, 63, 111, 113, 177
Parodontitis, Orthomolekulartherapie 113–114, 213
Parodontose 113
Pars alveolaris 11
Pathodynamik, neurale 66
Patient, Selbstbehandlung 220–221
Pericard 46, 153–155, 158, 167
Pericardium
– fibrosum 153, 156, 167
– serosum 156
Periodontium, Okklusionsstörung 22
Peritoneum 46
Phantomschmerz 113
Phonation 56
Physiotherapie 214
Plantarfaszie 96, 97
Pleura 46, 166, 167
– Kuppel 84, 206
– Spalt 84
Plexus
– cardiacus 156
– cervicalis 156
Postnukleotomiesyndrom 66, 68
Prävalenz, CMD 2, 6
Processus
– coracoideus 98
– mastoideus 128
Progenie 21
Propriosensor, cervicaler 142
Proteoglykane 40, 50
Psoas-Test 90
Pubisfehlstellung 188
Pufferzone, Organismus 69

Q
Quadrant, Zahnmedizin 16

R
Rami
– craniales 63
– ventrolaterales 156
real upmost position 23
referred pain 166
Reflex
– Körperhaltung 145
– neurolymphatischer 30
– neurovasculärer 30
– viscerosomatischer 32, 155–156, 172, 175
Reizüberflutung 142
Remodelling, Kiefergelenk 109, 216
Restriktion, transversale 168, 205
Rhythmus
– biologischer 41, 121
– craniosacraler 25, 91, 185
– Faszien 170
Rippen, Inhalationsdysfunktion 197
Rückenlinie, oberflächliche 53–54, 81, 96
Rückenmark
– Kontrollfunktionssystem 140–141
– Strangzellen 175
Rückenmuskeln 76
Rückenschmerz, unspezifischer 217
Rückfuß
– Steigbügel 95
– Valgusstellung 95, 96, 123
Rumpfhaltung 147

S
Sacrum 91, 184
Sacrumtorsionsfehlstellung 187
Sänger
– CMD 3
– Dysphonie 143
Scapula 172
Schädel
– Dysfunktion 197–202
– Extensions-/Flexionsstörung 125
– Naht, *s.* Sutura
Schädelknochen 127
– Beweglichkeit 24–25, 28, 134–135, 150, 190
Scharnierachsenbestimmung 213
Schielen, Kinder 133
Schienentherapie 211–213, 216
– Migräne 125
– Tendopathie 97
Schildknorpel 56
Schleudertrauma 78, 172–173
Schluckakt 51
Schmerz
– chronischer 125, 165–166, 174
– craniofacialer 68
– Kaumuskel 211
– muskulärer 112
– myofascialer 112
– neuropathischer 112
– orofacialer 113
– pseudopectanginöser 166–168
– Sprunggelenk 95

– suboccipitaler 80
– Trigeminusneuralgie 125–127
– visceraler 166–167
Schmerzgedächtnis 125
Schmerzsyndrom, myofasciales 7
Schmerzverringerung, Tendinopathie 97
Schnarchen 115–116
Schulter
– Protraktion 98, 187
– Schmerz 172
Schwindel 148
– cervicaler 149–150
Sedierungspunkt, Meridian 32
segmental dysfunction 29
Segmentanatomie 56-57, 99, 155, 156
Segmentsprung 99
Sehstörung 133
Selbstbehandlung 220–221
Serotonin 140
Sibson-Faszie 170
Sigmoid 208
Sklerotom 39, 57, 155
Skoliose 85–86, 115, 153, 216
Somiten 39
– craniale 19
– Extremitätenmuskulatur 98
Sotto-Hall-Test 170
Spannungskette, Kehlkopffunktion 144, 145
Spannungskopfschmerz 124
Spannungslinie, myofasciale 53–56, 100
Spasmus hemifacialis 117–118, 127
Sphenoid 25, 26
Sphinktersystem, Kehlkopf 144
Spinalnervensystem 56–68
Spiraldynamik 96, 214, 221
Sprunggelenk 95, 209
Stase, venöse 171
Stellknorpel 56
Stempeldruck, Vomer 26
Sternoclaviculargelenk 83
Stimmfunktion 144, 145
– Diaphragmenkette 148
– Kehlkopf 144
Stimmlippen 144
Stoßdämpferfunktion, Faszie 50
Stress 40, 45, 120–123, 163, 214
– Anpassungssyndrom 164
– psychoemotionaler 63, 177–178
– Regulationssystem 163
Stresshormon 41, 67, 120, 122, 150, 163, 164, 192
Stresstest 177–178
Stützfunktion, Faszie 50
Subluxation 34
suboccipital release 76
Substantia gelatinosa 60, 63, 140
Supinationstrauma 50
Sutura
– intermaxillaris 86, 116
– mediana 216
– occipitomastoidea 55, 173, 178
– palatina mediana 114
– petrobasilaris 199
– petrojugularis 128
– sphenopetrosa 199

– sphenosquamosa 200
– squamosa 53
Suturenpathologie 114–117
Suturenschluss 24, 27, 55
Syndrom
– burning mouth 113
– Kosten 7
– Postnukleotomie 66, 68
– Temporomandibulargelenk 2, 6
– thoracic inlet 168–170
System
– CRH 163, 164
– hormonelles 163–164
– neurovasculäres 124–125
– sensomotorisches 119–120
– trigeminovasculäres 67, 78–79, 124, 150

T
temporomandibular disorders 6
temporomandibular joint dysfunction 6
Temporomandibulargelenk 76, 190
– Dysfunktion 8
– Funktionsprüfung 188, 189
– Palpation 34–35
– Syndrom 2, 6
Tenderpoints 103, 112, 189
Tendopathie 92, 208–209, 97–98
– Musiker 97
Tensegrity 91
Tentorium cerebelli 47, 65, 66, 128, 148, 202
– Schielen 133
Test
– AK-Muskeltest 28–29, 190–192, 210
– CMD-Schnelltest 184
– Fascia clavipectoralis 204
– isometrischer 35
– Lig. sphenomandibulare 199
– Lig. transversopleurale 206
– M. psoas 90
– Muskulatur, ischiocrurale 93
– Okklusion 188, 189
– Os temporale 198
– Os zygomaticum 200
– Sotto-Hall-Test 170
– Stressparameter 177–178
– Temporomandibulargelenk 188, 189
– Watterollentest 188
Therapie 192–214
– Ansatztendinose 209
– Atlanto-Axial-Gelenk 197
– Beckentorsion 194
– BWS-Kyphose 196
– Diaphragma 206
– Duralmembran 202
– earpull 200
– Extension-Rotation-Seitneigung 195
– Fascia clavipectoralis 205
– frozen liver 207
– Halsfaszie, mittlere 205
– Impulstechnik nach Goodheart 185
– Kiefergelenk 221
– Lig. sacrotuberale 195
– Lig. sphenomandibulare 199
– Lig. stylomandibulare 199
– Lig. transversopleurale 206

– M. masseter   203, 220
– M. obturatorius   196
– M. piriformis   196
– M. pterygoideus   202, 203, 220, 221
– M. temporalis   220
– Maxilla   201
– Mesosigmoid   208
– Mundboden   221
– Muskulatur, mimische   203
– Nieren   207
– Occiput-Sacrum-Schaukel   185
– orthomolekulare   213–214
– Os temporale   199
– Os zygomaticum   200
– Physiotherapie   214
– Restriktion, transversale   205
– Rippendysfunktion   197
– Selbstbehandlung   221
– Sigmoid   208
– Sprunggelenk, oberes   209
– Sutura sphenosquamosa   200
– Thoracic-inlet-Syndrom   204
– Vomer   198
Therapielokalisation   29, 190–191
Thoracic-inlet-Syndrom   168–170, 203
thoracic outlet   98
Thoraxapertur   168
Thoraxschmerz   166–168
Tic douloureux s. Trigeminusneuralgie   125
Tiefbiss   21
Tinnitus   148–149
Tonisierungspunkt, Meridian   32
Torsionsfehlstellung, Sacrum   88

Torticollis   55, 136, 186
Tractus spinovertebralis, Schwindel   149
Tränenkanalverschluss   129–130
Trigeminuskern   10
Trigeminusneuralgie   125–127
Trigeminusneuropathie   66
Trigeminussystem   58–60, 110–113, 138–140
Triggerpunkt   189
– M. temporalis   35
– Schmerz, myofascialer   112
Trommelfell   106
Truncus sympathicus   166
Tuba auditiva   151
Tuber ischiadicum   92
Tuberositas masseterica   11
Tumor
– Ewing-Sarkom   104–105
– Kiefergelenk   109
– Schädelgrube   10

U

Übergang
– cervicothorakaler   84, 197, 205
– craniocervicaler   142
Unterkiefer
– Deflexion   34
– Deviation   12, 34, 92
– Myozentrik   212
– Retraktion   52
– Schienentherapie   211
– Verlagerung   3
Untersuchung, funktionelle   37, 185
Urachusstrang   181
Urologie   178–182

V

Valgusstellung, Rückfuß   95, 96, 123
Vena jugularis   168
Verfahren, bildgebende   16–19
Vestibulariskernkomplex   130, 140, 142
Viskoelastizität, Faszie   50
Vomer   190, 198
– Craniosacralbewegung   25–27
– Gaumennahterweiterung   116
Vorfuß, Morton-Neuralgie   96

W

Watteröllchentest   34, 188
white dynamic range neuron   138
Wirbelsäulenvermessung   213
Würgereiz   150

Z

Zahn, neurologischer   35, 112, 113
Zahnbogen   11
Zähneknirschen   3, 7, 41, 111, 122, 177
Zahnmedizin   104–117
Zahnnummerierung   16
Zelle, Informationsaustausch   41
Ziliarkörper, Akkommodation   133, 135
Zona intermedia   138
Zone, bilaminäre   13, 23
Zusammenarbeit, interdisziplinäre   2
Zwangsführung, retrale   19
Zwerchfell, s. Diaphragma
Zwischenzellmasse   38
Zyklus, Craniosacralbewegung   25